临床试验技术与规范

主　编　陈　蕾
副主编　李　宁　郑　莉　冯　萍
编　委（以撰写内容顺序为序）
陈　蕾　四川大学华西医院
郑　莉　四川大学华西医院
李　宁　中国医学科学院肿瘤医院
冯　萍　四川大学华西医院
罗　柱　四川大学华西医院
曾洁萍　成都中医药大学附属医院
黄慧瑶　中国医学科学院肿瘤医院
曹　烨　中山大学附属肿瘤医院
曹国英　复旦大学附属华山医院
沈宏萍　西南医科大学附属中医院
苗　佳　四川大学华西医院
何　华　中国药科大学
王振磊　四川大学华西医院
徐伟珍　浙江省肿瘤医院
沈　奇　四川大学华西医院
赵　芊　北京协和医院
刘英慧　国家药品监督管理局医疗器械技术审评中心

人民卫生出版社
·北　京·

版权所有，侵权必究！

图书在版编目（CIP）数据

临床试验技术与规范 / 陈蕾主编. -- 北京：人民卫生出版社，2024. 9. --ISBN 978-7-117-36859-9

Ⅰ. R969. 4-62

中国国家版本馆 CIP 数据核字第 2024KA6273 号

人卫智网	www.ipmph.com	医学教育、学术、考试、健康，购书智慧智能综合服务平台
人卫官网	www.pmph.com	人卫官方资讯发布平台

临床试验技术与规范

Linchuang Shiyan Jishu yu Guifan

主　　编：陈　蕾
出版发行：人民卫生出版社（中继线 010-59780011）
地　　址：北京市朝阳区潘家园南里 19 号
邮　　编：100021
E - mail：pmph @ pmph.com
购书热线：010-59787592　010-59787584　010-65264830
印　　刷：北京顶佳世纪印刷有限公司
经　　销：新华书店
开　　本：850 × 1168　1/16　　印张：15
字　　数：433 千字
版　　次：2024 年 9 月第 1 版
印　　次：2024 年 11 月第 1 次印刷
标准书号：ISBN 978-7-117-36859-9
定　　价：50.00 元
打击盗版举报电话：010-59787491　E-mail：WQ @ pmph.com
质量问题联系电话：010-59787234　E-mail：zhiliang @ pmph.com
数字融合服务电话：4001118166　E-mail：zengzhi @ pmph.com

主编简介

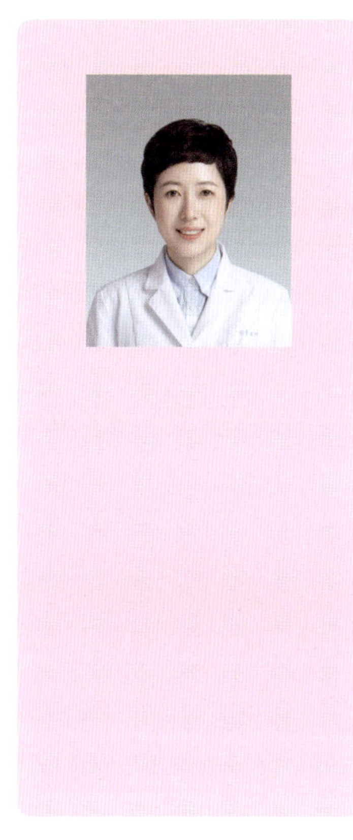

陈蕾，教授 / 主任医师，博士生导师，现任四川大学华西医院副院长、党委常委，四川省脑机调控工程研究中心主任、四川省神经调控工程技术中心主任。任国际抗癫痫联盟教育委员会委员、国际抗癫痫药物和妊娠登记处（EURAP）女性癫痫登记协作组中国区组长、中国抗癫痫协会青年委员会副主任委员、中国抗癫痫协会常务理事、中国医师协会神经内科医师分会常务委员、全国信息技术标准化技术委员会人工智能分委会医疗应用工作组联合组长、中华医学会高原医学专委会委员，四川省卫生健康标准化技术委员会委员 *Epilepsy & Behavior*、《癫痫杂志》等国内外知名学术期刊编委。

从事多年的临床研究管理工作，主持神经内科多个队列研究和GCP药物和器械临床试验。先后主持40余项基金课题，以第一及通信作者发表论文百余篇，主编译专著和教材15部，牵头癫痫指南等12项，获得授权国家发明专利23项和软件著作权6项；以第一完成人获“四川省科学技术进步奖一等奖”“中国青年科技奖”“四川省杰出青年科学技术创新奖”“四川省医学青年科技奖一等奖”“中华医学青年科技奖”，美国神经科学会颁发的AAN International Scholarship Award国际学术奖、美国医学研究联盟颁发的AFMR Henry Christian国际学术奖等，被评为“四川省学术技术带头人”“全国三八红旗手”等。

副主编简介

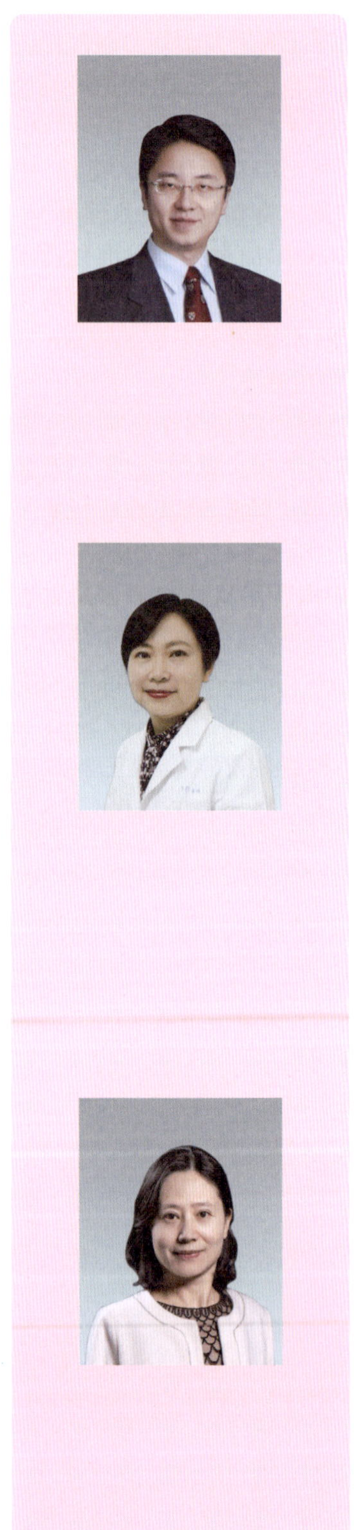

李宁，医学博士，教授/主任医师，博士生导师。毕业于中国协和医科大学八年制临床医学专业，美国哈佛大学医学院、华盛顿大学医学院博士后。现任中国医学科学院肿瘤医院副院长，中国医学科学院临床试验能力提升平台首席专家。

长期致力于肿瘤个体化治疗、靶向生物治疗，肿瘤临床科研设计与开展，抗肿瘤新药、新技术临床试验管理和推动，成功搭建国内著名的肿瘤新药/新技术早期转化平台。作为项目负责人先后承担科技部重点研发计划、国家自然科学基金以及北京市等多项科研课题；发起并承担40余项肿瘤新药/新技术临床早期/极早期转化研究；以第一作者/通信作者在 *Lancet Oncology*、*Jama Oncology*、*Cancer Cell* 等学术刊物上发表文章数十篇，累计影响因子800余分。

郑莉，中共党员，教授/主任医师，研究生导师。现任四川大学华西医院GCP管理办公室/临床试验中心主任，创新药物临床研究与评价中心副主任，中国GCP联盟副理事长、中国药理学会药物临床试验专业委员会委员、四川省医师协会药物临床试验研究者分会会长等。负责新药临床研究100余项(含国际多中心牵头项目)，其中1.1类新药FIH 50余项，国家重大新药创制药临床研究20余项，涉及感染、免疫、肿瘤等多个领域。

组建华西虚拟临床试验研究团队并承担20余项新药建模与仿真课题。完成我国药企首例上市前的临床研究豁免——布洛芬注射液儿童适应证的批准，案例入选国家药品监督管理局有关技术指导原则。主持或参加国家重大专项、国家自然科学基金、四川省科技厅重大专项等多项课题，发表研究论文50余篇。

冯萍，中共党员，教授/主任医师，博士生导师，现任四川大学华西医院临床试验中心支部书记兼副主任、国家药品监督管理局GCP现场监查员、教育部研究生学位论文评审专家、四川省卫生健康委学术技术带头人、四川省医学会药物及器械临床评价与研究专业委员会候任主任委员。获2022年中华医学科技奖青年科技奖。

长期从事临床试验相关医教研管工作，聚焦创新药物/医疗器械临床研究与转化。负责华西医院临床试验全流程管理、临床研究病房管理；承担临床药理学、科研训练模块等课程的本科生及研究生教学工作。主持“973”子课题及四川省重点研发项目等课题。负责药物/器械临床研究或统计项目100余项，推动30余个药物/器械成功上市。以第一作者或通信作者发表论文60余篇，其中SCI论文30余篇。

前 言

临床试验是评估新药物、治疗方法和医疗器械安全性和有效性的研究方法，是创新药与医疗器械上市前的关键步骤，其成功与否关系大众的身体健康。临床试验的重要原则是伦理准则和科学规范，试验过程中需要尊重研究参与者的权益，保护研究参与者的安全，这离不开科学的方案设计、严格的临床实施、严谨的科学检测和严密的统计分析，每一个环节的把控失误都可能导致数据的真实性、完整性和可靠性受到影响。此外，临床试验也是多学科交叉的学科，是一个系统而庞大的复杂工程，涉及其中的程序繁杂，人员众多，需要所有参与者共同努力。临床试验的参与方通常包括申办方、临床试验机构、伦理委员会、研究团队、监管部门等多部门、多团队，需要所有团队对临床试验进行科学设计、规范实施和严格监管。临床试验的人才培养周期很长，特别是优秀的临床主要研究者，首先应是一名优秀的医生，其次需要接受专门的临床试验法规、GCP 和临床试验实践培训，再次需要了解药理学、统计学、医学伦理学、计算机科学、法学和管理学等多学科知识。我国要发展新质生产力，医药领域的科技创新是我国的重要发展方向，是健康中国战略的重要组成部分，随着我国人口结构和疾病谱的变化，临床试验的重要性日益凸显，临床试验的质量和效率受到国家监管部门、企业界、医疗机构和患者的普遍关注。促进创新医药产业发展，临床试验的人才缺口巨大，亟需培养一大批热爱临床试验的青年人才。

在医学、药学和相关领域的本科生、研究生、进修生培养系统中，还没有专门对临床试验系统教授的成熟教材。为了填补这一空缺，我们团队编撰了本教材，旨在为有志于从事临床试验工作相关的临床医学、药学、护理学、管理学、统计学、伦理学等专业人员提供一个较全面和系统的临床试验框架，便于后续的深入学习。本书分为 23 章，内容涵盖了临床试验的各个方面，包括临床试验概念与发展、伦理审查、临床试验监管与管理、临床试验研究人员配置、试验方案设计等。本教材通过讲解临床试验相关技术和规范，结合实践应用，帮助读者将所学知识应用到实际工作中。

我们衷心希望本参考书能够成为临床试验领域的相对全面、专业的参考书，为临床试验从业人员提供有益的指导和支持。希望通过共同努力，不断提高临床试验质量和效果，为患者提供更安全、更有效的治疗手段。祝愿每一位读者在学习本参考书的过程中获得知识的启迪和技能的提升，为推动临床试验事业的发展作出积极的贡献！限于时间和学识，本书不当之处在所难免，敬请大家给予批评指正。

陈 蕾

2024 年 4 月

目　录

第一章 临床试验的概念、原则与发展

第一节 临床试验的概念

一、引言

临床试验是医学研究中至关重要的一环，它为我们提供评估新药物/器械、新治疗方法和新医疗技术临床应用有效性和安全性的科学依据。通过科学设计和严格执行的临床试验，我们能够获取可靠的数据，指导医学实践并改善患者的生活质量。本书旨在为读者提供关于临床试验技术和规范的系统介绍，为临床试验科学严谨开展，保护研究参与者权益等方面提供指引，为有志于从事临床试验的相关工作者，如医务人员、申办者、研究助理、医学生等提供学习参考。从试验设计到数据分析，从伦理原则到法规要求，我们将探讨临床试验的各方面内容，通过系统地介绍试验的基本概念、方法、步骤和相关技术规范，帮助读者建立起扎实的临床试验知识基础，并培养出科学严谨的临床研究思维和熟练的操作技能。本书还将涵盖临床试验的最新发展和趋势，包括个体化医疗、大数据应用、人工智能等前沿领域的应用。我们将分享基于实践的临床试验案例和经验，以及研究团队的观点和建议，帮助读者更好地理解和掌握临床试验的最新进展。

作者希望本书能够为临床试验相关研究提供一定的参考，能够为医学教育和临床试验实践提供有益的指导，帮助读者全面了解临床试验的重要性和应用价值。鉴于临床试验相关技术和监管科学的迅速发展以及编者的能力水平有限，书中可能有部分内容有一定的滞后，敬请广大读者给予批评指正。

二、临床试验概念和分类

临床试验是一种医学科学研究方法，旨在评估新药、治疗方法或医疗器械的安全性和有效性。它通过在人体进行的系统性观察和/或医疗实践来收集临床数据，并根据科学原则进行分析和解释。临床试验为患者提供一种可能有效、安全的治疗选择，并推动医学科学的进步。

《药物临床试验质量管理规范》(2020年)中对药物临床试验的含义有明确的规定：临床试验指以人体(患者或健康受试人)为对象的试验，意在发现或验证某种试验药物的临床医学、药理学以及其他药效学作用、不良反应，或者试验药物的吸收、分布、代谢和排泄，以确定药物的疗效与安全性的系统性试验。

《医疗器械临床试验质量管理规范》(2022年)中对医疗器械临床试验的含义同样有明确的规定：医疗器械临床试验，是指在符合条件的医疗器械临床试验机构中，对拟申请注册的医疗器械(含体外诊断试剂)在正常使用条件下的安全性和有效性进行确认的过程。

一般来讲，临床试验可以根据试验目的、试验分类、试验阶段等不同的分类标准进行分类。以下是一些常见的临床试验分类方法：

1. 按照试验目的分类 ①预防试验：旨在预防疾病发生或减少疾病风险。例如，研究某种疫苗的预防效果。②诊断试验：用于评估新的诊断方法或标准，以提高疾病的准确诊断。例如，比较不同影像学技术在癌症诊断中的准确性。③治疗试验：评估新的治疗方法、药物或手术程序的疗效和安全性。例如，比较两种不同药物对高血压患者的降压效果。④支持性护理试验：研究如何改善患者的生活质量和提供支持性护理。例如，评估心脏康复计划对心脏病患者的效果。

2. 按照试验设计分类 ①随机对照试验：将参与者随机分配到接受干预措施的实验组和接受安慰剂或标准治疗的对照组，这种设计可以减少偏倚，并提高结果的可靠性。②单盲试验：参与者不知道自己所接受的是实验组还是对照组的干预措施，这可以减少主观偏见的影响。③双盲试验：参与者与研究人员均不知道参与者所接受的是实验组还是对照组的干预措施，这可以减少主观偏见和期望效应的影响。④开放标签试验：参与者和研究人员都知道所接受的干预措施，这种设计通常用于评估手术或其他无法量化的干预措施。

3. 按照试验阶段分类 ①Ⅰ期临床试验：首次在小规模健康志愿者中评估新药物或治疗方法的安全性和耐受性。这些试验通常涉及较低剂量的干预措施。②Ⅱ期临床试验：在较大规模的患者群体中评估新药物或治疗方法的疗效和安全性。这些试验通常涉及不同剂量和方案的比较。③Ⅲ期临床试验：在更大规模的患者群体中进一步评估新药物或治疗方法的疗效、安全性和剂量。这些试验通常是决定新药物是否批准上市的关键试验。④Ⅳ期临床试验：在药物上市后，对其长期使用疗效和安全性进行监测。这些试验有助于发现罕见的副作用和评估长期效果。

第二节　临床试验发展史

一、临床试验起源及科学发展

（一）临床试验起源

临床试验的起源可以追溯到“神农尝百草”。古代中国相传神农氏通过尝天然植物，用自己的身体感受试验药物的性质和用途，留下了《神农本草经》，该书至今仍是中医经典。

临床试验近代历史可追溯到18世纪末和19世纪初。詹姆斯·林德（James Lind）的坏血病试验被认为是临床试验的萌芽。这项试验发生在18世纪，当时坏血病是一种常见的航海员疾病，其症状包括皮肤溃疡、牙龈出血等。林德是英国皇家海军的医生，他在治疗坏血病患者的过程中注意到，得病的水手数量远多于军官。而他观察到的另外一个事实是，上级军官可以吃船上少量的水果和蔬菜，但普通水手只能啃面包和腌鱼。因此他认为，军官的饮食里可能有东西可以治疗坏血病。因此林德决定通过试验来验证这个假设，并寻找有效的治疗方法。为了进行试验，林德选择了12名患者，将他们分为6组，每组2人。每组接受不同的治疗方法。其中一组接受了含有维生素C的柑橘和柠檬，其他组则接受了不同的饮食或药物。经过一段时间的观察和治疗后，林德发现接受柑橘水果的组别明显恢复得更好。他注意到，这些患者的症状减轻，皮肤溃疡愈合，牙龈出血停止。这个观察结果使得林德得出结论，柑橘水果中的维生素C可以预防和治疗坏血病。林德将他的试验结果记录在《航海医生的航海日志》（*A Treatise of the Scurvy*）一书中，并于1753年发表。这本书成为了临床试验的重要文献，对后来的医学研究和实践产生了深远影响。也正是因为这一试验的非凡意义，每年的5月20日，也就是林德随船出海的那一天，被定为“国际临床试验日”。

（二）临床试验对照原则发展

1799年，英国名医约翰·海加斯（John Haygarth）设计了一个对照试验，被认为是临床试验历史上重要里程碑之一。这个试验被称为“海加斯试验”。当时，人们普遍相信将磁铁应用于身体可以治疗各种疾病，海加斯对这种观念表示怀疑，并决定进行一项试验证明其有效性。他选择了一组患有类风湿性关节炎的患者，并将他们分成两组。其中一组接受了真正的磁铁治疗，而另一组则接受了假的磁铁治疗。这样，海加斯可以比较两组患者的治疗效果，以确定磁铁治疗是否真的有效。经过一段时间的观察和治疗后，海加斯发现两组患者的症状并没有明显差异。无论是接受真正磁铁治疗的患者还是接受假磁铁治疗的患者，均有相同数量的患者报告病情得到缓解。这个观察结果使得海加斯得出结论，磁铁治疗并不能有效地治疗类风湿性关节炎。同时，海加斯也意识到患者自身对治疗手段的某种"期待"可能会对疾病的发生和进展产生一定的效应。这种现象被后人称为"安慰剂效应"。他将试验结果发表在《医学评论》（*Medical Review*）杂志上，并呼吁医生和患者对治疗方法要持怀疑态度，并进行更多科学试验证明其有效性。

约翰尼斯·菲比格（Johannes Fibiger），一位丹麦病理学家，设计了一项严谨的临床对照试验。他收集了 1896 年 5 月 13 日至 1897 年 5 月 13 日期间在丹麦哥本哈根医院接受治疗的白喉患者（检查出白喉棒状杆菌）。根据患者入院的日期将他们分为两组（隔日交替）：一组在标准治疗基础上每天接受两次皮下注射白喉血清，另一组仅接受标准治疗。所有患者都使用硝酸银或沥青油方案擦洗喉咙，主要观察指标是病死率，其他指标包括体温、蛋白尿等。试验结果表明，血清治疗白喉可以降低病死率。隔天交替的分组方式是早期采用的一种简单易行的随机分配方法，但目前已被更为严谨的随机分配方法所取代。这个试验被认为是第一个尝试随机分配的临床对照试验。

（三）临床试验双盲原则发展

1918 年，阿道夫·宾格尔（Adolf Bingel）报告了一项应用双盲设计的白喉治疗试验。这个试验旨在评估"白喉抗毒素马血清"的真实疗效、有效性和安全性。在试验中，研究参与者被随机分为试验组和对照组，试验组接受新治疗方法，对照组接受传统治疗或安慰剂。同时，医生和患者都不知道他们属于哪个组，以避免主观偏见的影响。通过比较两组的治疗效果和副作用，研究人员得出结论并提供了更准确的治疗建议。这项采用双盲设计的白喉治疗试验为临床研究提供了重要的方法学基础，并成为后续研究的范例。

（四）临床试验随机原则发展

1925 年，罗纳德·费希尔（Ronald Fisher）首次提出了试验设计的随机化原则。这一原则强调在试验中使用随机分配的方法来减少偏见和提高结果的可靠性。根据费希尔的理论，通过将研究参与者随机分配到不同的处理组或对照组，可以消除潜在的干扰因素，使得各组之间更具可比性。随机化的过程是完全随机的，不受研究人员主观意愿的影响，从而确保了试验结果的客观性和可信度。费希尔的随机化原则为现代临床试验设计奠定了基础，并成为临床研究和其他科学领域中常用的方法之一。

至此，临床试验设计的三大基本原则——随机、对照和盲法，都已产生萌芽。

二、临床试验伦理原则及发展

虽然临床试验方法学在不断进步，但相关伦理和法规却没能跟上方法学的进步，仍处于相对滞后的状态。1937 年，美国发生了一起被称为"磺胺酏剂事件"的重大药灾事件。美国一家公司的化学家 Harold Watkins 为方便儿童服药，用二甘醇代替乙醇做溶剂配制出了一种名为磺胺酏剂的药品，并投入市场。不久之后，服药人群中出现了严重的肾功能衰竭、昏迷等现象，最终导致 107 人死亡。这一事件引起了公众对药物安全性监管的关注，促使政府采取了更加严格的监管措施来确保药物的安全性和有效性。"磺胺酏剂事件"成为医疗行业历史上的一个重要转折点，揭示了药物审批和监管体系中的漏洞。为了防止类似事件再次发生，1938 年美国政府通过了《联邦食品、药品和化妆品法》，赋予了美国食品药品监督管理局（Food and Drug Administration，FDA）检查新型食品、药品的权力，通过立法对食品和药品的上市进行更加严格的审查和监管，以保护公众的健康和安全。此后不久，《纽伦堡法典》也于 1947 发布。《纽伦堡法典》是国际军事法庭在纽伦堡对纳粹战犯审判后颁布的一系列法律文件，其中的《纽伦堡守则》规定了进行人体试验时必须遵循的伦理原则，包括知情同意、最大限度保护研究参与者的福祉等。这些原则成为后来制定的伦理原则的基础，保护了人体试验研究参与者权益。

1961 年的“沙利度胺事件”也是一起重大的药灾事件。沙利度胺因对呕吐有良好的治疗效果，当时被广泛用于妊娠呕吐的治疗。然而，澳大利亚麦克布赖德（Macbride）医生发现，海豹样肢体畸形患儿（phocomelia）的出现与他们的母亲在怀孕期间服用过沙利度胺有关，并将此结果发布在《柳叶刀》（*The Lancet*）。从 1956 年沙利度胺进入市场至 1962 年撤药，全球 30 多个国家和地区共报告了 1 万余例海豹儿，各个国家的胎儿畸形发生率与同期沙利度胺的销售量呈正相关。这一事件成为 20 世纪最大的药物导致先天畸形的灾难性事件，至今仍存在法律纠纷，沙利度胺成为第一个被明确为人类致畸的药物。此后，全世界进行了大规模的药物致畸研究。也正是由于沙利度胺事件，美国国会进一步加强立法，1962 年 10 月 10 日，美国国会通过了《科夫沃——哈里斯修正案》。这一修正案使得 FDA 在药物审批、安全检测等方面获得更大的权力和责任，进一步确保药物的安全性和有效性。该法案标志性成果是第一次要求制药企业在新药上市前必须向 FDA 提供经临床试验证明的药物安全性和有效性双重信息，且进一步将新药上市审批分为两个环节：新药临床研究申请（investigational new drug，IND）和新药上市申请（new drug application，NDA）。

第二次世界大战后，人权和伦理问题引起了国际社会的广泛关注。在这种背景下，世界医学会（World Medical Association，WMA）希望通过制定一项全球性的伦理准则来推动医学伦理的发展，并为医生和患者之间的关系提供指导。因此，WMA 于 1964 年在芬兰赫尔辛基召开了一次国际会议，与来自不同国家的医学专家和伦理学家共同讨论并制定了《赫尔辛基宣言》。该宣言旨在回应医学伦理面临的挑战，确保医疗服务的质量和道德标准，并保护研究参与者的权益。《赫尔辛基宣言》的产生背景反映了当时医学伦理面临的紧迫性和全球关注度，它成为医学伦理领域的重要里程碑，并对后续的伦理准则制定和医学实践产生了深远影响。

1972 年，“塔斯基吉梅毒实验”被美国媒体曝光，揭露了临床试验中非人性、非伦理的存在。“塔斯基吉梅毒实验”是指美国公共卫生局在 20 世纪 40 年代至 70 年代期间进行的一系列梅毒传播和治疗方法的研究。这项实验的不人道之处在于，研究人员故意隐瞒了事实真相，并没有为这些梅毒感染者提供任何治疗。即使在 1947 年青霉素成为治疗梅毒有效的药物之后，研究人员仍然没有给参与实验的黑人患者提供必要的治疗。由于这种故意延误治疗的做法，到 1955 年为止，“塔斯基吉梅毒实验”中有三分之一的研究参与者直接死于梅毒，同时还有大批幸存者进入了梅毒最危险的发病阶段。该实验甚至还包括一项患者尸体解剖计划，为了进行梅毒对患者脑部及其他器官伤害的研究。在“塔斯基吉梅毒实验”丑闻曝光后，受害者于 1972 年集体控告美国政府。自 1973 年起，美国政府陆续对受害者及其家属进行了一定的经济赔偿。“塔斯基吉梅毒实验”引起了广泛的谴责和批评。它揭示了科学界中存在的种族歧视和不平等问题，以及对弱势群体的不公正对待。这一事件促使了伦理准则的制定和加强，以确保人体试验的合法性、透明性和尊重研究参与者的权益。丑闻曝光后，美国于 1974 年 7 月，成立了国家保护生物医药和行为研究参与者委员会。该委员会的职责是鉴定涉及人类作为研究参与者的生物医学和行为研究是否符合基本伦理原则，并制定从事这些研究时应遵循的准则。经过 4 年的努力，该委员会于 1978 年发布了一份具有里程碑意义的伦理研究文件，即《贝尔蒙报告：保护参加科研的人体试验对象的道德原则和方针》（简称《贝尔蒙报告》）。报告中首次提出了三条基本伦理原则，即“尊重”“受益”和“公正”。

然而，到《贝尔蒙报告》发布为止，《纽伦堡法典》《赫尔辛基宣言》和《贝尔蒙报告》等文件都没有法律地位。在伦理问题上，这些文件只提供了原则性的规定，对具体操作没有明确的规范，并没有真正落实伦理原则。1978 年，FDA 发布了关于机构审查委员会的规定，才从法规层面规定了机构审查委员会的组织、功能和运行要求。1981 年，FDA 还发布了有关研究参与者知情同意的规定，其中不仅规定了知情同意的总体要求，还针对特殊情况和特殊人群制定了相应的知情同意操作规定。从 20 世纪 80 年代到 90 年代，欧盟、日本等地区、国家也陆续建立起自己的临床试验操作管理的相关法规。与此同时，为了加强在临床试验中对研究参与者的权益保护，特别是发展中国家的研究参与者，国际医学科学组织理事会（Council for International Organizations of Medical Sciences，CIOMS）及世界卫生组织（World Health Organization，WHO）于 1982 年合作制定并发布了《涉及人的生物医学研究国际伦理准则建议》，这一准则也被人们习惯性地称为 CIOMS（1982）。CIOMS（1982）准则为全球范围内的生物医学研究提供了重要的伦理指导，特别是对于发展中国家的研究参与者，更加注重了他们的权益保护。这一准则的发布促进了国际对于伦理原则的共识和合作，推动了全球生物医学研究的伦理标准化和规范化进程。之后也相继发布了 CIOMS（1993）、CIOMS（2002）、CIOMS（2016）。

CIOMS（1993）：旨在提供关于伦理原则和操作指南的建议，以引导研究人员、伦理委员会和监管机构在进行涉及人的生物医学研究时的行为。系列准则强调了研究参与者的权益保护、知情同意、风险和利益的平衡等重要原则。

CIOMS（2002）：该准则名为《国际伦理准则对于生物医学研究涉及人的伦理问题的指导》，是对之前准则的更新和扩展，进一步强调了伦理审查的重要性，提出了更具体的指导原则，如研究设计、数据管理、伦理委员会的职责等。

CIOMS（2016）：该准则修订《涉及人的健康相关研究国际伦理准则》，是对之前准则的再次修订和更新，旨在保留之前原则的基础上，针对新兴领域和技术，如基因组学研究、生物样本管理等，提供了更具体的指导。

一系列 CIOMS 准则的发布旨在推动全球范围内生物医学研究的伦理标准化和规范化进程，确保研究参与者的权益得到尊重和保护，并促进国际对于伦理原则的共识和合作。

三、临床试验的规范化发展

（一）国际临床试验的规范化发展

随着全球化的发展，药品市场逐渐国际化，但不同国家和地区之间的药品注册要求仍然存在差异，这给跨国药企带来了挑战。药品注册涉及多个方面，包括药物质量、安全性和有效性的评估等环节，临床试验设计和数据分析是否准确等。各国之间缺乏统一的标准和指南，导致注册过程繁琐而复杂。同时，由于不同国家和地区的注册要求不同，药企需要进行多次重复的试验和申请，导致资源的浪费和注册时间的延长。在这样的背景下，第一届人用药品技术要求国际协调理事会（The International Council for Harmonisation of Technical Requirements for Pharmaceuticals for Human Use，ICH）于 1991 年在布鲁塞尔召开，该会议汇集了来自欧洲、美国和日本等主要药品监管机构以及制药行业的代表，共同制定了一系列的指南和标准，以实现药品注册的国际协调和互认。第一届 ICH 会议的产生为国际药品注册领域的合作奠定了基础，并推动了全球药品注册的标准化和简化。1996 年，ICH 发布了第一版《人用药品技术要求国际协调理事会药物临床试验质量管理规范》（*International Council for Harmonisation of Technical Requirements for Pharmaceuticals for Human Use-Good Clinical Practice*，*ICH-GCP*），即 ICH-GCP E6（R1）。并于 2016 年对指南作出更新。2023 年，ICH-GCP E6（R3）的草案也在其官网颁布。

ICH-GCP E6（R1）：第一版指南旨在提供关于临床试验设计、实施、监督和报告的国际标准，以确保试验数据的可靠性和研究参与者权益的保护，指南包含了伦理原则、试验方案、试验人员责任、数据记录和报告等方面的指导。

ICH-GCP E6（R2），是对 E6（R1）的修订和更新，以适应临床试验领域的发展和变化。它强调了风险管理、试验监督、电子记录和数据可追溯性等方面的重要性，并提供了更具体的指导。

ICH-GCP E6(R3)草案中更加强调良好的试验设计和实施对于提高研究质量的重要性，而不是过度依赖追溯性文件检查、监督、审计或核查等环节。此外，此版本还整合了新型临床研究的实践经验，例如针对各种生物制品开展的临床研究，也进一步强调了中心化监察和数据管理在临床试验质量控制中的重要作用，并鼓励采用新方法来提升临床试验的效率和数据的可靠性。

1995 年，WHO 发布了《世界卫生组织药物临床试验质量管理规范指南》(*World Health Organization-Good Clinical Practice*, *WHO-GCP*)，该指南将药物临床试验的规范化操作要求进行了整理汇总。自此以后，关于临床试验质量管理规范的法规统称为 GCP。WHO-GCP 的发布对于全球药物研发和注册具有重要意义。它提供了一个统一的框架，使得不同国家和地区的临床试验可以按照相同的标准进行，促进了国际的合作与交流。同时，GCP 也为药企和研究机构提供了指导，帮助他们规范临床试验的操作流程，确保试验结果的可信度和可靠性。

(二)国内临床试验规范化发展

改革开放后，中国药品监管也进入了快速发展的新阶段。在这一过程中，相关政策和规范的制定起到了重要作用。

1983 年原卫生部批准成立首批 14 家临床试验基地，专门从事临床药理试验。

1985 年 10 月，颁布了《新药审批办法》和《新生物制品审批办法》，为药品审批提供了指导和规范。

1995 年，我国成立了由 5 位临床药理专家组成的 GCP 起草小组，起草了我国的《药品临床试验管理规范》(送审稿)，并开始在全国范围内组织 GCP 知识的培训。

1998 年 3 月，原卫生部发布了《药品临床试验管理规范》(试行)，进一步加强了对药品临床试验的管理。

1999 年 9 月，国家药品监督管理局发布了《药品临床试验管理规范》，进一步完善了药品临床试验的管理体系。

2003 年 8 月，国家药监局发布了《药物临床试验质量管理规范》，自 2003 年 9 月 1 日起正式实施，进一步提高了药物临床试验的质量管理水平。

2017 年 6 月，中国加入了国际药品监管合作组织 ICH，并于 2018 年当选为管委会成员。这一系列举措进一步促进了我国药品监管的国际化和标准化。

2020 年 4 月 23 日，国家药品监督管理局(National Medical Products Administration，NMPA)联同国家卫生健康委员会发布了新一版的《药物临床试验质量管理规范》(2020 年)，该规范自 2020 年 7 月 1 日起正式施行。

这些政策和规范的制定和修订，为我国药品临床试验提供了明确的指导和标准，提升了我国药品临床试验管理水平。

随着医药行业的快速发展，临床试验逐渐从小规模的学术研究转变为大规模的产业化过程。产业化的特点包括标准化的试验流程、专业和细分临床试验团队，药物 / 器械临床研究的专门设施、严格的质量控制和合规要求等。产业化使得临床试验更加高效、质量更可靠，并能够更快地将新药物和治疗方法推向市场。这也推动了专门从事临床试验的商业机构发展和从业人员的日益增多，如临床试验合同研究组织(contract research organization，CRO)、临床试验机构管理组织(site management organization，SMO)、临床研究监查员(clinical research associate，CRA)、临床研究协调员(clinical research coordinator，CRC)等。他们在临床试验的各个环节中扮演着重要角色，确保试验的顺利进行和符合规范要求，也推动了临床试验的发展进程。

四、临床试验设计和发展

临床试验的科学设计对临床试验的质量至关重要。前瞻性、随机对照临床试验是一种特定类型的临床研究设计，旨在评估新的治疗方法或干预措施的有效性和安全性。它是医学领域中最可靠的研究设计之一，是评估治疗方法有效性的金标准。前瞻性意味着试验是在治疗或干预开始之前进行的，以确保数据的准确性和可靠性。这种设计可以控制变量并收集系统性的数据，从而提供更可靠的结论。随机对照意味着研究参与者被随机分配到不同的组别，以消除选择偏倚和其他潜在的干扰因素。对照组的存在使得研究人员能够直接比较新治疗方法与标准治疗或安慰剂之间的差异。前瞻性、随机对照临床试验通常包括以下步骤：研究设计和计划，伦理审查和知情同意，随机分配，干预和观察，数据分析和结果评估和结果报告和解释。

以上步骤是前瞻性、随机对照临床试验的基本流程，但具体的步骤和细节可能会因研究的特定目的和要求而有所不同。在整个过程中，研究人员需要遵循严格的方法学和伦理要求，确保试验的科学性和参与者的权益得到保护。通过前瞻性、随机对照临床试验，研究人员可以获得高质量的证据来评估治疗方法的有效性和安全性，为医学实践提供重要的指导。当然，临床试验还有一些其他的研究设计，如剂量递增试验设计、自身前后对照等试验设计，这里就不一一列举。

五、临床试验伦理审查和监管

临床试验的伦理和监管是确保试验的科学性、研究参与者权益和数据可靠的重要环节。

（一）临床试验的伦理审查

临床试验的伦理是确保试验过程中尊重研究参与者权益、保护其安全的原则和规范。伦理委员会通常由医学、药学、法学及其他不同社会背景的人员组成。其职责是通过独立地审查、同意、跟踪审查试验方案及相关文件、获得和记录研究参与者知情同意所用的方法和材料等，确保研究参与者的权益、安全受到保护。伦理要求研究人员在试验设计、知情同意、风险评估、数据管理等方面遵循一系列道德准则和法规，以确保试验的科学性、可靠性和合规性。

首先，伦理审查是临床试验的重要环节。独立的伦理委员会在临床试验实施前对试验方案进行审查，评估试验的科学性、道德性和合规性，伦理审查合格后方可实施临床试验。伦理审查的内容包括试验设计、知情同意的程序和文件、研究参与者参加试验的风险和利益的评估等方面的审查，以确保试验符合伦理要求。其次，知情同意是临床试验伦理的核心原则之一，知情同意的公正性和自愿性是伦理审查的重点。参与者必须在充分了解试验目的、过程、风险和利益的基础上，自愿决定是否参与，并签署知情同意书。试验人员必须提供清晰、详尽的信息，回答参与者的问题，并给予足够时间考虑和提问。知情同意确保参与者的自主性和知情权得到尊重。对于特殊人群，需要有见证人或监护人同时进行知情同意。第三，风险评估和利益平衡是临床试验伦理的重要考虑因素。研究人员需要评估试验可能带来的风险，并采取措施最大限度地减少风险。同时，需要权衡试验可能带来的利益，确保试验对研究参与者和社会具有价值。第四，数据管理和信息保密是临床试验伦理的关键要求。试验需要建立有效的数据管理系统，确保数据的准确性、完整性和保密性。试验人员应遵循相关隐私保护法规，保护研究参与者的个人信息和试验数据的机密性。最后，结果报告和透明度是临床试验伦理的重要要求。完成试验后，研究人员应撰写试验结果的报告，并将其提交给相关机构进行审阅。试验结果的透明度对于医学界和公众具有重要意义。总之，临床试验的伦理要求研究人员在试验设计、知情同意、风险评估、数据管理等方面遵循一系列道德准则和法规，以确保试验的科学性、可靠性和合规性。伦理审查贯穿临床试验的全过程，包括对方案的不依从和不良事件（adverse event，AE）的追踪审查，要求确保研究参与者的权益得到尊重，试验过程符合伦理原则，并最大限度地保护研究参与者的生命健康。

（二）临床试验的监管

临床试验的监管是指对试验过程和结果进行监督和管理的一系列措施和机制。监管的目的是确保试验的科学性、可靠性和合规性，保护参与者的权益和安全，以及维护公众的信任。

首先，临床试验的监管涉及国际层面和国家层面的法律法规和政策。各个国家都有相关的法律法规来规范临床试验的进行，例如 NMPA、FDA 和欧洲药品管理局（European Medicines Agency，EMA）。这些机构负责审批试验方案、监督试验过程和评估试验结果，确保试验符合伦理要求和科学标准。其次，临床试验的监管还包括伦理委员会的审查和监督。独立的伦理委员会负责对试验方案进行伦理审查，并在试验过程中监督试验的进行。伦理委员会确保试验符合伦理要求，保护研究参与者的权益和安全。此外，为了确保临床试验的科学性、合规性和数据的可靠性，临床试验的监管还包括了申办者的监察和稽查。常见的监察和稽查措施包括现场检查、文件审核、数据核查、不良事件和安全问题审查、质量管理体系审计、试验结果审核等。

在我国，临床试验受到国家和地方药品监督管理部门的监管，监管机构负责制定相关的法律法规，并按计划对临床研究机构和研究项目进行日常监督检查、现场核查、有因检查等，根据检查结果进行相应的处理。

第三节　临床试验研究流程和方法

一、科学问题的提出和凝练

在临床试验中，科学问题的提出是为了解决特定的医学或健康领域中存在的未知或需要改进的问题。科学问题的提出对于临床试验的设计和实施至关重要，它可以指导研究者进行有针对性的数据收集和分析，从而推动医学知识的进步和临床实践的改善。临床试验中的科学问题以药物临床研究为例，可以包括以下几个方面：

1. **疾病机制和治疗效果**　临床试验可以探索疾病的发生机制、进展过程以及不同治疗方法的疗效比较。例如，某种药物是否能够有效治疗某种疾病；不同治疗方案之间是否存在差异等。

2. **安全性和副作用**　临床试验可以评估新药或治疗方法的安全性和耐受性，发现可能的副作用和不良反应。例如，评估某种药物可能引起副作用的种类和概率；治疗方案是否会增加患者的风险等。

3. **优化临床实践**　临床试验可以研究不同的临床实践方法，探索最佳的诊断方法和治疗策略。例如，对于某种疾病，哪种诊断方法更准确；哪种治疗方案更有效等。

4. **个体化医疗**　临床试验可以研究不同患者群体之间的差异，探索个体化医学的可能性。例如，某种治疗方法在特定基因型的患者中是否更有效、不同人群对药物的反应是否存在差异等。

科学问题的提出和凝练需要考虑现有知识的缺口和未解决的困惑，同时也要考虑实际可行性和伦理道德的要求。通过明确的科学问题，研究者可以制定合适的研究设计、选择适当的样本和数据收集方法，并进行统计分析和结果解释，从而为临床实践提供科学依据。

二、产生可验证的科学假设

临床试验产生可验证的科学假设对于提供证据支持、推动医学进步、个体化治疗、避免误导和错误假设以及促进学术交流和知识共享具有重要性。它们为医学研究和临床实践提供了可靠的基础和指导。以下方法和步骤，可能对产生可验证的科学假设有所帮助：

1. **基于现有知识和文献回顾**　首先进行充分的文献回顾和现有知识的调研。了解已有的研究成果和临床实践经验，找出已有知识的缺口或未解决的问题。

2. 确定研究目的 明确研究的目的和预期结果。研究目的应该与临床实践相关，并能够回答一个具体的科学问题。

3. 提出明确的假设 根据研究目的，提出明确、可测量的假设。假设应该是具体的、可操作的，并且能够通过数据收集和分析来验证或否定。

4. 设计合适的实验或观察研究 根据假设，设计合适的实验或观察研究方案。确保研究设计能够收集到足够的数据来验证或否定假设。

5. 确定可测量的指标和变量 确定用于评估假设的可测量指标和变量。这些指标和变量应该能够提供有关假设的信息，并且可以通过实验或观察来收集。

6. 确定样本大小和统计分析方法 根据研究设计和假设，确定合适的样本大小和统计分析方法。确保样本大小合理，以便能够得出具有统计学意义的结论。

7. 考虑潜在的偏倚和干扰因素 在产生假设时，要考虑可能存在的潜在偏倚和干扰因素。这些因素可能会影响研究结果的可靠性和有效性。

通过临床试验，研究者可以收集数据并进行统计分析，以验证或否定科学假设。如果试验结果支持科学假设，那么就可以得出结论并推广该干预措施的应用。如果试验结果不支持科学假设，那么就需要重新评估假设，并进一步研究和探索其他可能性。总之，临床试验是产生可验证的科学假设的重要途径，通过系统性地研究和验证，可以为医学实践提供有力的证据基础。

三、研究方案设计和实施

在提出科学问题并做出研究假设后，就需要有针对性地进行研究方案的设计。临床试验方案设计是确保试验能够科学、有效地进行的关键步骤。一个良好设计的临床试验方案可以确保试验结果的可靠性和可解释性，同时也能保护研究参与者的权益和安全。当设计临床试验方案时，需要考虑以下因素：

1. 研究目的和科学假设 明确研究的目的和科学假设，即要回答研究的问题和预测的效果或关系。这有助于确定研究的主要结局指标和次要结局指标。

2. 伦理审查和知情同意 提交研究方案进行伦理审查，并确保研究参与者在参与试验前获得充分的知情同意，并明确告知可能的风险和利益。伦理审查委员会将评估试验的科学合理性、伦理合规性和研究参与者权益保护措施。

3. 研究参与者选择和入选标准 确定研究参与者的选择标准，包括年龄、性别、疾病类型、病情严重程度等。这些标准应该与研究目的和科学假设相符，并能够反映真实世界中的患者群体。

4. 干预措施和对照组设计 确定干预措施的类型和剂量，并设计对照组来比较干预措施的效果。常见的对照组设计包括安慰剂对照、传统治疗对照、无治疗对照等。对照组的选择应基于研究问题和伦理考虑。

5. 随机化和盲法 采用随机分组的方法将研究参与者分配到不同的干预组和对照组，以减少实验误差和偏倚。同时，可以采用盲法（如单盲、双盲或三盲）来减少评估者和研究参与者的主观偏见。随机化和盲法可以通过使用随机数生成器和特定的分组方法来实现。

6. 结局指标和数据收集 确定主要和次要结局指标，即用于评估干预效果的具体指标。这些指标应该是客观、可测量和相关的。同时，设计数据收集表格和流程，确保数据的准确性和完整性。数据收集可以包括临床观察、实验室检查、问卷调查等方法。

7. 样本量计算 根据研究目的、科学假设和统计学原理，进行样本量计算，以确保试验能够具有足够的统计功效。样本量计算需要考虑预期效应大小、显著性水平、统计功效和可能的失效率等因素。

8. 数据分析计划 制定数据分析计划，包括统计方法、假设检验、敏感性分析等，以确保对试验结果进行准确和可靠地解释。数据分析应基于预先设定的分析计划进行，并遵循统计学原理和规范。

临床试验方案设计是一个复杂而关键的过程，需要综合考虑多个因素来确保研究的科学性、伦理合规性和可解释性。在设计临床试验方案时，需要明确研究目的和科学假设，制定合理的纳入排除标准，并选择适当的研究参与者。同时，确定临床试验的干预措施、观察时间和数据采集内容，以及确定干预措施和对照组设计，采用随机化和盲法来减少误差和偏倚。此外，还需要确定主要和次要结局指标，并制定数据收集和分析计划。最后，必须进行伦理审查并确保研究参与者获得知情同意。总之，临床试验方案设计需要综合考虑科学、伦理和统计学等多个方面，以确保试验结果的准确性和可靠性。

当完成临床试验研究方案设计之后，便可以着手准备研究的实施。临床试验的实施是评估新药、治疗方法或医疗器械安全性和有效性的科学研究过程。它是将实验室发现转化到临床实践中的重要环节。从项目启动到试验完成，临床试验的实施需要经过一系列科学、规范的步骤和程序，以确保试验的科学性、安全性和伦理合规性（图 1-1）。

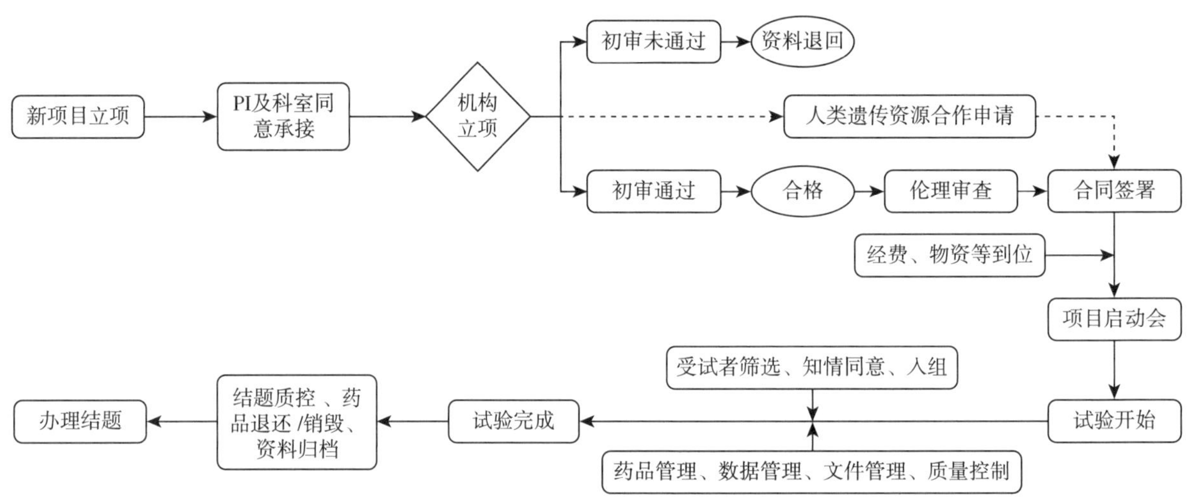

图 1-1　临床试验实施流程图

经过前期充分准备，在项目启动会议召开之后，临床试验便可以正式进行。首先需要进行的是试验招募和入组筛选。试验招募可以通过广告、医生推荐等方式吸引符合入组标准的研究参与者参与试验。入组筛选是根据研究方案设定的纳排标准对研究参与者进行初步筛选，以确定是否满足试验条件。试验招募和入组筛选的过程需要严格遵守伦理规范，确保研究参与者的知情同意权和隐私得到保护。研究参与者入组后需要根据研究方案进行随机分组、干预等操作。试验干预是指根据研究方案设定的治疗方法、药物剂量等对试验组和对照组进行干预。在试验全过程均需要对数据进行管理，包括数据收集（如基线数据、观察指标数据、不良事件记录等）、数据录入、数据清洗、数据验证等环节。为了确保数据的准确性和完整性，研究人员需要进行培训和标准化操作，并使用合适的数据采集工具和方法。同时对试验数据进行统计学处理和解读，评估试验结果的统计学差异和临床意义。数据管理和统计分析需要使用专业的数据管理软件和统计分析工具并由专业的团队进行，以确保数据的安全性和分析的准确性。最后，临床试验的实施需要进行结果解读和报告撰写。研究人员需要对试验结果进行解读和分析，评估试验干预的效果和安全性。根据试验结果撰写研究报告，包括试验背景、方法、结果和讨论等内容。研究报告需要遵循科学写作规范，并提交给相关机构进行审查和评估。

临床试验的实施过程中需要遵守一系列的伦理和法律规定。研究人员需要获得伦理委员会的批准，并遵守知情同意、隐私保护等原则。此外，临床试验还需要符合国家和地区的法律法规，确保试验的合规性和可靠性。临床试验的实施是一个复杂而严谨的过程，需要研究人员具备专业的知识和技能。他们需要了解临床试验的基本原理和方法，掌握数据管理和统计分析的技术，熟悉伦理和法律规定。同时，研究人员还需要具备良好的沟通和协调能力，与研究参与者、医生、监管机构等各方进行有效的合作和交流。

第四节 临床试验发展趋势

一、临床试验电子化

随着信息技术的进步，临床试验电子化逐渐成为该领域的重要发展方向。临床试验电子化是指利用互联网和相关技术，将传统临床试验过程中的某些环节或全部环节进行数字化、远程化和自动化处理的一种创新临床试验技术。它通过在线平台、电子数据捕获系统（electronic data capture，EDC）、远程监测设备等技术手段，实现流程管理、研究参与者管理、数据管理等的电子化操作。

（一）临床试验电子化特点

1. 提高试验效率 传统的临床试验往往面临研究参与者招募耗时长、数据收集和监测繁琐等困难，需要耗费大量的时间、资金和人力。电子化平台可以利用信息技术来实现试验过程的自动化和标准化，从而提高试验的效率。例如，可以利用电子数据采集工具来收集数据，减少纸质文档的使用和手工录入可能带来的差错。同时，临床试验电子化还可以实现试验过程的远程监控和管理，减少对研究人员的实地访问和监督带来的时间成本，进一步提高试验的效率。

2. 降低试验成本 传统的临床试验往往需要依靠医疗机构进行，需要大量的资金投入和人力资源。而通过电子化的方式，可以利用互联网平台来进行试验设计、数据收集和监测等各个环节，减少了实体设施和人员的需求，从而降低了试验的成本。此外，网络化临床试验还可以实现全球范围内的合作和资源共享，进一步降低试验的成本。

3. 增加研究参与者多样性 传统的临床试验往往局限在特定的研究中心中进行，研究参与者的来源大多集中于本地区，试验结果的推广和适用性可能会受到限制。通过电子化的方式，可以突破地域和时间的限制，吸引更多不同地区的研究参与者参与试验。例如，可以通过在线招募和远程访问的方式，招募到更多具有不同疾病类型、年龄特征的研究参与者，从而增加了试验结果的代表性和推广性。

4. 加强数据质量和监测 传统的临床试验往往依赖于人工的数据收集和监测，容易出现数据录入错误和监测偏差等问题。临床试验电子化可以利用电子数据采集工具和远程监控系统来实现数据的自动收集和实时监测，减少了人为因素的干扰，提高了数据的准确性和可靠性。此外，网络化临床试验还可以实现试验过程的追踪和记录，方便后续的数据分析和结果解释。

（二）临床试验电子化的应用及要求

临床试验电子化可以提高数据的准确性和完整性。传统的纸质记录主要依赖手动整理和归档，而电子化系统可以自动收集、整合和分析数据，节省了时间和人力成本。通过电子化系统，研究人员可以直接在电子表格中记录数据，避免了手写记录可能出现的错误和漏洞。同时，电子化系统可以设置数据验证规则，及时发现和纠正数据异常，提高数据的质量和可靠性。此外，电子化系统还可以自动进行统计分析和生成数据报告，也可以实现数据的实时共享和协同工作，促进不同研究机构之间的合作和交流，加快了数据收集和分析的速度。但在此过程中需要特别注意数据的安全性。临床试验信息化应用见表 1-1。

临床试验电子化对研究人员和试验机构也提出了一些要求。首先，研究人员需要具备信息技术的基本知识和操作能力，熟悉信息化系统的使用方法和数据管理规范。其次，试验中心需要配备相应的硬件设施和网络环境，确保信息化系统的正常运行和数据的安全存储。此外，研究人员和试验机构还需要遵守相关的法律法规和伦理准则，保护研究参与者的权益和隐私。

表 1-1　临床试验电子化部分应用介绍

功能	介绍
机构管理	项目从立项审批到结题全过程流程化管理 支持临床试验全过程的流程节点质量控制，保证项目实施规范化
伦理管理	从伦理申请、受理、处理、结果的全过程电子化管理
研究参与者管理	研究参与者从筛选、入组到出组一站式管理
数据管理	支持与医院系统、基础数据采集设备进行对接 对试验全过程数据定期备份，保证数据安全、可靠 实现数据采集与录入同步完成，减少人工转抄失误，规范录入格式
财务管理	临床试验经费独立电子化管理，严格控制经费支出
人员管理	支持按照不同角色对组织内部和外部人员进行账号管理；支持人员培训从发起、报名、培训、发证全过程电子化管理

（三）临床试验电子化面临的挑战

临床试验电子化的发展虽然带来了许多机遇，但也面临着许多挑战。

1. 数据安全和隐私保护　临床试验电子化涉及大量的研究参与者数据和个人隐私信息，如何确保数据的安全性和隐私保护是一个重要的挑战。需要建立健全的数据管理和安全措施，以防止数据泄露和滥用。

2. 研究参与者招募和参与率　临床试验需要纳入一定样本量的研究参与者，采用电子化手段进行远程招募的过程中，由于缺乏面对面的接触，可能会面临研究参与者招募困难和患者依从性降低等问题。需要采取更为有效的招募策略和宣传手段，提高研究参与者的参与意愿。

3. 技术标准和互操作性　临床试验电子化涉及多个技术平台和系统，如 EDC、远程监测设备等，但目前缺乏统一的技术标准和管理规范，导致不同系统之间的数据集成和数据交换困难。

4. 法律和伦理问题　临床试验涉及诸多法律和伦理规定。在电子化过程中需要特别注意数据保护、研究参与者安全等问题，以确保试验的合规性。同时，当利用信息化技术进行全球、全国多中心临床试验时，不同国家、地区、医疗机构之间法律法规和伦理标准的差异可能会对试验的进行造成影响。需要建立跨国合作机制，解决法律和伦理问题。

总体而言，临床试验电子化的技术为医学研究带来了更多的便利和创新。通过充分利用互联网和相关技术，可以加快试验进程、降低成本、提高数据质量，并促进个性化医学的发展。然而，我们也需要认识到其中的挑战，并积极应对，以推动临床试验网络化的可持续发展。

二、临床试验远程监查

远程监查是指监查机构通过远程访问试验数据和监控系统，实时监测临床试验的实施进展和数据质量。传统的现场监查需要监查人员亲自到试验中心进行检查和审核，容易对时间和资源造成一定的浪费。而远程监查可以利用信息化技术随时了解试验情况并及时发现和解决问题。监查人员可以远程查看试验数据、监控试验过程、审查试验文件等，确保试验的合规性和可靠性。此外，远程监查还可以提供实时的监查报告和数据分析，帮助监查机构更好地了解试验的整体情况。在临床试验信息化和远程监查中，安全性是一个重要的考虑因素。试验数据的安全性和隐私保护是保证信息化和远程监查可行性的基础。为了确保数据的安全，信息化系统需要采取一系列的安全措施，如数据加密、访问权限控制、防火墙设置等。同时，监查机构也需要建立相应的安全机制，确保远程访问的安全性和合规性。例如，采用虚拟专用网络（virtual private network，VPN）进行数据传输，使用双因素认证进行身份验证等。

远程监查是否能够替代传统的现场监查是一个有争议的问题。虽然远程监查可以提高监查的效率和便利性，但仍然存在一些限制和挑战。例如，对于某些关键环节和重要数据的审核和验证，远程监查可能无法完全取代现场监查，特别是对于某些关键环节和重要数据的审核和验证。此外，远程监查也需要建立起信任和合作的关系，监查机构和试验中心之间需要共同努力，确保远程监查的有效性和可靠性。

临床试验远程监查具有诸多优势，在提高数据质量、加快研究进展、提高监查效率等方面目前已有一定的应用。随着技术的不断进步，相关技术在临床试验领域的应用将会越来越广泛。但目前远程监查的普及依旧存在着诸多问题，未来仍需要在更广泛的临床实践中继续探索。

三、创新研究方法

（一）创新研究方法主要内容

随着科技的不断进步和医学领域的发展，为了进一步实现提高试验效率、优化干预措施、增加数据可靠性等目的，临床试验创新研究方法、技术也在不断涌现（图 1-2）。

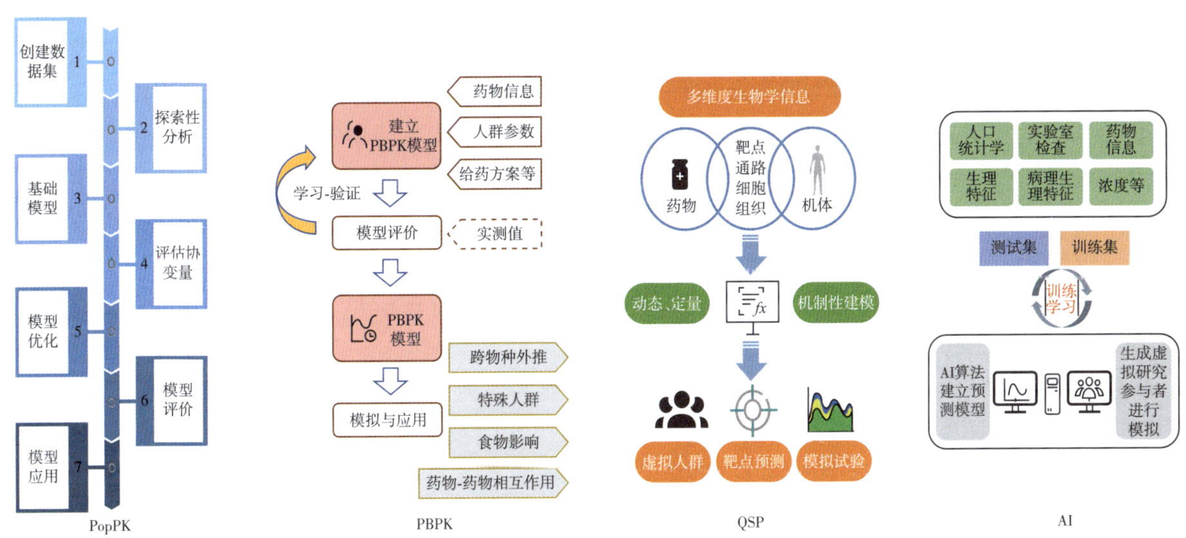

图 1-2　虚拟临床试验

1. 虚拟临床试验　虚拟临床试验是利用计算机模型和仿真技术进行的试验。通过建立数学模型，可以在计算机上模拟多次试验，评估不同干预措施的效果和安全性。虚拟临床试验可以减少实际试验的需求，节省时间和成本，并为后续研究提供参考。

（1）模型引导的药物研发（model-informed drug development，MIDD）：近年来，MIDD 技术在临床试验领域有着越来越广泛的应用，包括群体药代动力学 / 药效学（population pharmacokinetics/pharmacodynamics，PopPK/PD）、基于生理的药物代谢动力学（physiologically based pharmacokinetics，

PBPK)、定量系统药理学(quantitative systems pharmacology,QSP)等。这些新技术、新方法在临床试验中的应用有助于优化临床试验方案,促进新药的研发。

PopPK/PD 是一种利用统计学方法分析药物在人群中的药代动力学和药效学特征的方法。在临床试验中,PopPK/PD 的主要作用是:①提供重要的信息,帮助优化药物治疗方案、评估药物的安全性和有效性;②帮助实现个体化药物治疗,调整剂量和给药方案以适应不同患者;③评估药物相互作用,预测联合用药时的效应和副作用;④评估药物的安全性,确定最大耐受剂量(maximal tolerable dose,MTD)和副作用发生率;⑤优化药物开发计划,确定剂量范围和疗程。

PBPK 是一种利用人体生理学知识和数学建模方法来预测药物在人体内的吸收、分布、代谢和排泄过程的模型。PBPK 模型可以帮助优化药物治疗方案、评估药物的安全性和有效性。PBPK 模型主要作用是:①预测药物在不同人群中的药代动力学特征,包括药物浓度随时间的变化、药物在不同组织中的分布情况以及药物代谢产物的生成速率;②帮助实现个体化药物治疗,根据患者的特定生理参数和药物特性来调整剂量和给药方案;③评估药物相互作用,预测联合用药时的效应和副作用;④评估药物的安全性,确定最大耐受剂量和副作用发生率;⑤优化药物开发计划,预测药物在不同人群中的药代动力学特征。

QSP 模型是一种整合系统生物学、药物代谢动力学和药效学的方法,用于研究药物的作用机制和效应。它可以帮助理解药物在人体内的作用方式,预测药物的疗效和副作用,并优化药物治疗方案。

(2)人工智能:人工智能可以从多个方面对临床试验提供支持和改进。首先,通过数据分析与预测,人工智能可以利用大规模临床数据进行特征提取和趋势预测,帮助研究者评估疾病发展和治疗效果。这种个体化的预测模型可以辅助研究者做出更准确的治疗决策,并优化临床试验的设计。其次,虚拟临床试验是人工智能在临床试验中的另一个重要应用领域。通过构建虚拟患者群体和模拟药物治疗效果,人工智能可以快速评估新药的安全性和疗效,减少实际试验的时间和成本。这种方法可以加速药物研发过程,为临床试验的设计和执行提供指导。此外,人工智能还可以提供临床决策支持,辅助医生进行诊断和治疗。基于机器学习算法和大数据分析,人工智能可以构建辅助诊断模型,帮助医生准确判断疾病类型和严重程度,并提供个性化的治疗方案。这种技术可以提高诊断的准确性和治疗的效果,改善患者的临床结果。此外,人工智能在药物发现与设计方面也具有巨大潜力。通过深度学习和分子模拟等技术,人工智能可以加速新药的发现和优化过程。它可以快速筛选候选化合物,预测其活性和毒副作用,为药物研发提供指导和支持。最后,人工智能还可以改善临床试验数据的管理和利用效率。通过自然语言处理和数据挖掘技术,人工智能可以自动提取、整理和分析临床文献和电子病历数据,帮助医生更好地理解和利用临床信息。这种方法可以提高临床研究的效率和质量,促进医学知识的积累和传播。

总体而言,人工智能在临床试验中的应用具有巨大的潜力,可以提高临床试验的效率和准确性,为医学研究和临床实践带来革命性的变化。然而,人工智能技术的应用也面临一些挑战和限制,需要进一步的研究和探索。

2. 创新的临床试验设计

(1)自适应试验设计(adaptive trial design):自适应试验设计是一种根据中间结果调整试验参数的方法。传统的临床试验设计通常是固定的,而自适应试验设计可以根据试验过程中获得的数据进行灵活调整。例如,可以根据中间分析结果调整样本量、治疗剂量或入选标准,以提高试验效率和减少资源浪费。

(2)个体化医学试验设计(precision medicine trial design):个体化医学试验设计是根据个体的基因型、表型和环境等信息,为每个患者制定个性化的治疗方案。通过分析个体差异,可以更好地预测治疗效果和不良反应,并优化干预措施。个体化医学试验设计可以提高治疗的精确性和个体化程度。

(3)逆向试验设计(reverse trial design):逆向试验设计是一种从终点结果出发,逆向推导出样本量和入选标准的方法。传统的试验设计通常是根据假设检验的原理确定样本量和入选标准，而逆向试验设计则是先确定所需的终点结果，然后根据可接受的误差范围和统计学方法推导出样本量和入选标准。

创新的临床试验设计在新药临床试验中扮演着至关重要的角色，以上只是其中具有代表性的设计类型，这些创新设计方法不仅有助于加速新药研发的进程，还能够提高治疗效果的预测能力，从而推动临床研究向更高水平迈进。

（二）创新研究方法的意义

临床试验创新研究方法对医学领域的发展具有重要意义。通过引入新的技术和方法，可以提高临床试验的效率、准确性和可靠性，为药物研发和治疗提供更好的支持。

1. 创新研究方法加速药物研发过程 传统的临床试验需要耗费大量时间和资源，而创新的研究方法可以通过利用大数据分析、机器学习和计算机模拟等技术，快速筛选潜在的治疗靶点和药物候选物，从而缩短研发周期。

2. 创新研究方法提高试验的准确性和可靠性 通过个体化医疗和生物标志物监测等手段，可以根据患者的特定生理参数和遗传信息，设计个体化的治疗方案和试验流程，从而提高试验结果的精确性和可靠性。

3. 创新研究方法还降低试验风险和成本 虚拟试验和计算机模拟技术可以在计算机上模拟和预测药物的药代动力学特性、疗效和安全性，从而减少实际试验的时间和成本，并提前发现潜在的风险。

4. 创新研究方法促进个体化医疗的实现 通过整合个体患者的遗传信息、生理参数和临床数据，可以为每个患者设计个性化的治疗方案，提高治疗效果和减少不良反应。

综上所述，临床试验创新研究方法对于药物研发和治疗具有重要的推动作用，可以加速研发过程、提高试验准确性、降低风险和成本、促进精准医疗。

（陈 蕾、郑 莉）

第二章 临床试验的伦理

临床试验伦理是指对临床试验相关研究进行伦理评估和审查，它旨在确保研究的设计、实施和随访过程符合伦理原则和相关法律法规要求，保护研究参与者的权益和福祉，促进生命科学和医学研究健康发展。伦理审查委员会是负责进行伦理审查的独立机构或组织，其委员应当从医学、法学、生命伦理学、生命科学等领域的专家和非本机构的社会人士中选出。伦理审查委员会对研究计划进行全面的审查和评估，包括临床试验的知情同意、风险与利益平衡、样本选择和保护、数据保护和隐私、对特定群体(例如儿童、孕产妇、老年人、智力障碍者、精神障碍者等)保护等方面，以确保临床试验的科学性、伦理性和合规性，增加了试验的可信度和可接受性，也为研究参与者提供了更安全和可靠的参与机会。

第一节 现代生物伦理学史

一、生物伦理学的概念

生物伦理学是研究生命科学和医学领域中涉及伦理道德问题的学科。它探讨和分析与生命科学和医学相关的伦理问题，包括人类试验、基因工程、生殖技术、医疗抉择、生物安全等方面的伦理问题。生物伦理学的核心目标是确保在生命科学和医学研究实践中，保护个体和社会的权益和尊严，且平衡科学和技术进步与伦理原则之间的关系。生物伦理学的研究范围包括以下几个方面：

1. **人类试验伦理** 涉及人类作为试验对象时的伦理原则，包括知情同意、个体权益和隐私保护等问题。

2. **基因工程伦理** 涉及基因编辑、基因治疗、基因测序等技术在人类和动物身上的应用，以及相关的伦理问题。

3. **生殖技术伦理** 涉及人类辅助生殖技术、胚胎移植、遗传筛查等技术在人类身上的应用，以及相关的伦理问题。

4. **医疗抉择伦理** 涉及医疗决策、生命延续、生命质量等问题，包括医疗资源分配、安乐死、拒绝治疗等伦理问题。

5. **生物安全伦理** 涉及研究和应用生物技术时的生物安全问题，包括生物材料的保护、生物恐怖主义等伦理问题。

二、生物伦理学的起源及发展

生物伦理学的起源可以追溯到古希腊时期的哲学思想，尤其是亚里士多德的伦理学理论。然而，生物伦理学作为一个独立的学科领域的发展可以追溯到20世纪，当时发生了一系列伦理问题引发的重大事件。例如，第二次世界大战时期，纳粹医生在集中营进行的人体试验严重违背伦理和侵犯人权。这引发了对人体试验伦理的关注，并促使国际社会制定了一系列伦理准则，例如《纽伦堡法典》《赫尔辛基宣言》，以保护人体试验对象的权益。在20世纪60年代和70年代，随着基因工程和生殖技术的发展，生物伦理学进一步得到重视。1978年，世界上第一个试管婴儿诞生，引发了对生殖技术伦理的广泛讨论，此后，各国纷纷制定了相应的法律和伦理准则，以规范生殖技术的应用。20世纪80年代和90年代，基因工程和遗传学的快速发展引发了对基因治疗和基因编辑等新兴技术的伦理问题的关注。同时，医疗抉择伦理也成为生物伦理学研究的重点之一，包括安乐死、拒绝治疗、医疗资源分配、遗传性疾病咨询和选择等问题。这些讨论推动了生物伦理学的理论和实践进一步发展。

随着生物技术的不断进步和社会的变迁，21世纪的生物伦理学面临着新的挑战和讨论。例如，克隆技术、基因组编辑、人工智能等在医疗领域的新兴技术应用引发了一系列伦理问题的讨论。同时，全球化和多元文化的发展也为生物伦理学带来了新的考验，涉及不同文化和价值观之间的冲突和对话。

总的来说，生物伦理学的起源和发展与现代科学和医学的发展密切相关。它作为一个独立的学科领域，旨在研究和解决生命科学和医学领域中的伦理问题，以保护个体和社会的权益和尊严，促进科学和技术的发展与伦理原则的平衡。随着技术和社会的不断变化，生物伦理学将继续发展和演变，为我们面对伦理挑战提供指导和解决方案。

三、伦理审查的准则及政策法规

国际公认的伦理准则和指南主要包括：《纽伦堡法典》《贝尔蒙报告》《赫尔辛基宣言》(2013)、《涉及人的健康相关研究国际伦理准则》(CIOMS, 2016)、《人用药品注册技术要求ICH三方协调指导原则》(ICH-GCP E6)等。中国伦理审查法律法规政策文件主要包括《中华人民共和国民法典》《中华人民共和国基本医疗卫生与健康促进法》《中华人民共和国生物安全法》《中华人民共和国个人信息保护法》《中华人民共和国人类遗传资源管理条例》《中华人民共和国科学技术进步法》《关于加强科技伦理治理的意见》《科技伦理审查办法(试行)》《涉及人的生命科学和医学研究伦理审查办法》《涉及人的生物医学研究伦理审查办法》《药物临床试验质量管理规范》《医疗器械临床试验质量管理规范》等。

四、临床试验的伦理审查重要性

临床试验伦理审查的重要性体现在以下几个方面：

1. 临床试验伦理审查旨在保护研究参与者的权益和安全 在临床试验中，研究参与者处于相对弱势地位，可能会面临一定的风险和伤害。伦理审查所在机构的伦理审查委员会的存在可以确保试验设计符合伦理原则，保证研究参与者能够充分了解试验的目的、风险和利益，并自愿参与。伦理审查委员会还会评估试验过程中的风险和利益，确保试验的设计和实施不会对研究参与者造成不必要的伤害。通过严格的伦理审查，可以最大程度地保护研究参与者的权益和安全。临床试验伦理审查符合法律和伦理要求。伦理审查委员会的存在可以确保试验符合国家和国际的法律和伦理要求。伦理审查委员会会对试验的伦理问题进行评估，确保试验过程中的知情同意、隐私保护、数据安全等方面符合相关法律和伦理要求。

2. 临床试验伦理审查确保试验的科学性和可靠性 伦理审查委员会评估试验的科学性和方法学，确保试验设计合理、数据收集可靠。伦理审查委员会还会审查研究者的专业资质和研究计划，确保研究者具有足够的专业能力和道德操守来进行试验。这样可以保证试验结果具有科学价值，对医学知识的发展有实际贡献。

3. 临床试验伦理审查促进透明和公正 伦理审查委员会还会对研究者的利益冲突进行审查，确保试验的设计和实施不受商业或其他利益的影响。这可以增加试验结果的可信度和公信力。同时，伦理审查委员会的存在也可以促进试验结果的公开和共享，加强学术交流和合作，推动科学研究的进展。

第二节 伦理审查委员会

一、伦理审查委员会的设立及构成

伦理审查委员会的职责包括对涉及人的生命科学和医学研究进行伦理审查和评估，以确保其符合伦理原则和法规要求，保护研究参与者的权益和福祉。此外，伦理审查委员会还应定期对从事涉及人的生命科学和医学研究的科研人员、学生、科研管理人员等相关人员进行生命伦理教育和培训，以增强他们的伦理意识和伦理素养。伦理审查委员会的委员应从生命科学、医学、生命伦理学、法学等领域的专家和非本机构的社会人士中遴选产生，人数不少于 7 人，并应考虑性别和所在地区民族的多样性。伦理审查委员会的委员应具备相应的伦理审查能力，并定期接受生命科学和医学研究伦理知识及相关法律法规知识的培训。必要时，委员会可以聘请独立顾问，提供专业咨询意见，但独立顾问不参与表决，且不得存在利益冲突。其主要构成如下：

1. 伦理审查委员会主任委员（1 人）、副主任委员（人数不限） 伦理审查委员会的主任委员和副主任委员由伦理审查委员会协商推举或选举产生，由机构任命，并且他们应当在医疗机构内具有较高的威望和声誉。医疗卫生机构的法人代表或科研主管部门的负责人不得担任主任委员或副主任委员的职务，以确保伦理审查委员会的独立性和公正性。

2. 专家成员 伦理审查委员会应当从生命科学、医学、生命伦理学、法学等领域遴选出一部分具有相关专业背景和知识的专家成为委员，他们的专业知识和经验对于审查和评估伦理问题非常重要。

3. 社会成员 一些伦理审查委员会还会邀请一些非本机构社会人士作为委员会的成员。这些社会成员可能是来自社区组织、患者团体、宗教机构等的代表，他们能够代表公众的利益和关注，为伦理决策提供社会角度的反馈和意见。

部分伦理审查委员会可能还会邀请其他领域的专家或利益相关方作为成员，以确保多元的观点和利益的平衡。总体而言，伦理审查委员会的组成应该能够代表不同领域和利益相关方的声音，确保伦理决策的公正和全面性。

二、伦理审查委员会的职责要求

伦理审查委员会是一个重要的独立组织，负责确保研究项目、临床试验和医疗决策等涉及伦理问题的活动符合伦理原则和法律法规。以下是伦理审查委员会职责的一些要点：

1. 法律和伦理准则的遵守 伦理审查委员会的职责还包括确保项目符合适用的法律法规和伦理准则。委员会成员需要了解和遵守相关的法律法规和伦理准则，确保决策和建议的合法性和合规性。

2. 伦理审查和批准 伦理审查委员会的主要职责之一是对涉及研究项目、临床试验和医疗决策的伦理问题进行审查和评估。伦理委员会审查研究方案、知情同意书、数据收集方法等相关文件，以确保项目的伦理合规性和潜在风险可接受。委员会根据审查结果作出决策，决定是否批准项目的进行。

3. 保护研究参与者的权益 伦理审查委员会的核心职责是确保研究参与者在研究过程中的权益和安全得到保护。委员会评估项目的风险和利益，并制定适当的保护措施，以确保研究参与者的安全和基本权益得到保障。委员会应特别关注弱势群体的保护，如儿童、孕产妇、老年人、智力障碍者、精神障碍者等。

4. 伦理指导和咨询 伦理审查委员会还承担着提供伦理指导和咨询的责任。研究参与者、研究人员和医疗专业人员可以向委员会咨询伦理问题，寻求指导和建议。委员会应根据伦理原则和专业知识，提供合适的建议和解决方案，以帮助研究参与者、研究人员和医疗专业人员处理伦理问题。

5. 伦理教育和培训　伦理审查委员会应定期进行伦理教育和培训，以提高委员会成员对伦理问题的了解和意识。培训内容可能涉及伦理原则、法律法规、伦理决策的方法和技巧等。这样的培训有助于委员会成员保持专业知识的更新和提高决策的质量和准确性。

6. 监督和审查　伦理审查委员会还负责监督和审查已批准的项目的进行。委员会应定期进行项目的监督和审查，以确保项目的伦理合规性和潜在风险控制。如果发现项目存在违反伦理原则或法律法规的情况，委员会有权采取相应的措施，包括暂停或终止项目。

7. 保密和公正　伦理审查委员会委员、独立顾问及其工作人员应当签署保密协议，承诺对伦理审查工作中获知的敏感信息履行保密义务，应保持独立、公正和保密，不应受到利益冲突的影响，应根据伦理原则和专业知识做出决策。各机构应当采取有效措施、提供资源确保伦理审查委员会工作的独立性。

三、伦理审查委员会的运行

伦理审查委员会的运行涉及以下方面：

1. 会议召开　伦理审查委员会需要定期安排审查会议。日程由伦理审查委员会办公室负责安排，并及时通知临床试验申请者和审查委员会委员，提供相关的议程和资料。会议的召开可以是面对面的现场会议，也可以是在线会议。

2. 议程设置　每次会议前，会议议程（包括时间、地点、审查项目列表、审查要求等）及供审核的文件由委员会办公室负责准备、整理和分发。办公室会前整理及准备待讨论的伦理问题或试验项目，主要包括临床试验的背景信息、伦理问题的分析、讨论和决策等内容，交由主任委员审核确认。

3. 材料审查　委员会委员在会议前会收到会议审查相关的文件和材料，这些文件可能包括会议议程、主审委员评审意见、足够详细的试验相关资料（例如试验方案、知情同意书、研究参与者招募、问卷信息收集等）。委员会成员需要仔细审查这些材料，理解项目的背景和潜在的伦理问题。

4. 确认出席人数　会议正式开始前需由伦理委员会办公室确认出席会议的委员达到有效人数。全体参会委员应首先提前声明利益冲突并主动提前回避。

5. 讨论和评估　正式讨论前，伦理委员会全体参会委员应首先提前声明利益冲突并主动提前回避讨论及投票。在会议上，委员会参会委员会就伦理问题进行讨论和评估。每个委员都有机会提出自己的意见和观点，针对项目的伦理合规性、潜在的利益和风险等进行讨论。委员会委员可能还会就项目的伦理原则、法律法规和相关伦理准则进行讨论。

6. 决策和建议　在讨论和评估的基础上，伦理审查委员会可以对审查的研究作出批准、不批准、修改后批准、修改后再审、继续研究、暂停或者终止研究的决定，并应当说明理由。委员会的决策应该基于伦理原则、法律法规和专业知识，并确保保护研究参与者的权益和福祉。

7. 会议记录　委员会对会议的讨论和决策进行记录和纪要。这些记录应该包括会议的日期、时间、地点、与会人员、讨论要点、决策结果等。会议记录的目的是追溯决策过程和结果，以及提供可审查的证据。

8. 培训和教育　委员会成员需要定期接受与伦理问题相关的培训和教育。这可以包括伦理原则、法律法规、伦理决策的方法和技巧等方面的培训。培训和教育有助于委员会成员保持对伦理问题的了解和更新，并提高决策的质量和准确性。

委员会应该与研究人员、医疗机构和其他利益相关方等保持沟通，确保伦理问题得到妥善处理。

四、必备文件管理

伦理审查委员会在履行职责的过程中需要进行文件管理，以确保伦理审查和决策的透明性、可追溯性和合规性。以下是一些伦理审查委员会常见的必备文件管理：

1. 伦理审查申请表 研究人员或申请人提交的伦理审查申请表是伦理审查委员会的重要文件之一。伦理审查委员会需要对申请表进行审查，并基于其内容做出决策和建议。

2. 伦理审查委员会决议记录 伦理审查委员会委员应当对研究所涉及的伦理问题进行充分讨论后投票，会后应及时记录相关的决议和讨论过程。这些记录包括会议纪要、决策记录、投票结果等，确保决策的透明性和可追溯性。

3. 研究人员申请和文件 项目负责人需要向伦理审查委员会递交临床试验方案和知情同意书（包括知情过程）及涉及科研诚信、利益冲突、研究者资质等其他相关的文件。伦理审查文件的保存期限应符合不同研究类型的规定。

4. 伦理审查报告和信函 伦理审查委员会需要向研究人员发出审查报告和决策信函，明确审查结果和要求。这些文件应当被保存并及时传达给相关人员，以确保研究人员理解和遵守伦理审查委员会的要求和决策。

5. 伦理培训记录 伦理审查委员会应建立培训机制，委员定期接受相关的继续教育并保存培训记录。同时，伦理审查委员会还应定期对从事涉及人的生命科学和医学研究的科研人员、学生、科研管理人员等相关人员进行生命伦理教育和培训。

第三节 伦 理 审 查

一、伦理审查的基本流程

（一）伦理初始审查申请材料

临床试验项目负责人在申请初始伦理审查时应当向伦理审查委员会提交以下材料：研究材料诚信承诺书；伦理审查申请表；研究人员信息、研究所涉及的相关机构的合法资质证明；研究经费来源说明；研究方案、相关资料，包括文献综述、临床前研究和动物实验数据等资料；研究参与者知情同意书；生物样本、信息数据的来源证明；科学性论证意见；研究者利益冲突申明；招募广告及其发布形式；研究成果的发布形式说明；伦理审查委员会认为需要提交的其他相关材料。

（二）伦理审查委员会办公室形式审查

伦理审查委员会办公室的形式审查是对研究申请材料进行初步审核的过程。其目的在于确保申请材料的完整性和符合伦理审查的基本要求。形式审查主要关注申请材料的形式、格式和完整性，而不涉及对研究内容和伦理问题的具体审查。如果申请材料存在缺失或不完整的情况，办公室通知研究者并要求其补充或修改相应的材料。形式审查为后续的正式审查提供了基础，通过形式审查，伦理审查委员会办公室能够及时发现和纠正申请材料中的问题，确保研究项目在伦理上的合规性和可行性。

（三）伦理审查委员会委员审查

伦理审查委员会负责评估和决策研究项目的伦理问题。他们审查研究方案、研究参与者知情同意书、问卷、研究参与者招募等文件，确保研究符合伦理原则和法规要求。审查的目的是保护研究参与者的权益和福祉，并确保研究方法和程序的合理性。委员会关注研究参与者保护、研究方法、道德原则和社会影响等方面。他们评估研究项目的风险和利益，确保适当的保护措施，并评估科学性和可行性。根据审查和评估结果，审查委员会做出决策和建议，以确保研究项目在伦理上合规和可行。他们的工作是保障研究的伦理性和科学性，保护研究参与者的权益和福祉。

（四）审查决定的形成与送达

伦理审查委员会审查研究完成可作出批准、不批准、修改后批准、修改后再审、继续研究、暂停或终止研究的决定，并需说明理由。经批准的研究如需修改文件，研究者需再次提交给委员会审查。批准的研究在实施前，须按要求上传信息至国家医学研究登记备案信息系统，并及时更新，同时鼓励实时上传信息。

二、伦理审查的基本要求

临床试验研究应遵循包含增进人类福祉、尊重生命权利、坚持公平公正、合理控制风险以及保持公开透明在内的伦理原则；伦理审查应坚持科学、独立、公正、透明原则，并符合以下基本要求：

1. 控制风险　研究的科学价值和社会利益不得超越对研究参与者人身安全与健康权益的考虑，应确保研究参与者的安全最大化与健康风险最小化。

2. 知情同意　保障研究参与者或其监护人的知情及自主决定权利，严格履行知情同意程序，禁止使用欺骗、利诱、胁迫等手段，允许研究参与者或其监护人在任何阶段无条件退出研究。

3. 公平公正　选择研究参与者时要基于明确的科学依据，公平、合理进行，公平分配研究受益、风险和负担。

4. 免费和补偿　不得向研究参与者收取任何研究相关费用，对其因参与研究的合理支出应给予适当补偿，遭受损害时应提供及时、免费治疗并依据法律法规及双方约定进行补偿或赔偿。

5. 保护隐私权及个人信息　保障研究参与者的个人信息和研究数据的保密性，并获得许可，未经研究参与者授权不得将其个人信息向第三方透露。

6. 特殊保护　对特定群体如儿童、孕产妇、老年人、智力障碍者、精神障碍者等应进行特别保护，对涉及受精卵、胚胎、胎儿或辅助生殖技术的研究应特别关注。

三、伦理审查的内容

伦理审查委员会收到申请材料后，应当及时重点审查以下内容：

1. 研究是否符合法律法规和相关规定要求。
2. 研究者是否具备符合研究要求的资格、经验和技术能力。
3. 研究方案是否科学、是否具有社会价值，是否符合伦理原则，中医药研究还需考虑传统实践经验。
4. 研究参与者可能遭受的风险相较参加研究预期受益是否在合理范围内。
5. 知情同意书提供的临床试验相关信息是否充分、完整、易懂，知情同意过程是否合规、恰当。
6. 研究参与者个人信息及相关资料的保密措施是否充分。
7. 研究参与者招募方式、纳入与排除标准是否恰当、公平。
8. 是否明确告知研究参与者的权益，包括可随时无理由退出研究且不会因此受到不公正对待的权利，退出后的影响和其他治疗方法等。
9. 研究参与者的合理支出是否得到了适当补偿，参见临床试验受损时给予的治疗、补偿或赔偿是否合理、合法。
10. 是否有资质合格或经过培训的研究者负责获取知情同意，并随时接受研究有关问题的咨询。
11. 是否有预防和应对措施来应对研究参与者可能承受的风险。
12. 研究是否涉及利益冲突。
13. 研究是否涉及社会敏感的伦理问题。
14. 研究结果的发布方式和时间是否恰当。
15. 其他需要重点审查的内容。

四、伦理审查的批准标准

伦理审查委员会批准研究的标准包括：①研究具有科学及社会价值，符合法律法规，不损害公共利益；②尊重研究参与者权利和隐私，研究方案合理，研究参与者纳入和排除标准公平；③风险最小化并获得合理受益，知情同意规范且有效；④研究机构和研究者具备胜任能力；⑤研究结果的发布方式、内容、时间合理；⑥研究者遵守科研规范和诚信。

五、伦理审查的方式和类型

（一）伦理审查方式

1. **会议审查**　召开伦理审查委员会会议进行审查，包括但不限于对研究方案的初始审查和复审。

2. **简易程序审查**　伦理审查委员会主任委员可以指定专业背景和经验的委员进行简易程序审查。简易审查适用于已获批准且有效期内的研究方案微小改动。简易审查不改变风险与受益状况，不影响研究参与者意愿和研究设计有效性。审查结果应通知全体委员。紧急情况下，未经审查批准不允许进行临床试验。紧急医疗涉及研究物品时，不属于研究且数据不会被报告。紧急医疗需满足相关规定和要求。

3. **应急审查**　例如疫情暴发期间开展疫情相关研究的紧迫性对伦理审查委员会的审查工作提出巨大挑战。伦理审查委员会应当坚持以最高的科学与伦理学标准对研究项目进行独立且公正的审查，保证伦理审查的质量与时效。

（二）伦理审查类型

审查类型包括：

1. **初始审查**　初始审查是指研究者在研究开始实施前首次向伦理审查委员会提交的审查申请。

2. **跟踪复审**　复审包括再审、修正案审查、年度 / 定期跟踪审查、安全性事件审查、违背方案审查、暂停和 / 或终止研究审查、结题审查等。

伦理审查委员会根据研究风险和发生可能性的程度，定期跟踪审查已批准的临床试验。超过 1 年的研究需要进行跟踪审查，直至不再产生新数据为止。项目负责人需按时提交相关材料，否则委员会可终止试验。重新启动终止的试验需重新提交申请。修改已批准的方案需获得委员会批准。提交终止申请需经过会议审查，以确保研究参与者安全。多中心研究需参考其他机构审查意见或接受单一审查决定。项目负责人需及时报告严重不良事件，委员会可要求修改、暂停或终止研究。其他事件需在跟踪审查中报告。

第四节　研究参与者保护

一、研究参与者知情同意

（一）研究参与者知情同意的概念及核心

研究参与者知情同意是指在进行科学研究、临床试验或医疗实践等活动中，研究对象或研究参与者必须在充分理解项目的目的、过程、风险和利益等相关信息的基础上，自主地作出知情、自愿和有利于自身利益的决策。知情同意是确保研究和实践活动符合伦理原则和法律法规的重要保障。

（二）研究参与者知情同意书的规范要求

研究参与者知情同意书是每位研究参与者表示自愿参加某一试验的文件证明，内容应当包含充分、全面、准确的信息，使用研究参与者或其法定监护人能够理解的语言文字及通俗易懂的表达方式。其目的是确保研究参与者在充分了解相关信息后能够自主做出决策，并自愿同意参与或接受治疗。研究者或医生通常会与研究参与者或患者面对面逐项讨论知情同意书内容，给予足够考虑时间，并解答研究参与者可能有的问题，以确保研究参与者充分理解相关信息。

研究者需向研究参与者说明试验性质、试验目的、可能的受益和风险、可供选用的其他治疗方法以及符合伦理规定的研究参与者权利和义务等，使研究参与者充分了解后做出决策。告知的信息主要包括：

1. **研究目的或治疗目的**　告知研究参与者研究或治疗的目的，以便他们了解研究或治疗的目标和意义。

2. **研究过程或治疗过程**　详细描述研究过程或治疗过程的步骤、方法和持续时间。包括可能进行的各项测试、采样、药物治疗等相关信息。

3. **研究者基本信息及研究机构资质**

4. **预期的益处**　说明参与研究或接受治疗可能带来的益处，例如改善健康状况、提供新的治疗选择、促进科学研究进展等。

5. **预期的风险和不良事件**　告知研究参与者参加临床试验可能面临的风险、副作用和不良事件，包括身体和心理上的不适、药物的副作用、操作过程的风险等。

6. **对研究参与者的保护措施**

7. **试验费用及试验补偿 / 补助**

8. **试验伤害补偿 / 赔偿**

9. **人类遗传资源**

10. **保密与隐私**　详尽告知研究参与者研究方对于其个人信息和研究数据的收集、储存、使用等是否有安全的保密措施，是否涉及信息、数据共享和二次利用。未经研究参与者授权不得将其个人信息向第三方透露。

11. **自愿参与与随时退出权利**　明确告知研究参与者其自愿选择是否参与临床试验，且有权随时无理由退出临床试验的权利是能够得到保障的，不会因此受到任何不公正对待或有不利影响。

12. **研究结果或治疗效果**　明确研究信息及结果告知研究参与者的方式，研究结果新信息获取及再次取得知情同意的方式，体现告知的及时性，并提前告知临床试验治疗效果可能存在的不确定性。

13. **联络信息**　应明确提供研究方联系人、临床试验机构、伦理审查委员会的具体联系方式，以便研究参与者随时咨询或紧急联系需要。

（三）知情同意过程的规范要求

知情同意过程旨在确保研究参与者对研究的性质、目的和风险有充分的理解，并自愿参与研究，这是保护研究参与者权益和尊重个体自主决策权的重要步骤。研究者有责任确保知情同意过程的透明、真实和可理解性。

知情同意是研究中保护研究参与者权益的重要环节，知情同意过程包括：

1. **提供信息**　研究者在征询研究参与者或其法定监护人同意之前，应向他们提供详细的研究信息。这包括研究目的、方法、预期的风险和利益、研究参与者的权益、数据处理和保密性等内容。研究者应以清晰、易懂的方式向研究参与者或其法定监护人逐项讨论知情同意书中所有必要的信息，确保其理解研究的性质和可能的影响。

2. 解答问题 研究者应该鼓励研究参与者一方提出问题并对提问进行认真回答，尽最大努力解答研究参与者或其法定监护人的疑虑，以确保研究参与者一方对研究有充分的理解。

3. 强调自愿参与 研究者应明确强调研究参与者的自愿性。研究参与者一方应明确知晓并理解其有权自主决定是否参与研究，并且在任何时候可以无条件自愿退出研究，而不会受到任何不利影响。

4. 研究参与者知情同意书签署 研究者应给予研究参与者充足时间理解知情同意书的全部内容，研究参与者参加临床试验并签署知情同意书应在其完全自主自愿的情况下完成。研究参与者知情同意书是一份正式的文件，使用前需首先取得伦理审查委员会的审查批准，详细说明了研究的内容、研究参与者权益、风险和利益、保密性等方面的完整信息。研究参与者一方签署知情同意书即表示其已明确理解临床试验知情同意书中的各项告知内容，并同意自愿参与。

5. 持续沟通和监测 知情同意过程不是一次性的，而是一个持续的过程。研究者需要在临床试验期间与研究参与者一方保持长期良好地沟通，并确保其在研究过程中始终理解和同意所涉及的内容。如果在研究过程中出现任何调整或研究结果更新，研究者应及时向研究参与者提供更新的信息，并重新获得他们的同意。

（四）知情同意的不同形式

征得研究参与者的知情同意是研究开展的必要条件，但不是充分条件，保护研究参与者免受伤害是研究者的责任。主要包括以下几种：

1. 征得研究参与者书面知情同意 知情同意书应以通俗易懂的语言表达，不能包含迫使研究参与者放弃合法权利或使研究者免责的内容。

知情同意必须由临床试验主要负责人或其授权的具有研究资质的项目组团队获取，由研究参与者本人或其法定监护人签字并标明日期。在代理同意的研究中，需保护研究参与者，避免增加非治疗程序带来的风险超过最低风险。研究者应告知研究参与者获取研究结果的方式，无法提供时需说明情况。伦理审查委员会批准的研究参与者知情同意书是唯一有效的同意文件，需保存在委员会办公室。

2. 征得研究参与者口头知情同意 对于以下情况可被允许征得研究参与者口头知情同意：

（1）对于文盲或视障/失明研究参与者，研究者可采用口述形式将知情同意书内容向研究参与者或法定监护人进行详细告知，并由无利益关系的第三方任何成年人作为证人签字证明研究参与者同意或留存影音资料作为证据。

（2）对于研究参与者担忧进行书面知情同意签署可能会对其隐私保护构成威胁或伤害的情况（包括但不限于涉及暴力、强奸、吸毒、性工作者、传染性疾病、艾滋病患者的调研或行为社会学研究等），伦理审查委员会经讨论和评估，可以批准征得口头同意，但应保存声音文件等证明文件作为同意的证据。伦理审查委员会仍可要求研究者一方向研究参与者提供有关知情同意书的内容。

3. 事后知情同意 在某些特定心理学研究或行为社会学调研中，因研究参与者试验期间可能会受知情同意程序干扰影响研究结果准确性甚至导致试验中断，在确保研究参与者不受伤害的前提下，伦理审查委员会可对研究的风险进行评估，确认试验相关风险不大于最低风险、事后知情同意可以被研究参与者理解和接受的前提下批准事后（研究结束后）获得知情同意。

4. 豁免知情同意 在以下情况下，伦理审查委员会可以批准豁免知情同意：

（1）研究参与者可能遭受的风险不超过最低限度。

（2）豁免知情同意不会对研究参与者的权益产生负面影响。

（3）研究使用的人体材料或数据已无法找到研究参与者，且不涉及个人隐私和商业利益。

（4）生物样本捐献者已经签署了知情同意书，同意样本及相关信息可用于所有医学研究。

（5）豁免知情同意并不意味着免除伦理审查委员会的审查。

（五）再次获得知情同意的要求

再次获取研究参与者签署知情同意书的情况通常会发生在以下几种情况：

1. 研究实质内容修改　如果研究计划或程序发生了重大变化，需要重新获取研究参与者的知情同意。例如，如果研究中的风险水平增加或新增了额外的数据收集步骤，研究者应及时向研究参与者提供更新的信息，并重新签署知情同意书。

2. 续期研究　某些研究可能会在一段时间后需要延长，以继续收集数据或进行后续的数据分析。在这种情况下，研究人员可能会要求研究参与者继续参与研究，并重新签署知情同意书，以确认他们仍然愿意参与并理解研究的目的和要求。

3. 研究参与者变化　如果研究参与者的个人情况或研究条件发生了变化，可能需要重新评估他们的适宜性和知情同意。例如，如果研究参与者在研究期间患病或怀孕，研究人员可能需要重新评估他们的参与资格，并重新获取他们的知情同意。

在任何情况下，重新获取研究参与者签署知情同意书都应遵循之前提到的知情同意过程。研究者应向研究参与者提供详细的信息，解答他们的疑虑，确保其充分理解，且不会影响研究参与者意愿及选择。重新获取知情同意书的目的是确保研究参与者对研究的最新情况有清晰地了解，并自愿决定是否继续参与。

二、研究参与者安全保障

临床试验的安全监测和管理是确保研究参与者安全和试验可靠性的重要环节。在临床试验开展期间，需要采取一系列措施来监测和管理试验过程中的安全性。

（一）建立有效的不良事件报告和处理系统

不良事件是指试验过程中可能对研究参与者造成伤害或不良反应的情况。研究人员应该建立一个严格的报告制度，及时记录和报告试验过程中发生的不良事件。这些报告应包括事件的详细描述、研究参与者的症状和体征、可能的原因以及采取的处理措施。研究人员应对不良事件进行评估，并采取适当的措施来保护研究参与者的安全。

（二）试验药物或治疗的监测和管理

对于涉及药物或治疗的临床试验，研究人员还需要进行试验药物或治疗的监测和管理。这包括药物的配药、使用和存储，以及对研究参与者的药物监测和剂量调整。研究人员应确保试验药物的质量和安全性，并遵守相关的规定和标准。

（三）数据监测和质量控制

数据监测和质量控制也是临床试验安全监测和管理的重要环节。研究人员应建立数据监测计划，定期检查数据的收集、录入和分析过程，发现和纠正数据错误和不一致性。这有助于确保试验数据的准确性和可靠性。

（四）建立紧急情况处理计划

在试验过程中，可能会出现紧急情况，如严重不良事件或试验药物的突发安全问题。研究人员应建立紧急情况处理计划，包括紧急联系人和流程，以及紧急情况的处理和报告要求。这样可以及时应对紧急情况，保护研究参与者的安全。

（五）监管机构的审查和监督

临床试验应受到监管机构的审查和监督。监管机构会对试验进行定期或不定期的审查和监督，确保试验的进行符合伦理和法律规定。监管机构还可以要求研究人员提供试验数据和安全性报告。与监管机构的密切合作有助于确保试验的安全进行。

总而言之，临床试验的安全监测和管理是确保研究参与者安全和试验可靠性的重要环节。通过建立有效的不良事件报告和处理系统、设立安全监测委员会、监测试验药物和治疗、数据监测和质量控制、紧急情况处理以及与监管机构的合作，可以最大限度地保护研究参与者的安全和权益，确保试验的科学和伦理可靠性。

三、研究参与者权益保障

研究参与者权益保障在临床试验中扮演着至关重要的角色。它旨在保护和尊重研究参与者的权益和福祉，并确保试验的科学和伦理可靠性。

（一）向研究参与者提供必要的医疗保障和支持

在临床试验中，研究人员应确保研究参与者在试验期间接受适当的医疗检查和监测，以确保他们的健康和安全。这包括定期的体检、实验室检查和影像学检查等。研究参与者可能需要接受特定的治疗或药物，研究人员应确保他们能够获得所需的治疗和药物，并提供必要的支持和指导。如果研究参与者出现不良事件或副作用，研究人员应及时采取措施进行管理和治疗，并向研究参与者提供必要的医疗支持。在紧急情况下，研究人员应立即采取行动，提供紧急医疗支持和处理，并制定相应的紧急情况处理计划。参与临床试验可能对研究参与者的心理和情绪产生影响，研究人员应提供适当的心理支持和咨询服务，以帮助研究参与者应对可能的压力和情绪困扰。试验结束后，研究人员应提供适当的后续治疗和追踪，确保研究参与者的健康状况得到持续地关注和管理。适当的医疗保障和支持有助于保护研究参与者的健康和安全，确保他们在试验期间得到适当的医疗照顾。

（二）向研究参与者提供适当的补偿和赔偿

在临床试验中，研究参与者可能会因参加试验而承担额外的风险和负担。因此，为了保护研究参与者的权益和福祉，研究人员应提供适当的补偿和赔偿。

1. 补偿 补偿是指为研究参与者提供一定的经济或其他形式的补偿，以弥补他们参与试验所承担的时间、精力和其他成本。补偿应根据试验的性质、研究参与者的贡献和可能的风险确定。例如，研究参与者可能需要支付交通费用、住宿费用或失去工作时间，研究人员可以提供相应的经济补偿来弥补这些成本。

2. 赔偿 赔偿是指为研究参与者提供一定的补偿，以弥补因参加试验导致的任何损害或伤害。赔偿应根据研究参与者遭受的损害程度和试验的责任确定。例如，如果研究参与者因试验而遭受了严重的身体损害或健康问题，研究人员可能需要提供适当的赔偿来支付医疗费用或其他相关费用。

补偿和赔偿应符合伦理原则和法律规定。研究人员应确保补偿和赔偿的金额合理，并与研究参与者事先达成协议。研究人员还应向研究参与者提供清晰的补偿和赔偿政策，并确保研究参与者理解其权益和责任。补偿和赔偿不应被视为对研究参与者的购买或激励，它们的目的是保护研究参与者的权益和福祉，确保他们不会因参加试验而遭受不必要的损害。监管机构和伦理审查委员会也会对试验中的补偿和赔偿进行审查和监督，他们会评估研究人员提供的补偿和赔偿是否合理，并确保研究参与者的权益得到保护。

临床试验的目的是推动医学科学的进步和改善患者的健康状况。因此，研究参与者应该从试验中获益，包括可能的治疗效果、新的治疗选择和对疾病的认识增加。研究人员应确保试验药物或治疗的质量和有效性，并在试验结束后向研究参与者提供试验结果。研究参与者获益的具体方式可能因试验的性质和目的而异。例如，在临床药物试验中，研究参与者可能会获得新药物的治疗效果，有机会改善他们的健康状况。在疫苗试验中，研究参与者可能会获得免疫保护，减少感染的风险。在观察性研究中，研究参与者可能会从对疾病或健康问题的更深入了解中受益，为未来的治疗和预防提供更好的指导。

第五节　伦理审查的监督管理

一、监督管理的主要内容

监督管理是对研究过程和数据进行定期或不定期的评估和审查，以确保研究的质量、合规性和可靠性。监督管理的主要内容包括以下方面：

1. 机构是否按要求设立伦理审查委员会并备案。
2. 机构是否为伦理审查委员会提供足够的经费、人员、设备和场所，以确保其独立运作。
3. 伦理审查委员会是否建立了有效的利益冲突管理机制。
4. 伦理审查委员会是否建立了完善的伦理审查制度。
5. 伦理审查的内容和程序是否符合要求。
6. 审查的研究是否如实、及时地在国家医学研究登记备案信息系统上传和更新信息。
7. 伦理审查结果的执行情况。
8. 伦理审查文档的管理情况。
9. 伦理审查委员会委员的伦理培训和学习情况。

各级卫生健康主管部门应与同级政府相关部门建立有效机制，加强工作协商和信息沟通。国家和省级卫生健康主管部门应牵头设立同级医学伦理专家委员会或委托相关机构承担同级医学伦理专家委员会的工作，为卫生健康、教育等部门开展伦理审查及监督管理提供技术支持，定期对辖区内伦理审查委员会委员进行培训，并协助同级卫生健康、教育等主管部门进行监督检查。

二、违背伦理及处罚

在临床试验中，如果机构、伦理审查委员会或研究者违反了法律法规的要求，将按照相关法律法规进行处理。如果医疗卫生机构及其伦理审查委员会违反了《涉及人的生命科学和医学研究伦理审查办法》，出现以下情形之一，县级以上地方卫生健康主管部门将依法对相关机构和人员进行行政处罚和处分：

1. 伦理审查委员会的组成和委员资质不符合要求。
2. 伦理审查委员会未建立利益冲突管理机制。
3. 未建立伦理审查工作制度或操作规程。
4. 未按照伦理审查原则和相关规章制度进行审查。
5. 泄露研究信息或研究参与者个人信息。
6. 未按规定进行备案或在国家医学研究登记备案信息系统上传信息。
7. 未接受正式委托为其他机构出具伦理审查意见。
8. 未督促研究者提交相关报告并进行跟踪审查。
9. 其他违反本规定的情形。

医疗卫生机构的研究者如果违反了《涉及人的生命科学和医学研究伦理审查办法》，出现以下情形之一，县级以上地方卫生健康主管部门将依法对相关机构和人员进行行政处罚和处分：

1. 研究或研究方案未经伦理审查委员会批准擅自开展研究工作。
2. 研究过程中发生严重不良反应或严重不良事件未及时报告伦理审查委员会。
3. 违反知情同意相关规定开展研究。
4. 未及时提交相关研究报告。
5. 未及时在国家医学研究登记备案信息系统上传信息。
6. 其他违反本规定的情形。

机构和个人如果违反了《涉及人的生命科学和医学研究伦理审查办法》，给他人人身或财产造成损害，应当依法承担民事责任；如果构成犯罪，将依法追究刑事责任。

（李　宁、冯　萍）

第三章 药物临床试验质量管理规范

第一节 药物临床试验质量管理规范的产生和发展

一、药物临床试验质量管理规范的定义和产生背景

（一）定义

药物临床试验质量管理规范是药物临床试验全过程的质量标准，包括方案设计、组织实施、监查、稽查、记录、分析、总结和报告。药物临床试验质量管理规范（good clinical practice，GCP）。实施GCP的目的在于保证临床试验过程的规范可靠，结果科学可信，同时保障研究参与者的权益和生命安全。所有以人为对象的临床试验均应以此标准进行。换言之，GCP是为保证临床试验数据的质量、保护研究参与者的安全和权益而制定的进行临床试验的准则。

（二）产生背景

GCP的概念起源于对药物临床试验进行监管的过程中。人类对药物临床试验监管的发展历史，大致分为三个时期：第一个时期是20世纪初至60年代，是临床试验从无管理状态到临床试验管理体系逐步形成的时期；第二个时期是20世纪70年代至80年代，是各国药物临床试验规范化和法制化管理逐步形成的时期；第三个时期是20世纪90年代至今，是药物临床试验管理国际统一标准逐步形成的时期。

在20世纪之前，人类还没有提出系统的药物临床试验的概念，更缺乏对临床试验进行监管。二战中，纳粹分子为了战争需要，进行了大规模、极其不人道的人体试验。二战结束后国际法庭对纳粹医生进行了审判，随后在1948年颁布的《纽伦堡法典》首次对利用人体进行研究的伦理原则进行了规范。除了臭名昭著的纳粹人体研究之外，在20世纪初至60年代，还发生了一系列滥用人体进行研究的事件，如：塔斯克基梅毒试验、纽约柳溪州立学校肝炎试验、美国犹太慢病研究所的人体癌症细胞活体接种试验等。上述滥用人体的研究被曝光之后，引发社会对临床试验的反思，医学界也对在临床试验中使用人体相应的伦理问题进行了思考和讨论。在此背景之下，1964年在芬兰赫尔辛基第18届世界医师会大会会议上通过了《赫尔辛基宣言》（全称为《世界医学协会赫尔辛基宣言》）。《赫尔辛基宣言》规范了以人体为对象的医学研究的伦理原则，是继《纽伦堡法典》之后关于人体试验伦理的第二个国际性文件，也被认为是临床研究伦理道德规范的基石。

除了研究伦理的因素之外，药物临床试验监管还起源于上世纪发生的一系列涉及药物的灾难性事件，如磺胺酏剂事件、沙利度胺事件等。这些"药害"事件均是因为没有在新药上市前对其安全性和有效性进行规范的研究而导致的。

鉴于临床试验中存在严重滥用研究参与者的不道德行为和其他严重问题，以及因缺乏新药上市前科学性评价导致的一系列药物灾难，世界各国相继出台一系列法规对新药上市前的安全性和有效性作出规定，药物临床试验质量管理规范（GCP）应运而生。从20世纪80年代起，世界各国如美国（1988）、加拿大（1989）、日本（1990）、澳大利亚（1991）、意大利（1992）、荷兰（1993）、德国（1994）、法

国(1995)、瑞士(1995)、西班牙(1998)等相继出台了本国的GCP法规。

1998年3月2日,中国卫生部颁发《药品临床试验管理规范》(试行)。1999年9月1日,国家药品监督管理局(SDA)颁布《药品临床试验管理规范》。2003年8月6日,国家药品监督管理局(SFDA)发布《药物临床试验质量管理规范》,于2003年9月1日起施行。我国最新版的《药物临床试验质量管理规范》颁布于2020年4月26日,于2020年7月1日起施行。

通常情况下,在我国提及GCP是指《药物临床试验质量管理规范》。就临床试验管理规范而言,涉及药物、医疗器械、特医食品和疫苗等不同产品时,我国的药政管理部门根据具体情况颁布了相应的GCP规范,作为临床试验全过程的标准规范。不同类别GCP的主要内容和基本要求是一致的,本章主要介绍我国药物临床试验质量管理规范的内容。

二、国际人用药品注册技术协调会——药物临床试验质量管理规范

随着国际多中心临床试验的开展,研究者发现尽管各国GCP的基本原则相似,但是在具体细节和标准上存在较大的差异,因此GCP规范的国际化、一体化成为趋势。从1990年起,美国、欧盟与日本的药品监管部门召开了一系列的会议,即国际人用药品注册技术协调会(ICH),该会议协商制定了在全球范围内广泛接受的GCP规范,即ICH-GCP。ICH-GCP旨在制定协调世界各国的药品注册技术要求,形成统一的临床试验质量管理规范,提高新药研发和注册上市的效率。ICH自1990年成立以来,颁布了一系列ICH-GCP指导原则,代表了国际最权威的临床试验规范标准,已成为全世界广泛认同的临床试验准则。我国于2017年6月1日加入ICH,于2018年当选为管委会成员。

三、国际人用药品注册技术协调会——药物临床试验质量管理规范与我国药物临床试验质量管理规范的异同

ICH-GCP作为全世界公认的临床试验质量管理规范,各国的GCP均参照ICH-GCP制定。我国的GCP也是参照ICH-GCP,并结合我国的实际情况制定的。我国GCP既与国际接轨,又符合国情;既契合ICH-GCP的基本精神,又符合中国的药政管理法规。

我国GCP和ICH-GCP具有共同的宗旨和基本原则,但在章节排布和内容要求上存在一些差异。此外,在实际应用中,根据不同的国家或地区的法律法规,相应的GCP标准会有所差异,但其核心目标始终是一致的,即保证临床试验过程的规范可靠,结果科学可信,同时保障研究参与者的权益和生命安全。

第二节　药物临床试验质量管理规范内容

我国现行的GCP颁布于2020年4月26日,于2020年7月1日起施行,是药物临床试验全过程的技术要求,也是我国药品监管部门、卫生健康主管部门对药物临床试验监督管理的主要依据。2020版GCP全文包括:总则、术语及其定义、伦理委员会、研究者、申办者、试验方案、研究者手册、必备文件管理、附则,共9章83条。

一、重要术语及其定义

(一)临床试验

临床试验指以人体(患者或健康人)为对象的试验,意在发现或验证某种试验药物的临床医学、药理学以及其他药效学作用、不良反应,或者试验药物的吸收、分布、代谢和排泄,以确定药物的疗效与安全性的系统性试验。

（二）伦理委员会

伦理委员会指由医学、药学及其他背景人员组成的委员会，其职责是通过独立地审查、同意、跟踪审查试验方案及相关文件、获得和记录研究参与者知情同意所用的方法和材料等，确保研究参与者的权益、安全受到保护。

（三）研究者

研究者指实施临床试验并对临床试验质量及研究参与者权益和安全负责的试验现场的负责人。

（四）申办者

申办者指负责临床试验的发起、管理和提供临床试验经费的个人、组织或者机构。

（五）合同研究组织

合同研究组织指通过签订合同授权，执行申办者或者研究者在临床试验中的某些职责和任务的单位。

（六）研究参与者

研究参与者指参加一项临床试验，并作为试验用药品的接受者，包括患者、健康人。

（七）弱势研究参与者

弱势研究参与者指维护自身意愿和权利的能力不足或者丧失的研究参与者，其自愿参加临床试验的意愿，有可能被试验的预期获益或者拒绝参加可能被报复而受到不正当影响。包括：研究者的学生和下级、申办者的员工、军人、犯人、无药可救疾病的患者、处于危急状况的患者，入住福利院的人、流浪者、未成年人和无能力知情同意的人等。

（八）知情同意

知情同意指研究参与者被告知可影响其做出参加临床试验决定的各方面情况后，确认同意自愿参加临床试验的过程。该过程应当以书面的、签署姓名和日期的知情同意书作为文件证明。

（九）监查

监查指监督临床试验的进展，并保证临床试验按照试验方案、标准操作规程（standard operation procedure，SOP）和相关法律法规要求实施、记录和报告的行动。

（十）稽查

稽查指对临床试验相关活动和文件进行系统的、独立的检查，以评估确定临床试验相关活动的实施、试验数据的记录、分析和报告是否符合试验方案、SOP 和相关法律法规的要求。

（十一）检查

检查指药品监督管理部门对临床试验的有关文件、设施、记录和其他方面进行审核检查的行为，检查可以在试验现场、申办者或者合同研究组织所在地，以及药品监督管理部门认为必要的其他场所进行。

（十二）试验方案

试验方案指说明临床试验目的、设计、方法学、统计学考虑和组织实施的文件。试验方案通常还应当包括临床试验的背景和理论基础，该内容也可以在其他参考文件中给出。试验方案包括方案及其修订版。

（十三）研究者手册

研究者手册指与开展临床试验相关的试验用药品的临床和非临床研究资料汇编。

（十四）病例报告表

病例报告表指按照试验方案要求设计，向申办者报告的记录研究参与者相关信息的纸质或者电子文件。

（十五）标准操作规程

标准操作规程指为保证某项特定操作的一致性而制定的详细的书面要求。

（十六）不良事件

不良事件指研究参与者接受试验用药品后出现的所有不良医学事件，可以表现为症状体征、疾病或者实验室检查异常，但不一定与试验用药品有因果关系。

（十七）严重不良事件

严重不良事件（serious adverse effect，SAE）指研究参与者接受试验用药品后出现死亡、危及生命、永久或者严重的残疾或者功能丧失、研究参与者需要住院治疗或者延长住院时间，以及先天性异常或者出生缺陷等不良医学事件。

（十八）药物不良反应

药物不良反应指临床试验中发生的任何与试验用药品可能有关的对人体有害或者非期望的反应。试验用药品与不良事件之间的因果关系至少有一个合理的可能性，即不能排除相关性。

可疑且非预期严重不良反应，指临床表现的性质和严重程度超出了试验药物研究者手册、已上市药品的说明书或者产品特性摘要等已有资料信息的可疑并且非预期的严重不良反应。

（十九）源文件

源文件指临床试验中产生的原始记录、文件和数据，如医院病历、医学图像、实验室记录、备忘录、研究参与者日记或者评估表、发药记录、仪器自动记录的数据、缩微胶片、照相底片、磁介质、X线片、研究参与者文件，药房、实验室和医技部门保存的临床试验相关的文件和记录，包括核证副本等。源文件包括了源数据，可以以纸质或者电子等形式的载体存在。

（二十）源数据

源数据指临床试验中的原始记录或者核证副本上记载的所有信息，包括临床发现、观测结果以及用于重建和评价临床试验所需要的其他相关活动记录。

二、伦理委员会

伦理委员会的职责是保护研究参与者的权益和安全，应当特别关注弱势研究参与者。

伦理委员会应当审查的文件包括：①试验方案和试验方案修订版；②知情同意书及其更新件；③招募研究参与者的方式和信息；④提供给研究参与者的其他书面资料；⑤研究者手册；⑥现有的安全性

资料；⑦包含研究参与者补偿信息的文件；⑧研究者资格的证明文件；⑨伦理委员会履行其职责所需要的其他文件。

伦理委员会应当对临床试验的科学性和伦理性进行审查：①审查研究者的资格；②审查是否存在研究参与者被强迫、利诱等不正当的影响而参加临床试验；③审查知情同意书中是否采用使研究参与者或者其监护人放弃其合法权益的内容，是否有为研究者和临床试验机构、申办者及其代理机构免除其应当负责任的内容。伦理委员会应当确保知情同意书、提供给研究参与者的其他书面资料说明了给研究参与者补偿的信息，包括补偿方式、数额和计划。

伦理委员会有权暂停、终止未按照相关要求实施，或者研究参与者出现非预期严重损害的临床试验。伦理委员会应当对正在实施的临床试验定期跟踪审查，审查的频率应当根据研究参与者的风险程度而定，但至少一年审查一次。

伦理委员会应当按照其制度和 SOP 履行工作职责，审查应当有书面记录，并注明会议时间及讨论内容。伦理委员会会议审查意见的投票委员应当参与会议的审查和讨论，包括各类别委员，具有不同性别组成，并满足其规定的人数。会议审查意见应当形成书面文件。投票或者提出审查意见的委员应当独立于被审查临床试验项目。

三、研究者和申办者

（一）研究者

1. 研究者需具备的资质　GCP 要求研究者和临床试验机构应当具备相应的资质，包括：①具有在临床试验机构的执业资格；②具备临床试验所需的专业知识、培训经历和能力；③能够根据申办者、伦理委员会和药品监督管理部门的要求提供最新的工作履历和相关资格文件；④熟悉申办者提供的试验方案、研究者手册、试验药物相关资料信息；⑤熟悉并遵守本规范和临床试验相关的法律法规等。

2. 研究者需具备的必要条件　GCP 要求研究者和临床试验机构应当具有完成临床试验所需的必要条件，包括：①在临床试验约定的期限内有按照试验方案入组足够数量研究参与者的能力；②有足够的时间实施和完成临床试验；③在临床试验期间有权支配参与临床试验的人员，具有使用临床试验所需医疗设施的权限，正确、安全地实施临床试验；④确保所有参加临床试验的人员充分了解试验方案及试验用药品，明确各自在试验中的分工和职责，确保临床试验数据的真实、完整和准确；⑤监管所有研究人员执行试验方案，并采取措施实施临床试验的质量管理等。

3. 研究者提供的医疗　GCP 要求研究者应当给予研究参与者适合的医疗处理，包括：①承担所有与临床试验有关的医学决策责任；②在临床试验和随访期间，对于研究参与者出现与试验相关的不良事件，包括有临床意义的实验室异常时，应当保证研究参与者得到妥善的医疗处理，并将相关情况如实告知研究参与者等。

4. 伦理委员会审查　GCP 要求研究者与伦理委员会保持沟通，包括：①临床试验实施前，研究者应当获得伦理委员会的书面同意；②未获得伦理委员会书面同意前，不能筛选研究参与者；③临床试验实施前和临床试验过程中，研究者应当向伦理委员会提供伦理审查需要的所有文件等。

5. 研究者实施知情同意时的伦理原则　GCP 规定研究者实施知情同意时应遵守赫尔辛基宣言的伦理原则，包括：①应使用经伦理委员会同意的最新版的知情同意书和其他提供给研究参与者的信息；②获得可能影响研究参与者继续参加试验的新信息时，应当及时告知研究参与者或者其监护人；③不得采用强迫、利诱等不正当的方式影响研究参与者参加或者继续临床试验；④应充分告知研究参与者有关临床试验的所有相关事宜，知情同意书等提供给研究参与者的口头和书面资料均应当采用通俗易懂的语言和表达方式，使研究参与者或者其监护人、见证人易于理解；⑤研究参与者或者其监护人，以及执行知情同意的研究者应当在知情同意书上分别签名并注明日期；⑥病史记录中应当记录研究参与者知情同意的具体时间和人员等。

6. 试验记录和报告 GCP 规定研究者应按要求进行试验记录和报告，包括：①监督试验现场的数据采集、各研究人员履行其工作职责的情况；②确保所有临床试验数据是从临床试验的源文件和试验记录中获得的，是准确、完整、可读和及时的；③源数据应当具有可归因性、易读性、同时性、原始性、准确性、完整性、一致性和持久性；④源数据的修改应当留痕，不能掩盖初始数据，并记录修改的理由；⑤保障所采集的源数据可以溯源；⑥应按照申办者提供的指导说明填写和修改病例报告表，确保各类病例报告表及其他报告中的数据准确、完整、清晰和及时；⑦病例报告表中数据应当与源文件一致，病例报告表中数据的修改应当使初始记录清晰可辨，保留修改轨迹，必要时解释理由，修改者签名并注明日期；⑧应按"临床试验必备文件"和药品监督管理部门的相关要求，妥善保存试验文档等。

7. 其他规定要求 GCP 还对研究者遵守试验方案、管理和贮存申办者提供的试验用药品、遵守临床试验的随机化程序、知情同意书的内容、研究者的安全性报告、提前终止或者暂停临床试验时的要求、试验进展报告等方面作了详细规定。

（二）申办者

GCP 要求申办者应当把保护研究参与者的权益和安全以及临床试验结果的真实、可靠作为临床试验的基本考虑。申办者应当建立涵盖临床试验全过程的质量管理体系，包括临床试验的设计、实施、记录、评估、结果报告和文件归档。质量管理包括有效的试验方案设计、收集数据的方法及流程、对于临床试验中做出决策所必需的信息采集。

GCP 要求申办者应当履行管理职责，根据临床试验需要建立临床试验的研究和管理团队，以指导、监督临床试验实施。研究和管理团队内部的工作应当及时沟通。在药品监督管理部门检查时，研究和管理团队均应当派员参加。申办者基于风险进行质量管理，质量保证和质量控制应当符合要求。申办者委托合同研究组织应当符合要求。申办者应当指定有能力的医学专家及时对临床试验的相关医学问题进行咨询；选用有资质的生物统计学家、临床药理学家和临床医生等参与试验，包括设计试验方案和病例报告表、制定统计分析计划、分析数据、撰写中期和最终的试验总结报告。申办者在试验管理、数据处理与记录保存中应当符合要求。

申办者负责选择研究者和临床试验机构。研究者应当经过临床试验的培训、有临床试验的经验，有足够的医疗资源完成临床试验。多个临床试验机构参加的临床试验，如需选择组长单位由申办者负责。临床试验各方参与临床试验前，申办者应当明确其职责，并在签订的合同中注明。申办者应当向研究者和临床试验机构提供试验方案和最新的研究者手册，并应当提供足够的时间让研究者和临床试验机构审议试验方案和相关资料。申办者应当免费向研究参与者提供试验用药品，支付与临床试验相关的医学检测费用。

申办者应当采取适当方式保证可以给予研究参与者和研究者补偿或者赔偿。申办者应当承担研究参与者与临床试验相关的损害或者死亡的诊疗费用，以及相应的补偿。申办者和研究者应当及时兑付给予研究参与者的补偿或者赔偿。

GCP 还对申办者拟定临床试验方案和研究者手册的要求、试验用药品的准备、供给和管理、申办者明确试验记录的查阅权限、按照要求和时限报告药物不良反应、临床试验的监查、监查员的职责、临床试验的稽查等方面作了详细规定。

四、临床试验方案和研究者手册

（一）临床试验方案

GCP 规定，试验方案通常包括基本信息、研究背景资料、试验目的、试验设计、实施方式（方法、内容、步骤)等内容。

1. 试验方案中应当详细描述临床试验的目的。

2. 临床试验的科学性和试验数据的可靠性，主要取决于试验设计，试验设计通常包括：①临床试验的主要终点和次要终点；②对照组选择的理由和试验设计的描述(如双盲、安慰剂对照、平行组设计)，并对研究设计、流程和不同阶段以流程图形式表示；③减少或者控制偏倚所采取的措施，包括随机化和盲法的方法和过程。采用单盲或者开放性试验需要说明理由和控制偏倚的措施；④治疗方法、试验用药品的剂量、给药方案；⑤试验用药品的剂型、包装、标签；研究参与者参与临床试验的预期时长和具体安排；⑥研究参与者、部分临床试验及全部临床试验的“暂停试验标准”、“终止试验标准”；⑦试验用药品管理流程；⑧盲底保存和揭盲的程序；⑨明确何种试验数据可作为源数据直接记录在病例报告表中。

3. 试验方案中通常包括临床和实验室检查的项目内容。

4. 研究参与者的选择和退出通常包括：①研究参与者的入选标准；②研究参与者的排除标准；③研究参与者退出临床试验的标准和程序。

5. 研究参与者的治疗通常包括：①在临床试验各组应用的所有试验用药品名称、给药剂量、给药方案、给药途径和治疗时间以及随访期限；②临床试验前和临床试验中允许的合并用药(包括急救治疗用药)或者治疗，和禁止使用的药物或者治疗；③评价研究参与者，依从性的方法，如评价研究参与者是否按照规定用药及接受检查，是否使用其他影响安全性评价、药代动力学和药效学试验结果的药物或食物，是否有其他影响试验结果行为等内容。

6. 试验方案中应制定明确的访视和随访计划，包括临床试验期间、临床试验终点、不良事件评估及试验结束后的随访和医疗处理。

7. 有效性评价通常包括：①临床试验的有效性指标；②有效性指标的评价、记录、分析方法和时间点。

8. 安全性评价通常包括：①临床试验的安全性指标；②安全性指标的评价、记录、分析方法和时间点；③不良事件和伴随疾病的记录和报告程序；④不良事件的随访方式与期限。

9. 临床试验方案中统计通常包括，如：①确定研究参与者样本量，并根据前期试验或者文献数据说明理由；②显著性水平；③主要评价指标的统计假设，包括原假设和备择假设，简要描述拟采用的具体统计方法和统计分析软件；④缺失数据、未用数据和不合逻辑数据的处理方法；⑤明确定义用于统计分析的研究参与者数据集等。

GCP 还对试验方案中对于实施临床试验质量控制和质量保证、试验相关的伦理学问题的考虑、试验数据的采集与管理流程、数据管理与采集所使用的系统、数据管理各步骤及任务，以及数据管理的质量保障措施等方面作了详细规定。

(二)研究者手册

GCP 规定，申办者提供的研究者手册是关于试验药物的药学、非临床和临床资料的汇编，其内容包括试验药物的化学、药学、毒理学、药理学和临床的资料和数据。研究者手册目的是帮助研究者和参与试验的其他人员更好地理解和遵守试验方案，帮助研究者理解试验方案中诸多关键的基本要素，包括临床试验的给药剂量、给药次数、给药间隔时间、给药方式等，主要和次要疗效指标和安全性的观察和监测。

申办者应当制定研究者手册修订的书面程序。在临床试验期间至少一年审阅研究者手册一次。申办者根据临床试验的研发步骤和临床试验过程中获得的相关药物安全性和有效性的新信息，在研究者手册更新之前，应当先告知研究者，必要时与伦理委员会、药品监督管理部门沟通。申办者负责更新研究者手册并及时送达研究者，研究者负责将更新的手册递交伦理委员会。

五、临床试验的必备文件管理

临床试验必备文件是指评估临床试验实施和数据质量的文件，用于证明研究者、申办者和监查员在临床试验过程中遵守了本规范和相关药物临床试验的法律法规要求。

GCP 要求申办者、研究者和临床试验机构应当确认均有保存临床试验必备文件的场所和条件。保存文件的设备条件应当具备防止光线直接照射、防水、防火等条件，有利于文件的长期保存。应当制定文件管理的 SOP。被保存的文件需要易于识别、查找、调阅和归位。用于保存临床试验资料的介质应当确保源数据或者其核证副本在留存期内保存完整和可读取，并定期测试或者检查恢复读取的能力，免于被故意或者无意地更改或者丢失。用于申请药品注册的临床试验，必备文件应当至少保存至试验药物被批准上市后 5 年；未用于申请药品注册的临床试验，必备文件应当至少保存至临床试验终止后 5 年。

（罗　柱）

第四章 临床试验机构监管

药物临床试验在药物上市前所扮演的角色毋庸置疑，而临床试验中数据的真实性、准确性、完整性和合法性也是决定其能否上市的重要参考。其中，药物临床试验机构作为临床试验数据的主要提供者，在试验开展全过程中的质量管理和风险控制对数据质量的保证起到至关重要的作用。我国自2019年正式实施药物临床试验机构备案管理制度以来，极大地促进了医疗和临床试验资源的释放，但这并不是国家监管部门对临床试验机构的资质准入和监督管理放松的体现。在此过程中出现的药物临床试验机构违规问题，我国积极借鉴国际案例的启发，结合自身国情，不断寻找新的监管模式，并颁布了一些新的法律法规和指导原则，旨在促进我国临床试验的健康蓬勃发展。

第一节　我国药物临床试验相关法律法规及监管框架

一、法律法规

我国对药物临床试验机构监管的法律体系包括针对药物临床试验机构的专门立法文件以及药品、医疗机构、医师管理等相关法律法规，包括：

1.《药物临床试验机构管理规定》专门针对药物临床试验机构的资质、运行管理和监督检查等进行了规定。

2.《药物临床试验质量管理规范》（GCP），明确了伦理委员会、申办者、研究者、医疗机构在开展临床试验全过程中质量管理的职责和义务等。

3.《中华人民共和国药品管理法》首次明确将临床试验机构的管理方式从资质认定变更为备案制，作为药品注册上市前环节中的责任主体之一受到监管。

4.《医疗机构管理条例》规定了药物临床试验机构作为医疗机构受到监管。

5.《药品注册管理办法》对药物临床试验的实施过程和要求及药品注册程序进行了规定。

6.《药品注册现场核查管理规定》将临床试验现场核查作为药品注册研制现场核查的一个重要组成部分，同时规定了临床试验现场核查的程序、要求以及核查要点等。

7.《药物临床试验伦理审查工作指导原则》是为了加强对伦理委员会药物临床试验伦理审查工作的指导，规范伦理委员会的药物临床试验伦理审查工作，对伦理审查中的关键环节提出的明确要求和规定。

另外，一些地方省市为了提升药物临床试验机构质量管理水平，制定了统一的区域性检查标准，便于监管的落地实施，例如上海市药监局和卫生健康委于2020年11月6日共同出台了《关于贯彻实施药物临床试验管理有关要求的通知》。

2023年11月3日，国家药监局公开发布了《药物临床试验机构监督检查办法（试行）》，及其配套文件《药物临床试验机构监督检查要点和判定原则》，《药物临床试验机构监督检查办法（试行）》在《药物临床试验机构管理规定》的基础上，从国家层面对药品监督管理部门开展药物临床试验机构监督检查工作的职责、标准、程序和结果处理等进行了细化和完善，并统筹了地方制定的检查标准，与国家药监局核查中心制定的配套文件一起，再次强调了临床试验机构需遵守的合规要求，共同加强对药物临床试验机构的事中事后监管，同时，也确保相关监管信息的公开透明，充分保障临床试验机构的权益见表 4-1。

表 4-1　法律法规一览表

效力	文件名称	发布机关	发布时间
法律	《中华人民共和国药品管理法》(2019 年修订)	全国人大常委会	2019.08.26
	《中华人民共和国疫苗管理法》		2019.06.29
	《中华人民共和国医师法》		2021.08.20
行政法规	《中华人民共和国药品管理法实施条例》(2019 年修订)	国务院	2019.03.02
	《医疗机构管理条例》(2022 年修订)		2022.03.29
部门规章	《药物临床试验机构管理规定》	国家药监局、国家卫生健康委	2019.11.29
	《药品注册管理办法》	国家市场监督管理总局	2020.01.22
	《关于做好药物临床试验机构备案工作的通知》	国家药监局	2019.11.29
	《关于开展药物临床试验数据自查核查工作的公告》	原国家食品药品监督管理总局	2015.07.22
	《药物临床试验质量管理规范》(2020 年修订)	国家药监局、国家卫生健康委	2020.04.23
	《干细胞临床研究管理办法(试行)》	原国家卫生计生委、原国家食品药品监督管理总局	2015.07.20
	《涉及人的生物医学研究伦理审查办法》	原国家卫生计生委	2016.10.12
	《药物临床试验机构监督检查办法(试行)》	国家药监局	2023.11.03
	《药物临床试验机构监督检查要点和判定原则》	国家药监局核查中心	2023.11.03
	《体细胞临床研究工作指引》	国家卫生健康委	2023.08.18
政党及组织文件	《关于深化审评审批制度改革鼓励药品医疗器械创新的意见》	中共中央办公厅、国务院办公厅	2017.10.08

二、监管机关及责任主体

(一)监管机关

药物临床试验的监管机构分为两个方面：首先，临床试验机构作为持有《医疗机构执业许可证》的医疗机构，受到卫生行政部门的监管；其次，由于临床试验机构是开展经国家药监局批准的药物临床试验的机构，因此同时受到药品监督管理部门、卫生健康主管部门的监管。总体而言，药物临床试验的审评审批、临床试验现场核查等大部分监督工作由药品监管部门负责；而药物临床试验机构的资格认定工作由药品监管部门和卫生行政部门共同负责。

另外，国家药监局和省级药监局在临床试验监管方面的职责也有细分(图 4-1)。

(二)责任主体

在开展药物临床试验的场景下，对于外部而言，临床试验申办者是临床试验安全性和质量管理的最终责任人；对于内部而言，研究者和临床试验机构是药物临床试验质量的直接责任人，对试验全过程进行质量把控。此外，根据临床试验项目负责人承诺制度，项目负责人对包括但不限于遵守临床试验相关法律法规，遵循试验方案，确保临床试验数据真实、可靠，确保研究参与者权益和安全得到有效保障等进行承诺。

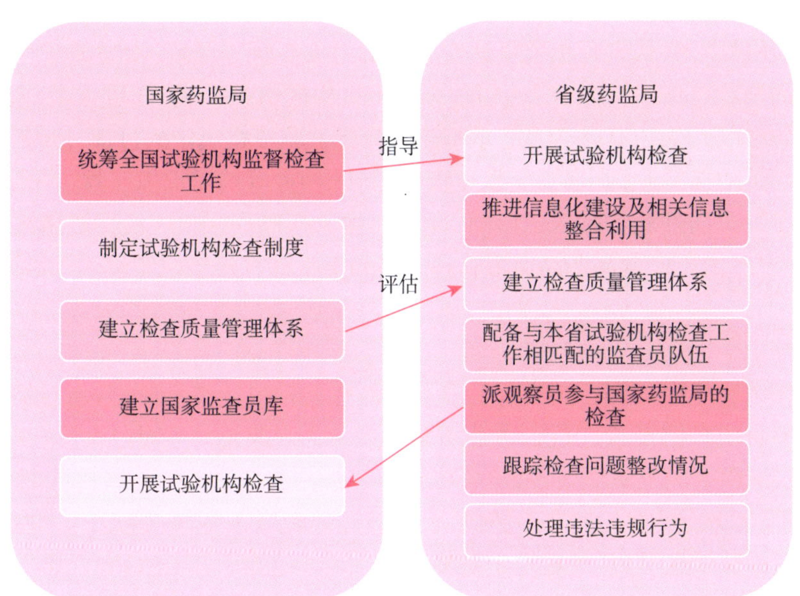

图 4-1　国家药监局和省级药监局在临床试验机构监管中的职责划分

在开展医疗机构研究者发起的、非药品注册为目的的体细胞或干细胞临床研究的场景下，对于外部而言，开展体细胞或干细胞临床研究的医疗机构是责任主体，对体细胞或干细胞临床研究负全面责任；对于内部而言，应明确体细胞或干细胞临床研究的管理责任人和管理部门。

值得注意的是，在侵权责任中的责任主体项下，用人单位的工作人员或提供劳务的人员因执行工作任务造成他人损害的，由用人单位或接受劳务的一方承担侵权责任。因此，临床试验机构的研究人员在开展临床试验过程中对研究参与者造成损害的，对于外部而言，由临床试验机构承担相应侵权责任；研究人员未遵守 GCP 规定的，也可能导致临床试验机构受到“责令限期改正，给予警告；逾期不改正的，处 10 万～50 万元罚款；情节严重的，处 50 万～200 万元的罚款，五年内不得开展药物临床试验”的行政处罚。但对于内部而言，临床试验机构可根据自身制定的相关管理制度或内部文件向存在故意或重大过失及存在违规行为的研究人员进行相应追责。

第二节　临床试验监管内容

我国药物临床试验的监管内容主要为以下几个方面，见表 4-2。

表 4-2　检查类型

检查类型	检查重点	检查时间
资格认定检查	核实试验机构备案条件	备案或变更后 60 个工作日内
日常监督检查	试验机构遵守有关法律法规、执行 GCP 情况、既往检查发现问题的整改情况	按照年度检查计划，基于风险兼顾随机
有因检查	对试验机构可能存在质量安全风险的具体问题或者投诉举报等涉嫌违法违规重要问题线索的针对性检查	不提前通知，直接进入检查现场
其他检查		国家药监局组织的，省药监局组织的专项检查等

一、资格认定检查

药物临床试验机构资格认定是指资格认定管理部门依照法定要求，对申请承担药物临床试验的医疗机构所具备的药物临床试验条件，药物临床试验机构的组织管理、研究人员、设备设施、管理制度，SOP 等进行系统评价，做出其是否具有承担药物临床试验资格决定的过程。对不具有药物临床试验机构资格的医疗机构或专业，在遇到突发性疾病，特殊病种等确需承担药物临床试验的，或疾病预防控制机构需要参加预防性药物临床试验的，均须向国家药监局提出一次性资格认定的申请。这是一种资格准入性检查，由国家食品药品监督管理总局和卫生部直接组织实施。

（一）具有开展临床试验的资质条件

作为药物临床试验机构，首先，应确保自身具有医疗机构执业许可证，且有与临床试验开展相关专业一致的诊疗科目或科室设置；其次，根据开展项目和/或产品的不同对应具有不同的资质，一般药物临床试验为二级甲等以上资质（或经过资格认定），疫苗临床试验为三级，体细胞/干细胞临床研究应具有三级甲等；再次，具有相适应的场地、设备设施等配套条件等；最后，机构本身应已在“药物临床试验机构备案管理信息平台”完成登记备案。

（二）配备有资质的研究人员

1. 临床试验机构应确保研究人员具有临床试验所需的学历和专业背景，具有相关专业知识、能力、法规等培训经历，掌握药物临床试验技术与相关法规，并且严格遵守 GCP 规定。

2. 主要研究者（principal investigator，PI）具有高级职称，参加过 3 个及以上药物临床试验，承担不良事件报告和研究参与者保护等相关职责。

3. 使用外聘 CRC 的，应进行准入审核，并且在临床试验开展前及开展过程中定期进行 GCP 等法规、临床试验机构质量管理制度、SOP 及试验方案的培训，经过考核后方能参与相应的临床试验，以减少因 CRC 违规行为导致临床试验机构承担相应责任。

（三）开展临床试验的全流程应遵守 GCP

临床试验机构应确保临床试验各环节都应遵守 GCP，包括但不限于试验数据和记录的真实性、完整性、可追溯性，财务管控和收费合规，试验用药管理合规，不良事件处置规范，伦理委员会的审查批准及备案管理合法，保护研究参与者的知情同意权与自主选择权等法律权益，最大程度确保临床试验的全流程遵照相关法律法规和 GCP 合规开展。

（四）建立满足开展药物临床试验需要的质量管理体系

临床试验机构应不断完善和修订自身的质量管理制度和 SOP，目的不是应对监督检查，而是把质量管理体系建设与临床试验工作需要紧密结合起来，且根据现行法律法规，将体系文件与自身实际项目情况相结合，提高实践可操作性，建立有效的质量管理体系。同时，药物临床试验机构组织管理部门应有效发挥对临床试验各专业科室的指导、协调、督导的作用。

（五）持续跟进临床试验机构监管相关法律法规及监管动态

临床试验机构应持续跟进临床试验机构监管相关法律文件的出台、修订、更新及落地实施的情况，及时将最新法律文件内容通过合规培训或日常考核的方式传达给相关研究人员，同时关注国内外行业监管动态，把握国内外监管机关的检查重点，并与国家和地方药监局、卫生健康委等监管机关保持沟通交流。

二、日常监督检查

日常监督检查是指药品监督管理部门为履行监督检查职责，有计划地对辖区内已获得资格认定的医疗机构进行的日常监督，检查其运行过程中执行 GCP 情况。检查工作主要由省、自治区、直辖市药监局和卫生厅（局）完成。

（一）监督检查的主要内容

根据《药物临床试验机构监督检查办法（试行）》及其配套文件，各级药监局监督检查的重点集中在临床试验机构的资质和条件、备案管理、研究人员资质、试验用药管理、临床试验记录和数据管理、资料管理、质量管理和体系建设、伦理委员会的成立和运行等方面，并且根据临床试验机构的实际情况进一步细化，具体检查方式和结果处理详见《药物临床试验机构监督检查要点及判定原则》及其附表。

（二）被检查机构的权利义务

被检查机构的权利义务见表 4-3。

表 4-3　被检查机构的权利义务

阶段	被检查机构义务	被检查机构权利
开始现场检查	配合检查组工作，选择熟悉业务的相关人员协助检查工作，及时提供资料，并保证所提供资料、数据及相关情况真实、准确、完整	提前 3～5 日获得检查通知
现场检查结束后	及时控制质量安全风险 对发现的缺陷进行整改，在 20 个工作日内将整改报告提交至检查机构	对现场检查通报情况有异议的，可陈述申辩
检查结果评定时		对综合评定结果有异议的可解释说明

（三）监督检查后的结果处理

结合《中华人民共和国药品管理法》《中华人民共和国医师法》中规定的参与临床试验的各主体的职责及相应的违规处罚措施，针对监督检查后的不同违法违规情形，临床试验机构和主要研究者需承担的法律责任分别如下：

1. 临床试验机构的相关法律责任　对研究过程中原始记录和数据进行核实、实地确认，未发现问题或发现的问题不构成以下不通过情形的，核查认定为“通过”。其中发现的问题对数据质量和可靠性可能有影响的，需审评重点关注。对研究过程中原始记录和数据进行核实、实地确认，经核查确认发现以下情形之一的，核查认定为“不通过”：

（1）编造或者无合理解释地修改研究参与者信息以及试验数据、试验记录、试验药物信息。

（2）以参比制剂替代试验制剂、以试验制剂替代参比制剂或者以市场购买药品替代自行研制的试验用药品，以及以其他方式使用虚假试验用药品。

（3）隐瞒试验数据，无合理解释地弃用试验数据，以其他方式违反试验方案选择性使用试验数据。

（4）瞒报可疑且非预期严重不良反应。

（5）瞒报试验方案禁用的合并药物。

(6)故意损毁、隐匿临床试验数据或者数据存储介质。

(7)关键研究活动、数据无法溯源。

(8)申报资料与原始记录不一致且影响结果评价。

(9)其他严重数据可靠性问题。

(10)拒绝、不配合核查,导致无法继续进行现场核查。

(11)法律法规规定的其他不应当通过的情形。

临床试验机构在接受检查后须按照检查结论对应的后果进行整改或正常开展临床试验,若不按要求进行整改或隐瞒真实情况谎报者将依法查处或取消执照资格,见表 4-4。

表 4-4　检查缺陷项的结果与后果一览表

一般缺陷项比例 严重缺陷项	检查结论	结果	后果
均无	符合要求	继续开展临床试验	正常开展临床试验
≤ 20%; 无严重缺陷项	基本符合要求	立即组织整改,并于10个工作日内将整改情况报告	可继续承接药物临床试验
> 20%; 或存在严重缺陷项	不符合要求	现场检查符合要求后,方可开展新的药物临床试验	涉及机构或伦理委员会不符合要求的,整改期间该机构不可继续承接药物临床试验 涉及专业(包括Ⅰ期临床试验研究室)不符合要求的,整改期间相关专业不得开展新的药物临床试验
若隐瞒真实情况、提供虚假信息或者采取其他欺骗手段取得备案的,以及整改期间开展新的药物临床试验的		取消该机构或专业备案,涉及违法行为的,依法查处	

注:在检查中发现不符合要求的项目统称为“缺陷项目”。其中,关键项目不符合要求者称为“严重缺陷”,一般项目不符合要求者称为“一般缺陷”。

2. 主要研究者的相关法律责任　主要研究者未按照规定履行告知义务或取得研究参与者知情同意的,没收违法行为发生期间从临床试验机构所获得的收入,并处所获得的收入 10%～50% 的罚款,十年甚至终身禁止从事临床试验等活动;并由县级以上卫生健康部门责令改正,给予警告,情节严重的,责令停止六个月以上一年以下执业活动直至吊销医师执业证书。

三、有因检查

有因检查是药品监督管理部门针对药品审评过程中发现的问题、药品注册相关的举报问题,以及药品监督管理部门认为需进行核查的其他情形而进行的检查。国家药品监督管理局负责组织对药品审评过程中发现的问题和涉及药品注册重大案件的有因核查;省、自治区、直辖市药品监督管理部门负责本行政区域有因核查。

四、其他检查

其他检查是指除上述类型检查之外的检查,如专项检查、监督抽查等,在本文中将不作详细描述。

第三节　药品注册现场核查

药品注册现场核查是药品监督管理部门根据《药品注册现场核查管理规定》，对所受理的药品注册申请进行的实地验证过程。此过程旨在确认药物临床试验项目的真实性，对原始记录进行审查，以确保申报资料的准确性、真实性和完整性，从而达到溯源性检查的目的，是药品注册过程中非常重要的一环，它对于确保药品的安全性、有效性和质量可靠性具有至关重要的作用。通过现场核查，可以深入了解药品的生产、研发、临床试验等各个环节，对申报资料的真实性、准确性和完整性进行全面审查，确保药品注册申请符合相关法规和规定。药品检查部门通常为各省、自治区、直辖市药品监督管理部门，负责本行政区域内的药品注册现场核查，国家食品药品监督管理总局负责全国药品注册现场核查的组织协调和监督管理。

现场核查的内容包括三大方面——研发现场核查：对药品研发过程进行实地检查，包括药物筛选、药效学研究、安全性评价等方面，确保药品的研发过程科学、规范。生产现场核查：对药品生产过程进行实地检查，包括原料采购、生产工艺、质量控制等方面，确保药品的生产过程符合相关法规和标准。临床试验现场核查：对临床试验项目进行实地确证，检查临床试验的设计、实施和记录情况，确保临床试验数据的真实性和可靠性。

一、临床试验机构检查要点

临床试验现场核查的主要检查内容包括三点：

1. 临床试验机构检查要点　药物的临床试验必须在满足特定条件且按照规定进行备案的药物临床试验机构（简称“临床试验机构”）开展进行。在启动临床试验之前，必须获得我国药品监督管理部门的许可以及临床试验机构伦理委员会的批准。针对疫苗临床试验，应由国家药品监督管理局和国家卫生健康委员会规定条件的三级医疗机构或省级以上疾病预防控制机构执行或组织实施。

2. 临床试验项目检查要点　临床试验项目检查要点包括临床试验方案、临床试验数据、临床试验记录、临床试验药物、临床试验人员、临床试验机构、临床试验伦理委员会等方面。

3. 临床试验数据可靠性检查要点　临床试验数据可靠性检查要点包括原始数据、数据管理、数据记录、数据审核、数据存储、数据备份、数据恢复、数据传输、数据安全等方面。

临床试验现场核查的检查要点包括以下八个方面的内容：

1. 临床试验中心的机构设置和职责　检查临床试验中心的机构设置和职责是否明确，包括临床试验中心的负责人、临床试验项目负责人、监查员等。

2. 临床试验方案和伦理审查　检查临床试验方案是否符合法规要求，包括试验目的、方法、样本量、对照组设置等。同时检查伦理审查过程是否合规，包括伦理委员会的组成、审查流程和结果等。

3. 临床试验人员资质和培训　检查临床试验人员是否具备相应的资质和培训经历，包括临床医生、药师、护士等。同时检查临床试验人员的培训计划和记录是否完整。

4. 临床试验药品管理　检查临床试验药品的管理是否规范，包括药品的采购、储存、发放和使用等。同时检查药品的质量控制和安全性监测情况。

5. 临床试验数据管理和监查　检查临床试验数据的管理和监查是否规范，包括数据的收集、整理、分析和报告等。同时检查监查员的职责和工作记录是否完整。

6. 临床试验中心的文档管理　检查临床试验中心的文档管理是否规范，包括临床试验方案、伦理审查文件、研究参与者知情同意书等。同时检查文档的保存和保密情况。

7. 临床试验中心的设施和设备　检查临床试验中心的设施和设备是否符合法规要求，包括实验室设备、急救设备、消毒设备等。同时检查设施和设备的维护和使用情况。

8. 临床试验中心的研究参与者权益保护 检查临床试验中心的研究参与者权益保护是否到位，包括研究参与者的知情同意、隐私保护、安全保障等。同时检查研究参与者权益保护的措施和制度是否完善。通过对这些要点的全面检查，可以确保临床试验的合规性和数据的可靠性，为药品注册提供有力支持。完成现场核查后，需要对临床试验中心的工作进行总结，包括对核查发现的问题及改进建议进行整理和反馈，同时，需对临床试验中心的改进状况实施持续跟踪与评估。针对核查过程中所暴露的问题和不足，临床试验中心应积极采取措施予以优化，包括但不限于完善管理制度，强化人员培训，优化工作流程等。同时，也需要不断学习和借鉴其他临床试验中心的先进经验和做法，不断提升自身的水平和能力。在药品注册过程中，临床试验中心需要与药品注册申请人、监管机构等各方保持密切沟通和协作，及时反馈问题和进展情况。同时，也需要积极参与相关学术交流和研讨活动，共同推动临床试验工作的规范化和标准化。临床试验中心需要严格遵守相关法律法规和伦理规范，确保临床试验的合规性和安全性。同时，也需要加强对相关法律法规的学习和理解，不断提高自身的法律意识和素养。

总之，药品注册现场核查临床试验中心是药品注册过程中的重要环节，需要各方共同努力和协作，确保临床试验的规范化和标准化。同时，也需要不断总结经验、持续改进和提高水平，为药品注册提供更加可靠和有效的支持。

二、伦理审查

伦理委员会参与临床试验项目伦理审查的到会人员数量和背景符合法规要求进行审查，对书面记录、会议时间、伦理委员表决票及审查结论、伦理审查批件进行审查。关注研究参与者的损害是否得到及时的医学处理，监督申办者、研究者是否及时兑现给予研究参与者的补偿或赔偿，是否将这些要点表现在知情同意文件中。

三、临床试验实施过程

（一）关键环节

临床试验实施过程是一个复杂且严谨的环节，涉及多个方面，如研究参与者招募、随机分组、药物发放、数据收集、安全性评估等。为确保临床试验的过程遵循相关法规，各研究团队需充分了解并掌握临床试验实施过程中的各个关键点。在临床试验实施过程中，以下几个方面尤为重要：

1. 研究参与者招募与筛选 研究参与者的招募与筛选是临床试验的基础，为确保研究结果的有效性和可靠性，需要明确纳入和排除标准。研究团队应充分了解试验药物的作用机制和适应证，针对性地寻找符合试验要求的研究参与者。

2. 随机分组与药物发放 为了减少试验偏倚，临床试验应采用随机分组方法。研究团队需要确保随机分组过程的公正性和透明度，同时严格按照试验方案进行药物发放，确保每位研究参与者都能按照要求使用药物。

3. 数据收集与管理 临床试验数据是评估药物疗效和安全性的关键依据。研究团队需建立完善的数据收集和管理体系，确保数据的准确、完整、及时和可靠。此外，通过运用现代信息技术手段，如 EDC，可以进一步提高数据管理的效率和质量。

4. 疗效评价与安全性评估 临床试验期间，研究团队需密切关注研究参与者的病情变化，以评估药物的疗效和安全性。通过设定研究终点指标、定期进行安全性评估，以及及时处理不良事件，以保障研究参与者的权益和安全。

5. 质量控制与合规性 临床试验需遵循相关法规和伦理规范，研究团队应建立完善的质量控制体系，确保试验过程的合规性。此外，通过定期进行项目质控交流会，可以及时发现问题、分享经验，提高临床试验质量。

6. 研究参与者权益保障　临床试验中，研究参与者的权益至关重要。研究团队需充分尊重和保障研究参与者的知情同意、隐私权等，同时为研究参与者提供优质的服务和关怀。

7. 数据分析和总结报告　临床试验结束后，研究团队需对收集到的数据进行统计分析和总结报告。通过客观、准确地描述药物的疗效和安全性，为药物的上市和临床应用提供科学依据。

在临床试验过程中，对研究参与者的筛选必须遵循试验方案所设定的纳入与排除标准，源数据保存完好，以证实所有研究参与者确实参与了临床试验。盲法试验（如适用）应严格按照试验方案要求实施盲操作，并保持盲态及揭盲程序。在发生意外破盲或严重不良事件等需要紧急揭盲的情况下，研究者须遵循紧急揭盲规程进行操作，并书面阐述原因。

研究者需按照试验方案规定的流程与评估方法实施试验（如访视、给药、采血、安全性检查及疗效评估等），确保关键步骤的准确性，并保存相关记录。如发生偏离试验方案的情况，应予以记录和解释。合并用药或合并治疗与禁用药物的记录需符合方案规定的要求。

（二）安全性信息处理与报告

1. 研究者应完整记录 AE、SAE，与药物相关性判断标准符合试验方案规定和医疗常规。

2. 研究者须确保发生 AE 和 SAE 的研究参与者得到及时合理地观察与治疗。

3. 在试验方案或其他文件未明确规定无需即时报告的 SAE 之外，研究者有义务立即以书面形式向申办者报告所有发生的 SAE，并在后续提供详尽、书面的随访报告。

4. 涉及死亡事件的情况，研究者需向申办者和伦理委员会提供所需资料，如尸检报告或终极医学报告。

5. 在药物临床试验期间，针对可疑且非预期的严重不良反应以及研发阶段的安全性更新报告，申办者应根据《药物临床试验期间安全性数据快速报告的标准和程序》的相关规定，向药品审评部门、伦理委员会等相关部门进行报告。

（三）临床试验数据记录和报告

1. 临床试验源文件管理需符合医疗管理要求，源数据满足临床试验数据质量通用标准（ALCOA+）。

2. 病例报告表及其他报告中的数据准确、完整、清晰、及时。

3. 确保源数据、病例报告表、数据库及申报资料间数据相一致。

4. 研究参与者筛选失败、脱落、中止、退出和剔除等操作需遵循试验方案要求，记录实际情况并保存原始记录，确保证据链完整，与总结报告一致。

5. 在临床试验中，充分利用电子病历。

6. 数据修改时需留痕，确保病历报告表、总结报告（或数据库）的初始数据不被掩盖，保留修改轨迹，注明修改理由，并由修改者签名且注明日期。此举有助于确保临床试验数据的完整性和可追溯性。

7. 确保临床试验中的 AE 和 SAE 相关数据记录和报告情况应与源数据一致，无漏记、误判和误记，填写和修改符合申办者提供的指南。

（四）临床试验数据溯源

临床试验的数据溯源性表现为多个方面，例如病例报告表中的入组信息、知情同意书、病史或并存疾病、访视记录、药物给予记录以及病情描述等，均与试验源数据和 / 或医院信息系统（hospital information system，HIS）保持一致。在总结报告中记载的联合用药及联合治疗等信息，均可通过 HIS 系统、医疗档案或研究参与者日记卡进行溯源。

四、试验用药品管理

试验用药品指用于临床试验中的试验药品、对照药品或安慰剂。临床试验是新药研究开发的重要环节，临床试验用药品的管理直接影响到研究参与者的安全和疗效，对最终保证药品临床试验质量具有重要意义。试验用药品管理是药品临床试验的核心，直接关系研究参与者的安全及试验结果的准确、可靠。临床试验机构需建立药品接收、贮存、分发、使用、回收、退还及未使用药品处置等标准规范操作流程，确保药物临床试验药品管理全过程符合 GCP 要求，提升试验质量和研究参与者安全。试验用药品的管理环节包括来源证明、检验报告、药品生产质量管理规范（Good Manufacturing Practice of Medical Products，GMP）生产证明文件、药师或指定人员管理、各环节记录、运输与储存条件、使用数量与剩余数量等，以及异常情况评估、处理、记录等。

五、生物样品管理

生物样品的采集、处理、储存及转运等各个环节均需遵循临床试验方案的规定，确保其管理流程的合规性，并妥善保存相关记录。对于异常情况，应及时进行评估、处理并记录，以确保试验数据的有效性和可靠性。生物样品容器的标识易于识别和具有唯一性，且不泄露研究参与者隐私及制剂种类。

六、中心实验室及独立评估机构

1. 医学判断的检验项目与疗效及安全性指标的检验项目，须通过国家级室间质评或其他验证方法，以确保检测结果的可靠性。

2. 中心实验室设立临床检验报告发放制度（包括危急值报告制度），按照相关规定向研究者提供准确、及时且完整的检验报告，同时保护研究参与者隐私。

3. 实验室质量管理体系健全，涵盖了待测样本的接收、处理、检测、储存、归还（如适用）、销毁等环节，确保全程记录完整。

4. 待测样本根据方案和 SOP 要求及时检测，复测结果符合试验方案和实验室相关 SOP。

5. 检验方法经过验证或确认，满足方案要求，并保存方法学验证或确认的原始实验记录。

6. 仪器设备的使用、维护、校准等环节记录完备，包括仪器验证记录、仪器设备使用记录、检查维护记录等。

7. 独立评估临床试验数据的机构（如独立影像学评估中心、终点事件裁定委员会、终点病例判定委员会、数据安全监查委员会等），其评估流程、数据记录及修改遵循相关指南、章程和 SOP。

8. 进行独立评估的人员具备相应资质，并符合评估机构的相关指南或章程要求。

9. 独立评估结果可追溯至每位评估人员独立出具的评估报告。

七、临床试验数据采集与管理

1. 纸质记录（如记录本、记录纸）应实施受控管理，表格版本则需进行控制。在记录更改时，务必保持原有信息清晰可辨，同时注明修改人姓名、修改日期及理由。

2. 电子数据采集系统经系统验证并保存验证记录。计算机系统设有用户管理、角色管理及权限管理，确保不同人员或角色具备唯一登录权限。系统具备稽查轨迹功能，可显示修改数据及修改原因的记录。

3. 若数据处理过程中发生数据转换，需确保转换后的数据与原数据一致，并保证数据转换过程的可见性。

4. 对于外部数据，要确保数据可溯源。

5. 数据库锁定条件和流程需遵循相关SOP，同时对数据库锁定过程及时间进行明确文档记录。

6. 在盲法临床试验中，数据库锁定后才可进行揭盲。

八、委托研究

临床试验开展的整个生命周期中所涉及由其他相关部门或单位承担的研究及检测任务，需签订相应的委托协议/合同，明确各方在委托关系中的职责和义务。委托协议/合同所载的单位、时间、项目与申报资料一致。被委托机构出具的报告书或图谱等研究成果，均为加盖公章的原件。为确保评审质量，将对被委托机构进行现场核查，以确认其研究条件和研究情况。

（高添桃、何　霞）

第五章 临床试验机构质量管理

第一节 临床试验质量及其重要性

临床试验是在人体验证药物/医疗器械的有效性及安全性，主要目的是在保护研究参与者安全及权益的前提下获得真实可靠的临床试验数据与资料，为药品通过审评、审批并上市提供主要依据，临床试验在药品上市的过程中发挥安全滤网作用，也是药品上市前的最后一道防线。质量是临床试验的核心与灵魂，提升临床试验质量对保证上市药品/医疗器械的质量及公众用药安全具有重要意义。2015年7月22日，原国家食品药品监督管理总局发布国家食品药品监督管理总局《关于开展药物临床试验数据自查核查工作的公告》（2015年第117号），截至2017年6月底，决定对2033个已申报生产或进口的待审药品注册申请开展数据核查，公告发布后，申请人主动撤回注册申请的项目共计1316个，占64.7%；申请减免临床试验等不需要核查的注册申请的项目共计258个，占12.7%；总局完成313个现场核查，发现38个临床试验涉嫌数据造假并对相关临床试验机构及合同研究组织予以立案调查。临床试验数据核查工作提示我国药物临床试验质量亟待提升，加强临床试验过程的质量控制迫在眉睫。

第二节 临床试验质量管理

一、质量管理基本原则

质量管理（quality management，QM）是指确定质量使其实现所有管理职能的全部活动，良好的质量有赖于健全的质量管理。为保证临床试验质量，应建立以数据为中心的质量管理体系，以"预防为主"为原则，分析可能影响药物临床试验质量的相关因素并制定相对应的质量管理措施，将质量管理重点前移至临床试验前的方案设计、试验实施过程的重点环节管控、关键风险因素的监管，达到实现临床试验全过程的动态质量管理，而非仅针对试验结果进行评价，包括试验过程中的14个关键环节：试验方案的制定，支持系统和工具的制定，行政管理当局审查的批准，伦理委员会的审查和批准方案，试验场所的选择和研究者的选择，SOP的制定，试验信息记录文件的制定和批准，研究参与者的招募，临床试验数据的记录与采集，临床试验质量的管理与保证，临床试验的监查，临床试验用药品的管理，临床试验的安全性管理和报告，临床试验的数据管理与总结报告。药物临床试验质量管理应按以下的基本原则推行：

1. 临床试验需在保护研究参与者权益及安全的前提下开展。
2. 临床试验质量的根本来源于试验操作的合规性、试验数据的真实有效性。
3. 严格遵守《药品注册管理办法》《中华人民共和国药品管理法》《药物临床试验质量管理规范》、ICH-GCP等法规文件。
4. 临床试验操作人员熟知临床试验方案、药物手册、试验流程、管理制度、SOP等文件并严格执行。
5. 临床试验的质量源于试验操作而非检查，质量管理应从源头抓起。
6. 临床试验质量管理体系应因地制宜，符合试验本身特点，且具有实用性与可操作性。
7. 临床试验质量贯穿试验全流程，涉及多方参与，各方均应履行相应职责，做好质量管理。

临床试验的质量管理为动态的全流程管理过程，临床试验的参与方，如申办者、合同研究组织、伦理委员会、药物临床试验机构、临床研究协调组织、研究者等均应建立符合国家法律法规及自身特点的质量管理体系，以有效帮助各方在不同的环境中实行管理并提高质量、提升效率，按照计划（plan，P）、实施（do，D）、检查（check，C）、处理（action，A）四个环节的不断循环实施，实现质量的持续改进，可用于所有过程管理及整个质量管理体系。

二、质量管理中管理文件的制定与实施

药物临床试验管理文件是用以规范临床试验从业人员行为的规则与条文，适用于药物临床试验的整个过程，涵盖各项操作，包括人员职责、管理制度、SOP 等。通过制定相关管理文件，以保证药物临床试验按照法律法规及相关要求实施，有效减少系统或人为因素造成的偏差或失误，最大限度地保障临床试验的合规性、临床试验数据的真实有效性。

管理文件的制定应当基于相关法律法规及药物临床试验质量管理规范（GCP）、技术要求等，应结合机构实际操作情况、从需要出发，围绕临床试验工作进行制定，确保制定的文件具有可操作性与适用性；书写管理文件时应要义明确、简洁明了，避免产生歧义的描述与表达，以便于操作者阅读与理解，从而遵守执行。

管理文件的起草由实际操作者执行，起草过程中可组织多方人员参与讨论，征求意见，组织讨论、参与讨论的人员视文件类型、内容而定。原则上，临床试验项目组层面的管理文件由研究者审核批准生效，专业 / 科室层面的管理文件由科室负责人审核批准生效，机构层面的管理文件由机构负责人审核批准生效，审核要点包括：①与国家现行法律法规、管理规范 / 国际共识等文件的一致性；②与当地政府 / 医院 / 部门等其他管理文件的融洽性与协调性；③管理文件内容的实用性与可操作性；④管理文件的语言描述简洁、清晰、易于理解性；⑤管理文件的格式统一性规范性。

管理文件的制定是制定、执行、完善的动态循环过程，撰写者按照法律法规、试验特点等制定管理文件，操作者按制定的管理文件执行，若执行过程中发现其与现行法律法规、GCP、实际操作过程等存在不同，则进行反馈与修改，从而促进管理文件的完善，形成“制定—执行—完善—执行”的循环过程，若相关管理文件无需继续执行，如更新后的文件已执行，旧版管理文件则应及时废止。废止文件需进行受控管理，加盖“废止”签章并注明废止时间、废止人后统一存档或销毁，若进行销毁，则应做好销毁记录，包括销毁文件名称、版本号、销毁时间、销毁人等内容。

管理文件批准生效后应及时分发至相关部门及科室，并对相关操作人员进行及时培训，参与培训的人员应尽量包含所有涉及相关操作的人员，培训者一般为管理文件的撰写者，也可以是审核者、批准者；培训方式多样，包括但不限于授课、会议、考试等。

三、质量管理中的参与者

（一）申办者

申办者（sponsor）是临床试验的发起者、管理者与受益者，对其注册申报的临床试验数据承担全部法律责任。申办者应遵照《中华人民共和国药品管理法》《药品注册管理办法》《药物临床试验质量管理规范》《器械临床试验质量管理规范》等，建立涵盖临床试验全过程的质量管理体系，包括临床试验项目管理、方案设计、试验文件及记录要求、试验物资提供、组织监查与稽查、方案违背的管理、安全性事件的监管与报告、总结报告的起草与注册资料递交等。

（二）研究者

研究者（investigator）是临床试验具体实施者，是临床试验实施现场的第一负责人，对临床试验实

施现场质量及参与试验的研究参与者的权益和安全直接负责。研究者应参与试验全过程并对其进行质量管理。

1. 试验开展前，研究者应积极参与申办者组织的方案讨论会，对方案的科学性、可实施性、创新性等提出意见和建议，对方案是否存在损害研究参与者权益与安全的情况进行审核。

2. 研究者根据方案及试验特点统筹协调与试验相匹配的研究人员。

3. 研究者参与审核临床试验合同中涉及临床相关的内容，如计划入组例数、知识产权、相关费用、研究持续时间等。

4. 试验实施过程中，研究者应按照国家法律法规、国际共识、医疗常规、临床试验方案、制度、SOP 等文件严格、规范地实施临床试验，并及时、规范地记录临床试验数据，若试验过程中研究参与者发生不良事件 / 严重不良事件，研究者应进行及时处理并记录、报告，同时也应注意签收阅读安全性信息，如可疑且非预期严重不良反应（suspected unexpected serious adverse reaction，SUSAR）、药物发展安全更新报告（development safety update report，DSUR）等。

5. 试验结束后，研究者应协助撰写总结报告，并完成资料归档、关中心等流程。在整个临床试验的质量管理过程中，研究者应配合由申办者机构、伦理委员会、国家 / 省药品监督管理局等组织的质量检查，及时纠正发现问题并进行相关培训，避免相同问题再次发生。

（三）临床试验机构

临床试验机构为临床试验实施现场的法人单位，应设立相应管理部门并配备工作人员负责临床试验全流程管理，涵盖临床试验项目立项、合同审查、质量控制、CRC、试验用药品管理、经费管理、档案管理、结题关中心等，同时配备与全流程相匹配的空间与设施设备，如中心药房、资料室、质控室、办公室等，确保临床试验项目的管理与运行。临床试验机构应制定相应临床试验质量管理体系及管理制度 /SOP，并根据最新法规及实际情况进行评估与及时改进。

（四）伦理委员会

伦理委员会应根据国家法律法规及《涉及人的生物医学研究伦理审查办法》等相关要求进行组建与运行，对临床试验全过程进行监督管理，切实保护研究参与者的权益与安全。

试验开展前，伦理委员会应站在研究参与者权益和安全保障的角度严格审议临床试验资料。

临床试验实施过程中，伦理委员会应对试验实施情况进行定期跟踪审查，审查内容包括但不限于试验入组情况、SAE 发生情况、方案发生情况、临床试验文件如方案、知情同意书等情况；若试验中存在研究参与者权益与安全受损的情况，伦理委员会进行积极处理，必要时可暂停临床试验。

临床试验结束后，伦理委员会应对其进行结题审查，以进一步确保临床试验质量及规范性。

四、质量管理中方案偏离的管理

方案偏离（protocol deviation，PD）是指在临床试验中发生的任何有意或无意偏离及不遵循经伦理委员会批准的试验方案规定及 GCP 原则的行为，PD 是每一项临床试验都或多或少存在的问题，且贯穿整个临床试验始终。根据是否影响临床试验数据、是否影响研究参与者安全及权益、是否影响研究参与者继续参加临床试验的意愿、是否严重违背 GCP 原则可将 PD 分为重度与轻度，减少甚至避免重度 PD 的发生是保护研究参与者权益及安全，保障临床试验数据真实可靠的关键环节。申办者、临床试验机构、研究者、研究参与者以不同的身份参与构成一个完整的临床试验，其受到的外界与自身等不同因素的影响，导致发生的 PD 种类和原因各不相同，因此针对 PD 的管理也需从不同的角度进行。

1. 申办者对 PD 的管理　①试验开展前，在制定临床试验方案时应听取多方意见并与国家药监局药品审评中心、各研究中心研究者、伦理委员会及临床试验机构进行充分讨论，从而制定出具备科学性与可行性的方案，避免因方案设计不合理导致系统性 PD 的发生；②方案制定后，申办者应加强对研究者、CRC 的培训，包括纳入排除标准、药物 / 医疗器械使用与管理、生物样本的采集与管理、AE 与合并用药的记录等，同时，申办者也应在试验开展前设置一套发现、确认、报告、处理与预防的 PD 管理流程及文件，确保能在试验开展过程中及时识别、处理与纠正预防发生的 PD，避免问题扩大化；③试验实施过程中，申办者应及时审阅分析研究者报告的 PD，并派出监查员对临床试验进行质量检查，针对发生的问题进行处理并对相关人员进行专项培训，避免相同问题再次发生；④试验结束后，在临床总结报告中列表详细说明各 PD 的发生频率及其对试验结果的影响。

2. 研究者对 PD 的管理 ①试验开展前，研究者应积极参与讨论临床试验方案在本机构的可执行性，并充分了解国家法律、法规、GCP 原则、方案等规定，避免出现因不熟悉相关文件导致的 PD，如违背纳入和排除标准、剂量调整、禁用药使用等；②试验实施过程中，研究者应加强对研究参与者的依从性教育，使其按照方案规定参与试验用药与随访，减少脱落与 PD 发生。一旦发生 PD，研究者应及时向机构、伦理委员会及申办者报告 PD，分析产生的原因并采取相应处理措施，对相关人员进行培训。

3. CRC CRC 作为临床研究协调员参与临床试验，在临床试验过程中主要协助研究者完成非医学判定相关的工作，如研究参与者的联系与随访安排、试验文件的管理、药物与样本的协助管理、机构与伦理委员会的联系等。CRC 在临床试验过程中涉及多方面的协调，故良好的临床试验质量有赖于其对试验方案、试验实施各环节的熟悉程度。试验开展前，CRC 应充分了解国家法律法规及方案，尤其是研究参与者访视安排、生物样品管理等，避免出现随访超窗、样品超温等情况发生。

4. 临床试验机构办公室 作为监管与服务部门，在完成临床试验立项至结题关中心等日常工作外，还应制定相应的管理制度、SOP 等文件，对临床试验在各专业科室的实施进行指导与监督管理，并在试验前中后进行质控：①试验开展前，临床试验机构应审查相应专业科室的空间、设施设备及承接试验的研究者资质是否满足要求；②试验开展过程中，临床试验机构应审查研究者是否按照方案执行，并将在质控中相关 PD 及时反馈研究团队并督促整改；③试验结束后，临床试验机构应进行结题质控，对试验进行整体梳理，若有漏报的 PD，应及时反馈给研究团队。

5. 伦理委员会 伦理委员会是独立审查部门，其通过独立地审查、同意、跟踪审查试验方案及相关文件，获得和记录研究参与者知情同意的方式和材料等，确保研究参与者的权益、安全受到保护。伦理委员会应根据现行法律法规等制定相关工作制度和 SOP：①在试验开展前，审查临床试验文件和方案是否存在不合理之处；②试验实施过程中，及时进行审查，对发生的 PD 进行及时审核与干预。此外，伦理委员会可定期开展讲座和论坛，鼓励研究者、研究参与者、申办者等参与学习，以提高各参与方的临床试验相关知识和意识。

五、质量管理中安全性事件的管理

试验药物的安全性评价在临床试验中不可或缺。《药物临床试验质量管理规范》（2020 年）中，强调了申办者在安全性信息收集、评价、递交和分发环节中的责任，也对研究者如何保障研究参与者安全、做好安全信息记录和评价提出了更为明确的要求。申办者和研究者对临床试验中安全性信息的收集与评价，首先应遵照新版 GCP 和《药物临床试验期间安全性数据快速报告的标准和程序》等文件要求，同时也要遵循试验方案，参照研究所在临床机构的 SOP 的要求执行。当不同的申办者对相关要求存在不同看法时，可对方案进行描述并发起伦理审批，通过后严格按照方案执行即可。

申办者作为临床试验的发起者，应收集同一药物在多个临床试验中的安全性信息并进行汇总分析后及时告知研究者，研究者在及时获知、阅读药物相关安全性信息的同时应评估试验药物对研究参与者可能的影响并决定是否调整剂量，必要时可与研究参与者沟通。

（陈 欢）

第六章 临床试验的监查与稽查

第一节 临床试验的监查

一、临床试验监查的概念及监查员

（一）临床试验监查的概念

临床试验监查是指临床试验监查员监督临床试验的进展，并保证临床试验按照已同意的试验方案、SOP 和相关法律法规要求实施、记录和报告的行动。监查作为临床试验的一个重要过程，其目的是保证临床试验研究参与者的权益与安全，临床试验数据的质量与完整。

（二）临床试验监查员的选择和资格

临床试验监查员由申办者指定，监查员应当具备相关专业背景知识，需获取 GCP 证书，并受过相应的培训，掌握 GCP 中监查员工作职责。监查员应当熟悉试验用药品 / 医疗器械、研究方案、知情同意书等书面资料，熟悉临床试验的 SOP、质量管理规范和其他相关法律法规要求。

监查员应当有相应的临床医学、药学、生物医学工程等相关专业背景，并经过必要的培训，熟悉有关法规和规范，熟悉有关试验用医疗器械的非临床和同类产品临床方面的信息、临床试验方案及其相关的文件。

二、临床试验监查方法及选择

（一）现场监查

临床试验现场监查是指在开展临床试验的过程中，由监查员或其他申办者代表在研究中心对试验质量进行实地评估，定期完成监查访视，形成监查报告。现场监查访视包括试验前访视、中心启动访视、常规监查访视、关闭中心访视。

1. 试验前访视及中心启动访视　临床试验调研访视主要确认临床试验机构及其研究者具备完成试验的条件，包括专业资质或证书，人员配备与培训情况，实验室仪器设备，机构运行管理等。试验前访视需确认完成机构立项、伦理批准、合同签署等。中心启动访视需完成中心人员培训及授权，并再次确认启动前梳理的流程，试验用药品 / 医疗器械、实验室、财务、设备及物资等。

2. 常规监查访视　常规监查访视是现场监查中最频繁、内容最多的访视。监查员需按照临床试验方案、SOP 和相关法律法规，核实筛选、入组等进度与计划是否存在偏差，临床试验过程中的实施、记录和报告是否符合要求。主要包括：①核实知情同意书签署的合规性；②核实入选的研究参与者的合格性；③确认数据的记录与报告及时、准确与完整，试验记录和文件实时更新、保存完好；④核实研究产品的管理和记录符合要求；⑤核实试验样品的处理符合既定的规程；⑥核对病例报告表录入的准确性、完整性、可溯源性和一致性。监查员需确认不良事件是否按照相关法律法规、试验方案、伦理委员会、申办者的要求，在规定的期限内做了报告；⑦对偏离试验方案、SOP、相关法律法规要求的情况，应当及时与研究者沟通，并采取适当措施防止再次发生。

3. 关闭中心访视 中心关闭情况：①该中心的全部研究参与者完成所有访视，数据库锁定后；②中心因入组停滞、质量、安全等原因终止临床试验；③研究者、伦理委员会、申办者特殊原因全面终止临床试验；④国家药品监督管理局要求终止试验。

关闭中心访视阶段，监查员需确认：①监查访视中的所有问题得到解决；②确认数据锁库、关闭临床试验电子系统，协助资料归档；③清点研究药物 / 器械及包装，协助将剩余物资寄回 / 销毁；④按照试验情况根据临床试验合同进行财务核算，向研究中心支付尾款等。

目前临床试验监查的常规方法仍为现场监查，现场监查在研究早期，特别是方案复杂、研究者可能不熟悉新程序时，尤其有用。如果在一个中心发现问题，应追踪问题发生的原因，必要时在访视中心和 / 或其他中心增加培训。

（二）中心化监查

中心化监查是指由申办者或其代表使用累积的数据及时地对试验质量进行远程评估。中心化监查利用集中远程监查，减少工作量，节约费用，能够加深多职能部门合作，包括监查员、数据管理员、统计、医学监查和试验中心成员等，摆脱了以往单兵作战，沟通欠缺的局面，具有让项目管理变得更高效，加强了对试验质量的把控等优势。中心化监查作为现场监查的补充，还能帮助调整现场监查的频率和协助识别潜在问题数据，从而提示现场监查的重点。国内外临床试验关于中心化监查的一系列的实践证实，中心化监查可以加快质量审核流程，使临床试验质量核查更加高效。通过中心化监查，申办者可以更早地监测到临床运营质量问题，并进行针对性地快速整改，尤其是涉及样本量较大的多中心临床试验。

研究参与者中心化监查离不开信息技术平台的支持。既然是监查，必然涉及项目监查团队与研究中心的连接，甚至需要医学、稽查等多方面的互联互通，比如 HIS、LIS 系统等。另外，考虑到原始数据的核查及研究参与者隐私信息保护，技术平台还必须能够实现研究参与者隐私信息的智能化脱敏处理。

目前国内对中心化监查的认知、技术研究与应用还处在早期阶段。因此，明确基于风险的监查策略，并制定相应的实施准则十分必要。

三、监查的实施及其过程

申办者应当建立系统的、有优先顺序的、基于风险评估的方法，对临床试验实施监查。监查的范围和性质可具有灵活性，允许采用不同的监查方法以提高监查的效率和有效性。

（一）制定监查计划

申办者制定监查计划。监查计划应当特别强调保护研究参与者的权益，保证数据的真实性，保证应对临床试验中的各类风险。监查计划应当描述监查的策略、对试验各方的监查职责、监查的方法，以及应用不同监查方法的原因。监查计划应当强调对关键数据和流程的监查。监查计划应当遵守相关法律法规。

1. 制定监查计划时考虑的因素 监查的方式、频率及范围取决于诸多因素，主要包括研究目的、研究设计的复杂程度、研究药物 / 器械的安全性、研究收集的数据量大小、研究周期长短、研究中心及其研究者的临床研究经验等，其他因素包括是否采用电子数据采集系统、研究人群等。例如随着研究设计复杂程度的增加及研究周期的增长，监查的频次和程度则随之增加。如收集的数据量增加及采用电子数据采集系统，则更有可能选择中心化监查。

2. 监查计划的组成 监查计划通常包括以下几部分：

（1）描述监查方法：监查计划中应描述监查的方式、频率及范围；采用的监查方式所需要的记录表格或其他工具；定义何种事件或结果为重大问题，及如何对其进行记录与报告。

（2）报告并沟通监查结果：监查员向研究者及申办者报告常规监查结果，并向相关各方及时报告监查中发现的重要问题。

（3）对重大问题进行管理：监查计划需制订 SOP，对监查中发现的问题进行严重程度分级。对监查发现的重大问题，应规定处理和预防的流程。

（4）保证监查的质量：监查员应接受监查相关技能的培训，如数据监查、统计监查等。监查员也需接受研究相关的培训，如充分了解方案内容，熟悉标准操作流程，熟悉各级研究人员及其职责等。

稽查作为一种质量保证手段，能有效评估监查的效力。申办者可视情况，请稽查单位对监查进行适当的稽查。

（5）修订监查计划：监查计划常因研究实施中的各种因素导致不适用，如研究方案的更新，或监查发现重大问题或风险等，申办者应当定义何种情况下需要修订监查计划，且应有相关流程保证新的监查计划能够及时实施。

（二）监查发现问题及解决

监查员在每次监查后，应当及时书面报告申办者。

1. 报告应当包括监查日期、地点、监查员姓名、监查员接触的研究者和其他人员的姓名等。

2. 报告应当包括监查工作的摘要、发现临床试验中问题和事实陈述、与试验方案的偏离和缺陷，以及监查结论。

3. 报告应当说明对发现的问题已采取的或者拟采取的纠正措施，为确保试验遵守试验方案实施的建议。

4. 报告应该提供足够的细节，以便审核是否符合监查计划。申办者应当对监查报告中的问题审核和跟进，并形成文件保存。

第二节　临床试验的稽查

一、临床试验稽查的概念及稽查员

（一）临床试验稽查的概念

临床试验稽查是指临床试验稽查员对临床试验相关活动和文件进行系统的、独立的检查，以评估确定临床试验相关活动的实施、试验数据的记录、分析和报告是否符合试验方案、SOP 和相关法律法规的要求。稽查的目的是保障研究参与者的权益和安全，保证临床试验的质量。

（二）临床试验稽查员的选择和资格

临床试验稽查员由申办者指定，稽查员需独立于临床试验 / 体系，不能是监查员兼任。稽查员应当具备相关专业背景知识，经过相应的培训和具有稽查经验。稽查员应当熟悉临床试验方案及其相关的文件，能够有效履行稽查职责。

二、稽查的类别

（一）按照起因分类

1. 常规稽查　常规稽查是申办者对其开展的项目或对研究中心进行的抽样稽查，如在多中心研究中挑选组长单位和/或研究参与者入组例数最多的中心进行稽查。

2. 有因稽查　有因稽查是基于问题的出现而进行的稽查，如研究期间某一中心出现特殊情况（例如不良事件或方案违背相比其他中心更多），监查员报告研究中心可能出现问题，或研究项目准备接受国家药品监督管理局核查等。

（二）按照稽查对象分类

1. 对研究中心的稽查　如对单中心临床研究单位进行稽查，或对多中心临床研究中的部分中心进行稽查。

2. 对参与研究的供应商的稽查　如对合同研究组织，数据管理，中心实验室等进行稽查。

3. 对申办者内部的稽查　如对申办者既往稽查或核查等发现的问题，或对申办者的管理体系进行稽查等。

三、稽查的阶段

申办者可以在以下阶段，对临床试验进行稽查。

（一）临床试验开展前

在临床试验开展前进行的稽查，通常为对参与研究的各方，如研究中心，合同研究组织，中心实验室等的系统性的稽查。通过稽查这些目标参与方是否有相应能力完成研究，从而确定是否选择他们参与研究。

（二）临床试验开展过程中

在临床试验开展过程中进行的稽查，通常为对研究中心的临床试验实施及质量管理体系和产生的数据及文件的稽查。此类稽查，尤其是在试验早期进行的，能够尽早发现问题并及时干预和解决，及早预防。如能发现系统性问题，如发现质量管理体系存在问题，则能进行系统优化，对临床试验及研究中心的质量改进意义重大。

（三）临床试验完成后

临床试验完成后的稽查，通常为对产生的文件和数据进行的稽查。通过稽查发现试验及中心存在的问题，帮助评估试验的质量。

四、研究中心的稽查

申办者为评估研究中心对临床试验的实施及对法律法规的依从性，可以在常规监查之外对研究中心开展稽查。

（一）研究中心的选择

对于多中心临床试验，通常抽取研究中心进行稽查。确定需要稽查的研究中心，通常需考虑以下因素：①应注意覆盖不同的国家/地区，选取试验风险高的国家/地区；②研究风险较高的中心（如研究中心或研究者同时承担过多项目，或通过监查、核查或其他检查发现有问题的中心）；③对研究质量影响较高的中心，如组长单位、研究参与者入组例数较多的中心；④第一次合作的中心，或监查员经验少，或该项目中人员频繁交接工作的中心，也应成为稽查的选择对象。

（二）稽查的阶段和频次

稽查的阶段和频次，需根据试验的特点，如临床试验的类型和复杂程度、研究参与者的安全风险、研究参与者的例数和试验的周期等进行计划。不同阶段的稽查其作用不同，有条件的情况下，稽查应该贯穿于临床试验的整个过程，试验早期的稽查尤为重要。对高风险、大规模及长周期试验，对研究中心的稽查应覆盖研究的不同阶段。对于第一次合作的中心，最好在试验未完成前进行稽查。对于风险较低的试验，可适当减少稽查频率和周期。另外，稽查的频次也需根据稽查发现情况进行调整。

（三）稽查的内容

对研究中心的稽查通常包含以下几个部分：

1. 文件及数据核查　文件核查为对试验方案、原始病历、人员资质和授权、知情同意书等文件进行审查，以核实其完整性、准确性和合规性。数据核查为核查数据源的可靠性和一致性、数据收集的准确性、记录的完整性和可溯源性、数据采集及数据管理过程是否符合规定等。

2. 实施过程调查　在研究中心进行查访，了解研究中心的人员配备与培训情况、设施设备及其运行情况、知情同意及筛选访视过程和机构运行管理情况等。并可与研究中心人员及研究参与者进行交流访问。

3. 质量管理体系审查　审查研究中心的质量管理体系，包括质量管理相关文件及其执行情况、质量控制程序和质量改进活动等。

（四）临床稽查与纠正措施程序

临床试验中出现任何不依从试验方案 /SOP/GCP/ 相关法律法规时，须立即采取措施进行纠正。若发现重要的依从性问题（对研究参与者安全和权益，或者对临床试验数据可靠性产生重大影响）时，须及时进行根本原因分析，并采取适当的纠正措施和预防措施（corrective action and preventive action，CAPA）。

稽查的 CAPA 通常包括发现、记录并评估问题，分析和确认根本原因，制定并实施 CAPA 计划，跟踪和验证 CAPA，CAPA 关闭。稽查 CAPA 的目的是识别并纠正临床试验中的问题，防止类似问题再次发生，并防止其他潜在问题发生。从而确保临床试验的准确性和可靠性。

1. 稽查发现问题　稽查发现的问题，根据其严重程度，可分为以下几类：

（1）重大问题：①稽查发现临床试验数据完整性、可靠性或真实性影响研究参与者的权益及安全，影响数据分析结果；②稽查发现临床试验过程不合规；③稽查发现产生大量的重大方案偏离，严重影响数据分析。这些问题可能导致试验暂停或终止，需要高度关注并立刻采取行动。

（2）主要问题：稽查发现可能影响研究参与者的权益及安全，或影响数据完整性、可靠性或真实性，或影响数据分析，但不太可能导致试验暂停或终止，如存在少量重大的方案偏离等。这些问题需要关注并及时采取行动，需要跟进以确定结果。

（3）一般问题：稽查发现不太可能影响研究参与者的权益及安全，不太可能影响数据的有效及可靠性。但是存在方案偏离，或是对标准操作流程的不依从，如果及时解决不太可能产生重要影响。

（4）建议：稽查未发现影响研究参与者权益及安全，或影响数据有效及可靠性的问题，但是建议改善或增加流程以提高质量或降低未来发生偏离的风险。

2. 稽查问题的解决　稽查报告发出后，主要研究者、研究中心相关人员、监查员、临床试验协调员负责对稽查发现问题进行调查，分析根本原因（可不针对一般问题进行根本原因分析），视问题的具体情况和研究者的意愿，采取纠正（为消除已发现的问题所采取的措施），制定纠正措施（为消除问题原因而采取并防止再发生所采取的措施）或预防措施（为消除潜在不合格或其他潜在不期望情况的原因所采取的措施）计划，可能包括进行人员培训，完善 SOP，改进流程等。稽查员对纠正和预防措施的实施情况进行跟踪和验证，确保整改措施全部完成且合理有效。即问题得到有效解决，并能防止类似问题再次发生，则 CAPA 完成。如纠正预防措施无效或不明显，则需要重新进行根本原因分析，并重新提出预防纠正措施。

临床稽查 CAPA 是一个持续改进的过程。通过对问题的持续识别和纠正预防措施的实施，不断优化临床试验的设计和实施过程，提高临床试验的质量和效率。

临床试验的监查与稽查，保证临床试验按照试验方案、SOP 和相关法律法规要求实施、记录和报告，保证临床试验研究参与者的权益与安全，是临床试验的重要环节。其准确的实施对于临床试验和研究参与者均至关重要。

（曾洁萍、胡　超）

第七章 临床试验数据监查委员会

临床试验数据监查委员会（Data Monitoring Committee，DMC）是申办者指定的、独立的、具备相关知识和经验的专家组，这个委员会在药物临床试验中扮演着至关重要的角色。其建立的目的是避免研究参与者承担可规避的安全风险，评估继续临床试验的合理性及科学价值。其主要职责是定期审查正在进行的一项或多项临床试验的累积数据，以确保研究参与者的安全，保障试验的可靠性，并验证试验结果的有效性。

第一节 临床试验数据监查委员会的建立

临床试验都应在研究方案中明确阐述设立 DMC 的目的。建立 DMC，应在第一例研究参与者入组之前完成，由申办者确定成员和制定章程。为确保 DMC 的独立性、公正性和代表性，DMC 的设立过程中应特别注意规避利益冲突。

一、临床试验数据监查委员会成员的组成

DMC 的工作横跨多个学科领域，因此 DMC 的成员组成应多元化，具备广泛的跨学科专业知识。主要依据审阅数据的目的、临床试验所涉及的疾病领域以及试验药物相关要求来选取参与成员的学科领域。大多数情况下，DMC 的成员组成包括经验丰富的临床医学专家和临床试验统计学专家，但有时也会根据临床试验的具体情况邀请其他领域的专家，如医学伦理学、流行病学、毒理学和药学等领域的专家。另外，对于多中心随机对照试验，DMC 的成员构成同时需考虑到各参与国家和地区的代表性，如聘请可能贡献较大样本量的国家或地区的代表。

DMC 包括主席和一般成员，主席全权负责 DMC 的运行，通常由申办者推荐。成员的多少根据具体工作范围和临床试验的复杂程度而定，应当至少应包括 2 名成员（不含主席），对于比较复杂的试验应扩大 DMC 的规模。通常要求主席在主持或参与 DMC 工作方面有经验，并需要了解整个临床试验项目的研究目的和试验设计，熟悉临床试验中的操作和 DMC 的运作模式。主席的人选通常为临床试验经验丰富的医生或统计专家，具体会依据 DMC 在试验中的角色来决定。成员需要同时具备研究项目相关领域的专业知识和丰富的临床试验经验。

在 DMC 中，所有成员有平等的权利表达个人意见并提出建议。DMC 设有投票机制，相关决策需要成员投票通过。然而，DMC 的建议最好是基于内部共识而非简单的多数投票。除了 DMC 的设立外，还需成立一个独立的统计团队来支持 DMC 的工作，以支持非盲数据的分析。如果需要外部专家咨询，特别需规避泄盲风险，这些专家应与进行中的临床试验无关且不参与投票。独立统计团队和行政助理人员不参与 DMC 的决策投票。相关的决策和活动应在 DMC 章程和会议记录中详细报告。

二、临床试验数据监查委员会的独立性

DMC 需要保持独立、客观地审阅数据才能保证临床试验的完整性，减少在研究结果判读中的偏见。因此，不能由项目研究团队中担任职务或顾问的人参与 DMC，DMC 成员不应存在与申办者的非必要联系。尽管实际上很难保证 DMC 完全独立于申办者，但可以最大程度地降低非独立因素对临床

试验产生的影响。

DMC 成员应尽可能地规避利益冲突，其主要来自财务、学术和其他方面。

1. 财务利益冲突　无论是持有申办者还是竞争对手的财务权益都存在潜在的财务利益冲突。或从申办者处获得超出合理范围的服务报酬，也构成存在可能的利益冲突。

2. 学术利益冲突　若对研究项目持有预设观点，无论是正面还是负面的观点，都可能影响监查内容评估的客观性。另外，若 DMC 成员是或将来可能成为研究项目相关成果公开发表的主要作者之一，也可能影响 DMC 的独立性。

3. 其他利益冲突　如作为外部监管机构聘请的咨询专家被邀请参与审查直接与研究项目相关的药品，也被视为存在利益冲突。

所有 DMC 成员的候选人应在 DMC 设立之前主动向申办者或委托方报告可能被视为利益冲突的相关信息，以便评估是否适合担任 DMC 成员。DMC 正式运行后，发生的潜在利益冲突都应第一时间向 DMC 和申办者报告并积极采取包括成员更换、增选或退出的措施来维持 DMC 的独立性。

第二节　临床试验数据监查委员会职责

为确保研究参与者的权益，保证研究的可靠性以及研究结果的有效性，DMC 的设立显得尤为重要。该委员会负责审查所收集的安全性与有效性数据，周期性或临时性地执行风险与收益的评估，从而向申办者提供有益建议。其使命包涵盖多个领域，包括安全性监查、有效性审查、试验操作质量监查以及试验设计的调整建议。

一、安全性监查

DMC 的首要任务是进行安全性监查以确保试验过程的安全。在试验启动之前，申办者需与 DMC 成员就在试验中可能出现的所有值得特别关注的潜在不良事件和不良反应进行充分讨论。试验进行中，DMC 将根据试验相关安全性信息以及已完成的相关临床试验披露的安全性信息，评估潜在的安全性风险。

如果试验前存在证据表明研究涉及的干预措施可能带来重大的安全隐患，例如涉及特殊患者群体（如未成年人、妊娠妇女等），涉及危及生命的疾病，可能发生严重不良反应或特殊安全性问题等，则特别需要考虑设立 DMC。当对临床试验的安全性存在严重担忧时，DMC 可能会提供重要建议，如终止临床试验、暂停试验以深入调查安全性问题等。

二、有效性监查

DMC 的另一个关键任务是审阅期中分析数据以监查临床试验的有效性，并协助申办者决定是否需要提前终止试验。通常情况下，DMC 将按照预先设定的统计决策准则，分析非盲的期中数据，评估有效性结果是否达到提前终止临床试验的条件。若出现以下两种情况可能会做出提前终止试验的建议：

1. 期中数据分析结果表明按照原定计划完成临床试验后取得阳性结果的概率低，继续试验的意义不大。

2. 期中数据分析的结果显示试验的有效性达到预设的统计决策准则，呈现阳性结果，以此为基础建议提前终止试验。但在基于阳性结果提前终止试验时，除达到统计学要求外，还需综合考虑包括有效数据的可靠性和成熟度、安全性信息的充分性、结果的内部和外部的一致性等多种因素，同时应将监管部门对此类临床试验的要求纳入考虑，最后形成全面而慎重的决策。

在多区域的临床试验中，如果考虑因有效性而提前终止试验，DMC 需要关注各区域疗效，特别要注意当仅对部分数据进行期中分析时，区域疗效可能不能准确反映整体疗效。这时，具有区域代表性的 DMC 成员可以更好地帮助监查不同区域临床试验的执行情况。

三、试验操作质量监查

DMC 在试验中承担更多的责任，不仅要关注安全性与有效性，还要监查试验操作的质量，如审查试验方案的执行情况、入组状况、研究参与者的脱落情况以及数据完整性等。若临床试验在实施过程中出现严重的质量问题，DMC 将发挥关键作用。他们会为申办者提供专业建议，包括可以采取的改善研究质量的措施。如发生随机错误、组间基线严重不平衡或数据缺失过多等问题，DMC 将帮助申办者找出问题的原因并提出相应的解决方案。

四、试验设计调整建议

对于复杂设计类型（如适应性设计）的临床试验，需要依据已收集数据对正在进行的试验进行试验要素包括干预剂量、研究人群等的调整和修改。在这种情况下，作为独立第三方的 DMC 的参与变得尤为关键。DMC 可以根据研究方案及试验数据和安全审查委员会章程中的规则，对正在进行的试验设计提出调整建议，在保证试验完整性的前提下，提升试验科学性的同时降低试验失败的风险。

但 DMC 不应直接参与研究方案特别是与有效性评价相关的方案的修订。当涉及需要根据外部数据对试验设计调整时，也应由申办者而不是 DMC 提出试验设计调整的建议（如调整终点指标、改变或增加预设亚组等）。

第三节　临床试验数据监查委员会工作章程

一、临床试验数据监查委员会工作章程

为确保 DMC 的工作过程规范透明，应在试验开始前制定 DMC 章程，章程会详细阐述 DMC 的工作流程及其与参与方之间的沟通模式。这一章程通常由申办者编制，必须得到 DMC 的批准。

DMC 章程的主要内容涵盖但不限于以下方面：

1. **建立 DMC 的目的**　介绍 DMC、申办者和独立统计团队的主要职责。
2. **DMC 成员**　包括成员的组成、利益冲突评估准则以及可能的利益冲突申明。
3. **DMC 会议**　包括启动会、数据审核会等会议的计划和目的，以及未计划的会议的组织。
4. **保密性和交流流程的确保**　包括会议的开放和闭门环节，盲态或非盲态报告，会议纪要，以及 DMC 与申办者、独立统计团队以及其他相关方之间的交流。
5. **试验统计决策准则**　包括数据分析方法（需与研究方案保持一致）。
6. DMC 盲态和非盲态报告的具体内容。

二、临床试验数据监查委员会会议

（一）会议类型

DMC 会议主要分为三种类型：启动会、计划的数据审核会议和计划外会议。

1. **启动会**　作为 DMC 设立后的首次会议，其目的在于让成员熟悉研究项目背景、DMC 的工作流程和各自的职责。会议涉及审阅、完善和批准 DMC 章程。启动会的召开应在首例研究参与者入组前完成，通常在研究方案制定的最后阶段完成。参会人员包含但不限于 DMC 成员、项目研究团队和独立统计团队。议程内容包括研究产品介绍、研究计划、DMC 职责确认、期中分析报告讨论和会议计划等。

2. **计划的数据审核会议**　DMC 章程中会规定数据审核会议的召开条件、时间和审核内容，相关内容会在启动会上确认。依据项目的研究设计、DMC 设立的目的以及预期试验执行情况来确定会议频

率。DMC在此类会议上收到由独立统计团队和/或申办者提供的试验更新信息。DMC可额外要求独立统计团队提供更多的分析结果，以更深入了解试验药物的安全性和有效性，同时需关注试验外部信息。

3. 计划外会议 申办者可以要求召开计划之外的DMC会议，进一步审阅临床试验相关的安全性数据。也可在发生紧急安全性问题要求召开此类会议。DMC也可以根据需要召开计划外会议，包括增加额外的统计分析内容。DMC有权决定是否向申办者通报计划外会议信息，并在向申办者解释召开会议原因时注意规避泄漏风险，以免影响研究结果的偏倚。

（二）会议形式

在DMC运作过程中，为确保数据的安全和保密，需定期接受申办者的信息更新，同时对非盲数据和分析结果保持绝对保密。因此，存在开放会议和闭门会议两种形式的会议。

1. 开放会议 这类会议通常由申办者主持，议题涵盖多个方面，且讨论内容可能涉及盲态数据。会议主要讨论可能影响试验操作和结果的问题如研究参与者招募、数据质量、依从性、药物安全性等。参与者可包括申办者代表、研究者、DMC和独立统计团队成员和其他相关方。

2. 闭门会议 只有DMC成员和独立统计团队的相关人员参与。会议上DMC会审阅统计团队提供非盲数据的分析结果，根据结果提出继续试验、暂停试验、终止试验或修改研究设计等方面的建议。闭门会议可确保数据保密性。

在召开DMC会议前，审阅报告应提前发放给成员。开放会议中的报告为盲态，闭门会议的报告为非盲态。为降低泄盲风险，盲态数据报告团队和非盲态数据报告团队在期中分析前应确保分析程序和数据结构等分析要素的一致性。在会议中，DMC主席或指派的专人负责主持会议，确保会议按计划进行，充分讨论，并保障数据的机密性。

三、提出建议

作为独立的第三方，DMC在监查试验安全性、有效性和质量等方面发挥着至关重要的作用。其基本职责之一是向申办者提供建议。DMC应制定相应文件，详细记录建议及其基础，但这些建议不应包含具体的临床试验结果。这些建议应在试验方案或DMC章程中得以明确，其内容涵盖但不限于以下几个方面：继续试验，修订方案后继续试验，暂停入组，终止试验。在做出提前终止临床试验这种重大决策时，DMC必须谨慎行事。除了考虑内外部的安全和有效性数据外，还需要全面考虑其他相关因素，例如试验执行的质量问题、期中分析数据的可靠性、安全性信息的充分性、数据在内外的一致性等。

为确保建议的严谨性，DMC应遵循预设的框架和相应流程提出的建议。通过这种方式，可以有效地避免DMC与项目研究团队的接触，从而减少潜在的偏倚对试验执行的影响。建议应以由DMC主席签署的书面形式呈现，并传达给DMC章程中指定的申办者决策管理人员。报告只需简短说明建议，不得包含非盲结果（如期中分析效应大小或P值等）。DMC成员不得私下透露非盲结果，以维护试验的完整性。

临床试验的最终决策权归申办者所有数据，监查委员会的建议对申办者不具有法定约束力。申办者可以选择接受或拒绝DMC的建议。若申办者决定不接受建议，特别在对待因安全性问题终止试验的建议，应以书面形式回复DMC，并通知伦理委员会。

四、会议记录

每次DMC会议都应有详细的会议纪要，并由全体DMC成员批准。这些纪要应由DMC主席、主席指定的成员或独立统计团队编制。开放会议的纪要可以向与会者发布，由申办者负责并向伦理委员会、研究者和监管机构传递信息。闭门会议的纪要仅提供给DMC成员和独立统计团队。开放会议纪要通常由申办者保存，而闭门会议纪要应由DMC或独立统计团队保管并保密。研究结束后，申办者应存档所有DMC活动文件和期中分析数据集，以备监管机构审查。

第四节　数据监查实施方案

一、数据监查程序

(一)数据审核计划

委员会应制定数据审核计划，明确数据监查的频率、内容和方法。数据审核计划应在试验启动前制定并得到委员会批准。

(二)数据审核流程

数据审核流程包括(但不限于)以下流程：

1. 审核数据收集工具和过程。
2. 核对数据的逻辑性和合理性。
3. 验证数据的来源和准确性。
4. 确认数据是否符合预定分析方法。

二、安全监查程序

1. 安全性数据收集和报告　委员会应与试验团队协调，确保安全性数据按时收集、报告，并进行相关安全性分析。

2. 安全性警示和建议　委员会应定期审查安全性数据，识别潜在的安全性问题，并向试验团队提出警示和应对建议。

三、数据监查报告

1. 定期报告　委员会应定期编制数据监查报告，总结数据监查结果和发现的问题，并向试验团队提交。

2. 问题解决　如发现数据质量问题，委员会应与试验团队协调，制定解决方案并追踪问题的解决进度。

四、监查结果与建议

1. 监查结果通报　委员会应将监查结果以书面形式通报给试验申办者，并建议采取相应措施。

2. 建议实施　根据监查结果，委员会将提供合理建议，涵盖数据质量改进、安全性问题应对等。

五、修订和更新

1. 实施方案修订　委员会可根据需要对本实施方案进行修订，以适应试验的变化和法规的更新。

2. 方案更新通知　修订后的实施方案应经过委员会批准，并通知试验团队和其他相关方。

本 DMC 数据监查实施方案应遵循相关法规和伦理准则，并确保试验数据的科学性和道德性。委员会应积极履行职责，保障试验的质量和研究参与者权益。

(黄慧瑶、舒　佩)

第八章 临床试验流程管理

第一节 临床试验流程管理

临床试验的全部流程包括试验开始前的组织实施、方案设计；试验过程中的监查、稽查、数据的采集与记录；试验结束后的保存、分析、总结与报告等。临床试验的流程管理即临床试验的规范化管理。

以下主要讨论申办者与研究机构涉及的流程，合同研究组织受申办者委托开展临床试验时，所涉及的流程与申办者基本相同。

一、申办者的流程管理

申办者作为临床试验的组织实施者，应建立覆盖临床试验全过程的质量管理体系。其中方案设计、监查、稽查、数据管理、统计分析等流程的要求在其他章节均有详细描述，本章节着重讨论组织实施环节的流程。

（一）组织实施

根据药物和医疗器械的临床试验质量管理规范，在中华人民共和国境内，为申请药品注册而进行的药物临床试验、为申请医疗器械 / 诊断试剂注册而实施的医疗器械 / 诊断试剂临床试验，均由申办者组织实施，相关活动应遵循管理规范及国家其他法律法规。

临床试验组织实施的基本流程如下（图 8-1）。

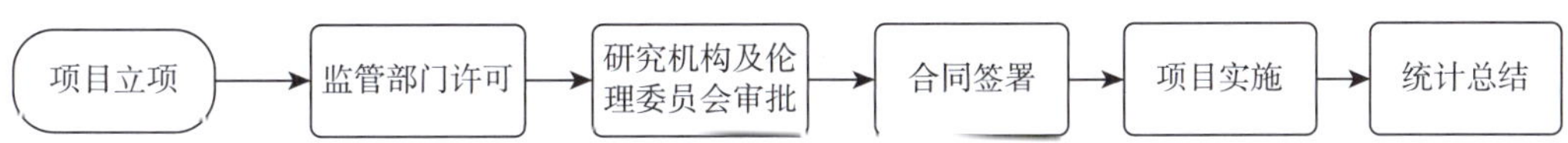

图 8-1 组织实施的基本流程图

1. 根据将要进行的临床试验的适应证、分类分期等需求，综合考虑病种分布、人群分布等因素，选择合适的研究者和临床试验机构，组建研究团队。

2. 申办者是临床试验数据的质量与可靠性的最终责任人，但根据工作需要，也可以委托 CRO 承担其部分或者全部工作和任务。

3. 如需使用第三方样本检测实验室开展涉及医学判断的检测，应选择符合规定并有相关资质的实验室。

（二）实施过程

1. 监管部门许可 临床试验开始前均应获得药监部门的许可或者完成备案。部分列入需审批目录的第三类医疗器械，也应当获得相关部门的批准。如符合人类遗传资源管理条例的临床试验，还应获得科学技术部的人类遗传资源管理合作行政许可或备案。

2. 伦理委员会和研究机构批准 临床试验开始前还应获得研究机构伦理委员会批准，申办者与研究机构应签订合同约定各方职责及责任。申办者或合同研究组织负责准备试验用药物或医疗器械、各种记录文件，准备到位后，即可开始临床试验。

3. 过程监查 试验过程中申办者或合同研究组织应委派合格的监查员进行监查，也可以在常规监查之外开展稽查，以保证参与到临床试验各环节的人员均能遵守规范与法规、试验方案、SOP 等，并及时对不遵守的情况采取措施，予以纠正，保证临床试验的依从性。

4. 临床试验结果报告 试验结束后申办者应向药品监督管理部门提交临床试验报告。此报告应能够全面、完整、准确地反映临床试验结果，其安全性、有效性数据应当与临床试验源数据一致。

二、研究机构的流程管理

研究机构需要管理的流程，包括：人员培训和考核、临床试验的实施、试验药物或试验器械的管理、生物样本的管理、不良事件的处理以及安全性信息的报告、记录、质量控制等流程。

（一）人员的培训和考核

1. 研究者的培训 临床试验研究者应通过药物或器械临床试验质量管理规范培训考核并获得资质，保证研究参与者能得到妥善的医疗处理，并确保试验产生数据的真实性。

研究机构也应设置管理制度督促研究者定期接受继续教育，了解最新的法律法规及行业动态。

2. 临床试验机构还要对临床试验的其他参与人员，包括并不限于研究护士、质控人员、研究助理、药物管理员、资料管理员等进行管理和培训。

3. 研究机构也应有考核制度，对以上人员进行定期或不定期、不限形式内容的考核。

（二）临床试验的实施

研究机构应对立项申请、伦理审查、合同签署、总结结题、资料保管等试验实施流程建立管理制度及 SOP，使不同项目都可以按照同样的流程在研究机构内运行开展，加快临床试验运行的进程。

（三）研究机构内的其他流程

机构内的其他流程也是质量管理体系的重要组成部分，建立流程时应注意，在符合管理规范及法律法规的前提下，需保证其在机构内的可操作性。

第二节 临床试验文件管理

流程管理的重要特征是重复性、目标性和过程性，通过完善管理制度、SOP、各种记录文件，来管理临床试验各个节点的流程，提高临床试验的质量与效率。所以临床试验文件管理也是流程管理的重要部分及具体体现。

临床试验文件管理又分为流程管理文件及项目文件。

一、流程管理文件

流程管理文件主要包括管理制度、SOP 和记录文件，管理制度和 SOP 的设置在质量管理章节中另有讨论。

流程管理如需记录的，应有各种记录文件作为支撑。此类记录文件不是临床试验项目文件，但也应该妥善保管保存。

二、临床试验项目文件

临床试验项目文件是评估临床试验实施和数据质量的文件，是证明参与临床试验各环节的人员遵守临床试验质量规范，以及其他法律法规的重要依据，同时也是监查、稽查的重要内容，是确认临床试验实施真实性、数据完整性的重要依据。

临床试验文件根据临床试验的不同阶段，可分为准备阶段、进行阶段、完成或终止后文件。

（一）准备阶段文件

包括监管部门许可或备案的批件或通知书、受理文件；伦理委员会审查批件、人类遗传资源合作行政许可或备案文件、试验方案、统计分析计划、研究者手册、知情同意书样本、病例报告表样表、试验药物或器械的检测合格报告、试验过程中需使用的各种量表及需要提供给研究参与者使用的记录文件样本等。如试验中有某项特定操作，还应制定 SOP，以保证操作的一致性。

临床试验方案、知情同意书等文件应有版本号及版本日期，如有更新，版本号及版本日期也应做相应变更，并获得伦理审查委员会的批准或备案方可使用。

（二）进行阶段文件

包括试验过程中产生的各种文件，例如研究参与者签名同意的各个版本的知情同意书、各种原始记录或其核证副本等。

原始记录包括并不限于研究参与者文件、实验室记录、医院病历、医学图像、仪器自动记录的数据、备忘录，以及药房、实验室和医技部门保存的相关的文件和记录。

原始记录可以是纸质文件，也可以是电子文件，或者包含医学图像、影像的缩微胶片、照相底片、磁介质、X 线片等。

原始记录的核证副本是指经过审核验证，与原件结构和内容相同的复制件，核证副本需有审核人签名及审核日期，或由经验证的系统直接生成。

（三）完成或者终止后文件

包括统计分析报告、分中心小结及总结报告等。

临床试验各阶段的文件清单见表 8-1。

表 8-1　各阶段临床试验文件清单

试验阶段	文件清单
准备阶段	监管部门许可或备案文件 伦理委员会审查批件 人类遗传资源合作行政许可或备案文件 试验方案 统计分析计划 研究者手册 知情同意书样本 病例报告表样表 试验药物或器械的检测合格报告 试验过程中需使用的各种量表 需要提供给研究参与者使用的各种记录文件样本 试验过程 SOP 方案讨论会或培训会记录等

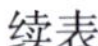
续表

试验阶段	文件清单
进行阶段	研究参与者签名同意的各个版本的知情同意书 医院病历 医学图像 研究参与者文件 实验室记录 备忘录 药物相关记录 仪器设备自动记录的数据 药房、实验室和医技部门保存的相关的文件和记录 试验过程中的安全性文件 监查或稽查记录等
完成或者终止阶段	完成研究参与者编码目录 揭盲记录 统计分析报告 总结会会议记录 分中心小结及总结报告

注：以上仅列出部分过程中需要的必备文件，根据具体临床试验项目可能会有不同。

三、临床试验项目文件的管理与保存

（一）临床试验项目文件的管理

1. 试验开始前 研究机构和申办者均应建立文件管理的 SOP，并且根据药物、器械及体外诊断试剂临床试验不同的规范要求，分别设置需要保存的必备文件目录。

2. 试验过程中 研究者对试验过程中产生的原始文件负主要保管责任，主要研究者可在团队中指定专人负责保管文件，在试验过程中根据文件目录收集并整理。监查及稽查记录由申办者保管。

3. 试验结束后 申办者、研究者和研究机构根据文件目录审核确认必备文件，形成档案卷宗。如试验过程中产生的一些文件不在必备文件目录上，也应该根据其必要性和关联性，归入文件档案中保存。

4. 文件查阅 文件管理的 SOP 还需对查阅、借阅作出规定，应有措施保证文件便于识别、查找、调阅以及归位。调阅文件需有相关记录，保证文件的安全性及完整性，避免无意或故意地更改与丢失。

（二）文件保存

1. 保存场所 申办者和医疗机构均应保证有保存试验文件的场所和条件。

2. 保存条件 保存文件的地点与设备应有利于文件的长期保存，防水、防火、防虫、防鼠，避免光线直接照射。在留存期内，用于保存临床试验资料的介质应能够源数据及其核证副本保存完整，并可读取，保存责任人应定期对其读取能力进行测试、检查，避免被故意或无意地更改或者丢失。

3. 保存时限

（1）药物临床试验项目文件应至少保存至试验药物获批上市后 5 年；未用于申请注册上市的临床

试验的必备文件，应至少保存至试验终止后5年。

（2）医疗器械临床试验文件应保存至医疗器械临床试验完成或者终止后10年；申办者应当保存临床试验基本文件至无该医疗器械使用时。

以上均为现行管理规范要求，在实际实施时，应遵照当前法规管理。

（曹　烨、钱　瑛）

第九章 临床试验合同管理

临床试验合同，又称临床试验协议，是由申办者 / 合同研究组织、研究机构、主要研究者共同约定各方权利义务，明确临床试验流程与经费，保障研究参与者合法权益的重要法律文书。因此，临床试验合同在确保临床试验顺利开展并有效防范法律风险等方面具有重要作用。

临床试验合同属于技术服务合同，其订立、履行应遵循《中华人民共和国民法典》第三编合同编的规定，并受其保护。同时也要遵循《中华人民共和国药品管理法》《中华人民共和国药品管理法实施条例》等法律法规及《药物临床试验质量管理规范》等规范性文件的要求。

第一节 合同的签订

申办者 /CRO 和研究机构均可负责执笔、起草，或拟订临床试验合同。临床试验合同应遵循《中华人民共和国民法典》《药物临床试验质量管理规范》等相关法规的条款，并依据临床试验机构所在伦理委员会审批通过的临床试验方案、知情同意书等关键性试验文件及其他涉及的行业技术准则来制定。申办者 /CRO、研究机构和主要研究者在平等互信、充分表达各自意愿的基础上协商签订，并由签约各方共同遵守。

合同一般分为：主合同、补充合同、临床研究协调员合同、责任主体转让合同、样本检测 / 样本保存合同、数据管理及统计合同。其他类型的合同也包括申办者提供办公用品、耗材的合同，资料 / 药物保存合同等。

一、合同的内容

合同的内容包括（但不限于）以下方面：

1. 申办者 /CRO、研究机构的名称、地址、联系方式。
2. 各方合作的方式、临床试验名称、目的和内容。
3. 各方的权利和义务。
4. 履行合同的期限、地点、方式等。例如研究的预计进行时间，约定完成或预计完成的有效病例数，有效病例或完成病例的定义，筛选失败病例的处理等。
5. 经费承担、支付方式及支付时间。
6. 研究监查。
7. 合同结束时对技术内容的验收、申报时限及责任。
8. 试验资料保存。
9. 知识产权和成果的归属。
10. 研究参与者不良反应责任及费用解决办法。
11. 临床试验责任保险，试验所致研究参与者和研究者的损害、损失的相关赔偿和补偿。
12. 违约责任，即明确定义申办者或研究机构哪些情况属于违约，需承担何种责任。
13. 争议解决方法，如出现履约中存在争议的情况，如何解决，如需仲裁，仲裁地的选取原则等。
14. 保密责任。

15. 合同变更及其他有关事项。
16. 合同份数，经各方签字盖章后生效，具有同等法律效力。
17. 签字盖章页。
18. 正文未尽事宜可单独以附件形式呈现。

二、合同的审核

在合同签署前，必须做好预先审核工作，以确保合同的合规性、公平性和有效性，明确包括申办者、CRO、研究机构和研究者在内的临床试验各参与方的责任，降低潜在的风险，减少因各方规则不清、权责不明、风险管控不严等因素产生的影响。

（一）形式审查

合同名称与试验项目名称需一致，合同格式、签字盖章部分应符合合同签署方的基本要求。

1. 履行合同的责任方　明确甲方为申办者或 CRO，乙方为某研究机构；如申办者将全部或部分职责委托给第三方（如 CRO 公司），应就所涉及的责任部分签署三方合同；如甲方为 CRO 公司，应要求申办者或 CRO 提供合法有效的授权委托书，以证明申办者对其的委托范围，并与合同相一致；合同各方当事人信息的准确性，必要时需核实。合同用语使用专业术语，避免使用非专业术语表述专业问题并造成理解歧义；由于英语等外语直译易造成语言生涩，且易与中文的表达习惯的不一致，因此，应避免英语等外语直译为中文。

2. 合同盖章　印章上合同签署方的名称与合同中书写的单位名称应一致；合同上应盖合同签署方单位公章或合同专用章，如使用合同专用章的，须要求该公司提供该合同专用章的公安局备案资料。

（二）内容审查

1. 合同主体资格、履约能力　申办者 /CRO 应为具备签约、履行合同权力和能力的主体，应为中华人民共和国境内具有营业执照的法人单位，或为获得法人授权、在中华人民共和国的分支机构。在此须注意履行主体与合同签署主体的一致性。例如申办者为境外企业且在国内没有分公司或代理公司，委托临床试验实施的 CRO 代表申办者签署临床试验合同时，签署合同的主体为 CRO，而合同内规定甲方的职责及赔偿应由申办者承担而非 CRO 承担，这时即出现履行主体（申办者）与合同主体（CRO）不一致的情况。此类问题常见于国际多中心临床试验。

2. 合同条款　目前常用的临床试验合同条款书写方式可分为两种。

（1）参照《中华人民共和国民法典》第三编合同编的规定，按照标准条款逐一撰写。

（2）按照甲乙双方的责、权、利分别罗列。

3. 合同包含的内容审查　①各项条款是否齐全，有无明确合同签署主体的职责；②有无经费预算及付款计划；有无对研究参与者补偿、赔偿、保险的约定；③有无对违约的规定；④有无对试验起止、终止、知识产权、保密责任的约定；⑤有无对监查、稽查的明确规定；⑥有无提供临床试验用药品的规定及药品质量的保证等。在审查合同条款时，尽量避免以上内容的缺漏。

（三）合同付款

1. 甲方在合同签订后一定期限内支付合同总金额一定比例的费用，双方可根据实际情况具体协定。

2. 甲方在乙方完成一定数量的入组病例数时，支付相应部分的金额费用，双方可根据实际情况具体协定。

3. 甲方在试验结束后，按实际发生例数付清合同尾款，总结报告签字盖章前须完成全部经费支付。

4. 实际发生费用，例如筛选失败的病例、脱落病例、剔除病例的费用的支付，应在合同中详细说明。

5. 临床试验期间，因方案修改导致研究经费发生变动，由双方重新协商解决，签署补充合同。

三、合同中的重要条款

（一）合同签署方职责

临床试验合同中，申办者是委托研究的发起主体，属于甲方；CRO 是临床试验外包的服务机构，属于申办者的延伸，在双方合同中属于甲方，在三方合同中属于丙方；研究机构是受托主体，属于乙方。

1. 甲方（申办者）职责

（1）提供试验相关的文件、试验用药品、设备、耗材及研究经费等，对试验用药品进行适当的包装与标签，并符合临床试验的方案要求。

（2）派遣合格的并为研究者所接受的监查员，对试验的质量进行监查；确保所有试验资料符合相关要求，并及时向乙方告知可能影响研究参与者健康或安全的严重或持续违背方案等事件。监查频率应和入组进度相匹配。

（3）负责对乙方的研究人员进行该项目的相关培训。

（4）负责为乙方医疗机构及乙方研究者提供法律上与经济上的担保。

（5）派出的监查员以及其他任何人员，在监查、随访、数据审核等一切活动中不得参与原始数据的篡改、修改、修饰等，如有违反，甲方将承担所有的相关法律责任。

（6）应及时向主要研究者告知试验中存在问题 / 风险，以便乙方采取相关措施改进以保护研究参与者。

（7）决定中止 / 终止临床试验前，须书面通知研究机构、研究者和伦理委员会，并说明理由。

（8）向伦理委员会和临床试验机构递交最终的临床试验分中心小结或总结报告。

（9）必要时可组织独立的稽查以保证试验质量。

2. 甲方（CRO）职责

（1）提供申办者委托 CRO 公司承担临床试验相关业务的《委托函》，明确说明 CRO 受申办者委托承担的责任与义务范畴及其不承担的责任与义务范畴。

（2）应明确临床试验相关损害赔偿等责任承担方，如 CRO 不承担该责任，应要求申办者出具承担该责任的证明文件。

3. 乙方（研究机构）职责

（1）在合同中明确负责该临床试验的主要研究者，根据《药物临床试验质量管理规范》中研究者的职责限定，履行其职责。

（2）必须详细阅读和了解试验方案的内容，并严格按照方案执行。

（3）保证将数据真实、准确、完整、及时、合法地载入病历和病例报告表。

（4）由具备相关资质的研究者做出与临床试验相关的医疗决定，保证研究参与者在试验期间出现 AE 和 SAE 时得到适当的治疗。研究者有义务采取必要的措施以保障研究参与者的安全，并记录在案，按指定程序上报 SAE。

（5）接受申办者派遣的监查员或稽查员的监查和稽查及药品监督管理部门的稽查和视察，确保临床试验的质量。

（6）配合甲方及时核实数据，并根据试验进度及时提供试验相关的数据及材料。

（7）提供合法的财务票据。

（二）研究参与者权益

1. 如发生与试验相关的损害或死亡时，应由甲方承担相应责任、诊治费用和经济补偿，但由医疗事故所致者除外。合同中涉及试验相关损害的条款应与知情同意书一致。

2. 未经研究参与者书面同意，研究参与者的个人信息 / 标本等不能擅自用于商业宣传和商业开发及探索性研究。

（三）保密

双方可接触试验相关资料的人员应对研究参与者信息 / 医疗信息 / 商业机密等有保密责任。监查员以及与甲方有关的任何人员在监查、随访、数据审核等一切活动中，如有意或无意泄露研究参与者信息，造成研究参与者追诉相关责任和赔偿或研究参与者权益受损时，甲方应承担所有的相关法律责任。

（四）争议解决

通常合同中会明确，凡因执行本合同所发生的一切争议应通过友好协商的途径解决，如协商不能解决时，则通过其他途径解决，如仲裁。作为研究机构，在与甲方充分协商下，建议将合同的纠纷仲裁机构约定为事件发生地，即研究机构所在地。处理纠纷的官方语言为中文。

（五）生物样本

在经药物临床试验机构和伦理委员会批准后，生物样本只允许在各医疗机构实验室、该试验组长单位实验室或具有相关资质的中心实验室进行生物样本的检测。甲方或其代理人不得擅自运输到境外检测，对试验项目的生物样本和 / 或相关数据的使用应遵守试验方案、试验机构伦理委员会以及科技部人类遗传资源管理办公室相关法规要求，不得违规使用生物样本和 / 或相关数据。

（六）保险的约定与披露

根据《药物临床试验质量管理规范》第十二条明确要求“研究参与者因参加临床试验而受到损害甚至发生死亡时，给予的治疗和 / 或保险措施”及第四十三条“申办者应对参加临床试验的研究参与者提供保险，对于发生与试验相关的损害或死亡的研究参与者承担治疗的费用及相应的经济补偿”等，多个条款中都明确要求了临床试验应提供保险，以加强对临床试验研究参与者的保护，进一步激发行业的创新活力并提升行业风险管理水平。甲方负责为乙方医疗机构及乙方研究者提供法律上与经济上的担保。对发生与试验相关的损害（包括研究参与者损害、乙方医疗机构和研究者的损害），以及发生与试验相关的纠纷，甲方负责承担全部责任，包括治疗费用及相应的经济补偿。

甲方须按照相关规定投保临床试验责任险，并向乙方提供该保险单和保险合同副本或有效证明文件。

四、合同的保存

合同份数根据合同签署方需求设定，签署后应妥善保管，注意防火、防盗、防潮、防虫，并建立借阅制度。合同原件一般不外借，如有需要，可提供复印件供参阅。

第二节　临床试验合同中经费的预算及支付方式

临床试验经费是药物临床试验开展的重要物质基础之一，也是临床试验管理的重要内容之一，贯穿临床试验的全过程。试验经费由申办者提供，用于支持临床试验的开展，《药物临床试验数据核查要点》中规定，临床试验合同经费必须覆盖临床试验所有开支，包括与试验相关的检验检查等费用、研究参与者营养 / 交通补贴、研究者观察费等。

目前，中国尚未制定针对临床试验经费管理的法规或制度。研究机构应建立健全的经费管理制度，科学合理地收取、使用和管理临床研究经费，对经费预算、收支、审计等环节予以规范管理。

一、经费管理的原则

临床试验经费的管理应以保障研究参与者安全和权益、保证临床试验质量为前提，并遵循“合法合规、公开公平、分享管理、专款专用、独立核算”的原则，以确保经费的合理、有效使用，并保证参与临床试验各方人员获取应得权益。

1. 合法性及合规性 经费的管理首先应遵循临床试验的相关法规，并结合研究机构财务管理的相关规定，制定适合本机构的经费管理办法，并指定专门的部门和人员进行管理，避免由于经费的限制导致研究参与者权益受损的事件发生，避免经费分配迟滞、长期挂账等原因影响临床试验的开展和质量。

2. 公开公平 经费的预算以试验方案为依据，根据项目实施的风险、难易程度、时间、成本和地域等因素，参照市场公允价格并兼顾各试验机构的收费标准进行商定。

3. 分项管理 明确经费的性质，进行专项管理。可根据经费的支付或归属对象分项，也可根据收费项目的核算方式和支付方式进行分项管理。

4. 专款专用 临床试验经费应仅限于临床试验专用，不可作其他用途。因此，在临床试验合同（包括 CRC 合同）中应明确经费明细，做到专款专用。

5. 独立核算 经费应账目清晰，进行独立核算并接受审计。

二、经费预算的制定

经费预算表由申办者 /CRO 与研究机构 / 主要研究者共同拟定，各方协商达成一致后执行。明确试验经费的使用范围，细化研究经费支出的具体内容，以便最终按照实际发生数目进行核算，真实反映试验经费的收支状况及预算的完成情况。

（一）经费类型

临床试验除常规诊疗费外，作为单独收费项目的原则是该项服务的内容和要求超出临床常规操作并为该试验所必需，以及研究机构 / 研究者须付出额外时间和精力来完成及达到相应要求。

按经费的支付或归属对象，基于该项费用的专属性或业内公允分类，包括但不限于以下类别：

1. 绩效类

（1）研究者费：研究团队（一般指参与临床试验及研究参与者管理的医护人员）执行试验方案（含研究参与者筛选、诊治、观察、收集疗效 / 安全性数据、评估结果、随访等工作）应得的劳动报酬，如研究医生观察费等。

（2）辅助医技人员费：应试验方案要求，需委托医技科室（如检验、影像、病理等）人员参与诊断、评价的相关人员费用，如标本检测、影像评估费、病理切片和特殊药物配置费等。

（3）研究助理 /CRC 费：指研究团队中聘用专职研究助理 /CRC 人员的人力成本、绩效、培训等费用。

（4）其他：单独聘用其他专职人员产生的相关费用等。

2. 补贴类

（1）检验检查费：研究参与者遵循试验方案要求，接受相关检查产生的费用等。

（2）研究参与者补偿费：依据伦理及相关法律法规，充分考虑研究参与者风险和时间投入、工作失去和经济损失、医疗费用和交通费用，应支付给研究参与者的相关补贴。

（3）其他补贴：如住院费、误工费用、餐费、通讯费用、发生 AE/SAE 后的经济补偿等。

3. 运营成本类

（1）试验用药物管理费：指试验期间，相关药物接收、发放、登记、回收、销毁等费用，以及试验结束后，留样药物的保存及管理费用。

（2）资料保存费：指试验项目结束后，相关文档资料按法规要求存放所产生的保管费用。

（3）研究机构管理费：含医院管理费和机构管理费，指研究机构用于支持临床试验立项、审评、事务性管理、质控、相关检测检查设备校验、水电、空间及人力资源占用等费用。

（4）CRC 管理费：指研究机构对临床机构管理组织公司派遣至研究机构的人员收取的培训、管理等费用，可独立于主合同之外单独签订。

4. 其他费用 牵头费、启动费、税费、发生 SAE 应急治疗费用等。

（二）预算方法

1. 绩效类 此类费用由申办者 /CRO、研究机构 / 主要研究者共同商定。

（1）价格厘定标准：研究者费等收取标准暂无相关法规可遵循或参考，通常由方案要求的访视任务、投入的工作时间、工作难度，参考不同岗位研究者时薪等因素，同时兼顾行业公允价来厘定。临床研究助理 /CRC 作为专门为临床试验项目而聘用的专职人员，如由试验机构聘请，通常根据每个研究助理 /CRC 所能承担的项目数及工作量来核算，原则上应由承担项目所提供的 CRC 费来抵付试验机构临时聘用人员的人力成本投入。

（2）计算方法：①建议按例次费用（每例、每次访视）计算，如研究者费、研究助理 /CRC 费、药物管理费、研究参与者交通补贴、研究参与者营养补贴等；②建议按单项费用（单项服务使用后）计算，如药物配置费、影像评估费、标本采集和处置费、SAE 报告费等；③研究助理 /CRC 费的经费预算一般根据试验机构对不同岗位人员的人力成本投入作为基准，通常用岗位时薪乘以投入该试验或访视的工时计算。

2. 补贴类 研究参与者补偿费是研究参与者权益保护的一个体现，是医学研究伦理委员会审查试验项目的重点内容之一。

（1）价格厘定标准：①根据试验方案要求，常规诊疗项目的收费应按试验所在机构定价进行核算。当临床试验要求高于临床常规要求时，例如需要加快结果报告时间、增加报告内容等情况，研究机构可适当要求溢价，具体溢价标准由申办者 /CRO 和研究机构相关部门协商确定；②非常规诊疗费用：根据试验方案要求，实施中包含临床常规之外服务的，如血样、组织标本的提供，有创检查的损伤等，这些服务价格通常按实施成本及市场公允价格的原则由机构办公室与物价部门协商拟订；③研究参与者交通、营养等补贴：应综合考虑试验研究参与者所付出的时间、负担的开支、承受的不便及所在地区的经济水平等关键因素来确定，研究机构针对常见的几类研究参与者补贴与申办者 /CRO 商定并制定标准，以便各方执行。如有国家标准的，应执行相应标准。

（2）计算方法：这类经费的预算一般采取试验机构的收费标准乘以方案所规定的例次的方式。建议最终采取实耗实销（实际发生费用）进行结算。常规医疗服务和非常规服务的费用标准可能由于上级管理部门的政策、市场价格变动、行业趋势等产生变化，基本业务费也可能因研究机构对临床试验的配套投入改变而不同。因此，研究机构有必要适时定期检查收费标准，与申办者 /CRO 重新协商合同价格，签署补充协议等。

3. 运营成本类 临床试验的开展需要一些专门部门设置和人员投入、协调管理、辅助医技科室的协助以及基本硬件设备的投入和耗损。因此，临床试验中需要收取一定经费作为维系运转及优化的费用支持。

（1）价格厘定标准：此类经费的预算暂无可参考的法规，需结合试验机构对临床试验配套的投入成本(如人力、空间、设备设施,水电成本等)、行业公允价格以及与其他费用的合理比例而综合决定。需配备临床试验药房、档案室、合同管理等专职工作人员时,可考虑收取一定的合理的人力成本费用。

研究机构需自行核算费用额度,并以院内收费标准明细方式经医院批准后统一执行,以便与申办者/CRO进行洽谈时使用。

(2)计算方法:①按使用的期限(年、月等)计算,如档案管理费、场地占用费、仪器设备租用费等;②按固定费用(每项基本收费)计算:如牵头费、办公费等;③按经费比例收取费用(按某个或某些收费项目之百分比计算或单独定额收取):如医院/机构管理费。比例的设定通常由研究机构根据相关财务规定和所能提供的支持服务等要素综合考虑,用于机构对试验项目运行、实施等各方面成本支出;④其他费用:如税费等,遵照国家税务等管理部门对医疗机构业务性收入税费要求核算。

三、经费支付的跟进

试验经费按时到位是促进和保障临床试验项目进度的关键因素。申办者/CRO应按临床试验合同的约定进行经费的准备和款项的转账支付,费用支付时间和具体支付明细可根据研究机构实时筛选入组例数及随访周期进行合理调整,并最终以试验实际产生费用进行结算。

在洽谈合同时,申办者/CRO应与研究机构/主要研究者共同拟定临床试验费用付款计划。项目实施中,申办者/CRO应根据付款计划支付试验相关费用。如有较多计划外访视或特别的安全赔付事件发生的,申办者/CRO应及时与主要研究者和机构办公室进行沟通确认,并调整付款计划和额度。存在经费亏欠或对核算结果不能达成共识的项目,研究机构有权不予结题、盖章。

四、经费上账

1. 申办者/CRO提供的所有经费款项均按临床试验合同协定的给付进度,通过银行汇款或转账等方式汇入合同指定的单位账户。

2. 研究机构财务部门收到试验费用后向申办者/CRO开具正式财务票据,并按国家有关税收政策支付应缴的税费。

3. 研究机构确认经费到账后,按相关规定及时到财务部门办理经费上账。

五、经费的调整

在研究结题前申办者/CRO需要与研究机构和主要研究者一起核算研究费用发生总额,完成结题的费用核算。当临床试验实际产生费用与已付金额存在差异时,申办者/CRO应配合费用的追加,或研究机构根据退款流程予以退款。

如果研究者严重违反方案要求或GCP相关规定且拒绝调整,或存在数据质量问题,甲方有权取消该分中心的资格,甚至可以要求退还未使用的经费,但研究机构不承担责任和赔偿。

六、经费的审计

临床试验经费的预算与使用应符合财务审计要求,应按法规保留管理记录。根据国家和医疗机构的规章制度,定期或不定期进行经费审计,以确保经费分配和使用的合规性。应审计要求,项目组应提供项目收支报表以供审阅。

七、临床试验研究参与者的医保报销及保险赔付

(一)医疗保障金报销

医疗保险是国家和社会根据一定的法律法规向保障范围内的劳动者提供患病时基本医疗需求保

障而建立的一种社会保险制度。《医疗保障基金使用监督管理条例》规定，医疗保障基金的使用应当符合国家规定的支付范围，将不属于医疗保障基金支付范围的医药费纳入医保结算属于欺诈骗保行为，定点医疗机构将被处以 2 倍以上，5 倍以下的罚款。

原则上，医疗收费类应实现直接抵扣。临床试验方案所涉及的诊疗费用或合同中协定由申办者 /CRO 支付的项目应由申办者 /CRO 支付，不能通过医疗保障金结算。

（二）保险赔付

若申办者为临床试验购买的保险不能满足研究参与者补偿或赔偿，申办者仍应继续承担研究参与者的补偿或者赔偿款项。申办者未购买临床试验责任险，除应对研究者承担违约责任外，仍应承担研究参与者因试验相关的损害后果的全部责任。

通常应将“承诺购买保险”或与之相对应的措施写入合同中，同时所购买保险的相关内容应在合同正文或附件中披露，包括但不限于保险的险种、适用范围、赔偿金额、索赔程序等。但是购买保险并不能取代申办者在发生与试验相关纠纷时，应及时、有效履行职责及承担试验相关损害的义务。

第三节　临床试验合同中研究参与者安全和权益

临床试验是一项涉及科研探索的特殊医疗行为，由于试验药物的安全和疗效有待求证，因此，参与试验的研究参与者或多或少会承担一定的风险。对于健康研究参与者而言，是不以治疗获益为目的参加临床试验的，Ⅰ期临床试验中的试验药物首次应用于人体，因此研究参与者承担的风险在很多情况下是无法预测的；对患者而言，参与新药试验也是接受医疗诊治的过程，但试验过程中也可能由于试验药物的潜在风险和医疗处置不够周全而遭受损害。因此，无论是医疗领域的相关法律法规，还是临床试验的相关部门规范指南，均把生命健康权作为研究参与者最重要、最基础的权利首先予以保障，其定位优先于新药开发中科学探索。

临床试验合同是处理研究参与者损害赔偿的重要法律文书，保护参与临床试验的研究参与者的安全和权益是签订临床试验合同的根本目的之一。因此合同中关于研究参与者安全、权益、损害处理的相关条款表述非常重要，关系到临床试验中研究参与者的安全和权益能否通过各方对研究规范的遵守、研究职责的履行和研究风险的控制而得到充分保障。

一、研究参与者补偿与赔偿

研究参与者补偿是指对研究参与者在参加临床试验期间所产生的合理支出以及对其造成的身体损耗、时间损耗所给予的费用报销和 / 或适当的弥补偿付，例如：随访交通费报销或补贴、营养补贴等。这类补偿并非由于申办者或研究者存在责任或过错造成。临床试验研究参与者补偿是对研究参与者参与临床试验所付出的经济成本补偿，是研究参与者最基本的保障之一。

研究参与者赔偿指对研究参与者因参加临床试验而遭受的与试验相关的人身损害所给予的弥补偿付。

《赫尔辛基宣言》（2018 年）第十五条，《涉及人的生命科学和医学研究伦理审查办法》（2023 年）第十七条第四款、《药物临床试验质量管理规范》（2020 年）第三十九条和《医疗器械临床试验质量管理规范》（2022 年）第四十三条等国内外临床研究相关指南、部门规章和规范性文件中均要求采取适当方式给予研究参与者合理的补偿 / 赔偿。

申办者与研究机构在临床试验合同中应更为详尽地约定双方承担的合理责任。此外，双方承担的损害责任，应与研究参与者签署的知情同意书中相应的条款相符。临床试验合同由申办者 /CRO

与研究机构签署，应在合同中对各方承担赔偿责任的情形予以明确表述。需注意，如申办者为境外企业，在国内没有子公司或能履行赔付责任的关联公司，而CRO公司也明确表示不承担研究参与者损害赔偿责任的，此类合同签署后若因境外申办者不履行或不及时履行赔付责任时，而导致研究机构承担连带赔偿责任的风险极高，研究机构应慎重签署该类型合同。

二、不良事件或严重不良事件处理

对于临床试验中产生的AE或SAE，需明确责任，并有规范的处理流程。

由于每个药物的代谢机制不同，有的不良反应可能发生于末次随访后，甚至试验结束后一段时间，合同中应涵盖当发生这类情况时，临床试验申办者需履行责任的范畴。

三、研究参与者隐私权

研究参与者作为患者、更是公民，其生命尊严和个人隐私、个人信息受到法律保护。研究机构及其研究人员对研究参与者信息的收集、保存和利用应当严格遵守法律法规，不得泄露和用于商业化。监查员、稽查员等人员查阅临床试验数据必须通过规范数据查阅权限等各种方式保护研究参与者的隐私。

四、研究参与者对于研究暂停或终止的知情权

无论申办者、研究机构、研究者还是伦理委员会暂停或提前终止临床试验时，都应及时告知临床试验的所有相关方并采取措施，以保证这一行为是基于保护研究参与者安全和权益的出发点。

（陈　蕾、邹林玲）

第十章 临床试验多中心管理与合作

近年来，药物研发日益趋于多中心化、全球化，用于药品注册的国际多中心药物临床试验，已经从ICH区域拓展到非ICH区域。药物全球同步研发，是一种共享资源的开发模式，可以减少不必要的重复临床试验，缩短区域或国家间药品上市延迟，提高患者获得新药的可及性。境内申办者为融入国际市场，也越来越关注全球同步研发。多中心临床试验的开展是实现药品研发全球化的必要途径和重要方法。

第一节 多中心临床试验网络的建立和定义

一般来说，在临床试验开始前，申办者应根据早期研究数据、种族敏感性分析和不同监管机构的要求，确定在全球不同区域间采用的临床试验方式。简单分为国际多中心和国内多中心，无论是国际多中心药物临床试验还是国内多中心药物临床试验，都涉及临床试验在组织和实施过程中与多家研究中心、CRO、SMO公司等各方之间建立密切的沟通和联系。多中心临床试验是指：如果多个区域的多个中心按照同一临床试验方案同时开展临床试验，则该临床试验为多中心临床试验。出于科学和安全性等方面的考量，申办者也可以在某区域内不同国家的多个中心按照同一临床试验方案同时开展多区域临床试验。上述两种形式的临床试验均属于国际多中心药物临床试验。如果临床试验开展的范围仅限于国内的医疗机构，则该研究为国内多中心药物临床试验。

一、多中心临床试验的发展历程

在人类的历史上，临床试验的发展经历了漫长的探索和实践。1747年英国的James Lind开展了第一个临床对照试验——柑橘和柠檬治疗坏血病被认为是第一个现代意义上的临床对照试验。经历了接近两百年的发展，直到1943年，第一个大规模、多中心、对照的临床试验——棒曲霉素治疗感冒的试验结果登上了医学历史的舞台。《柳叶刀》杂志于这一年报告了一种新的抗生素——棒曲霉素的研究结果。为了验证其是否具有抗感冒作用，在医学研究委员会的支持下开展了覆盖英国的一项多中心临床对照试验，不同中心采用设计一致的试验方案。研究结果提示棒曲霉素并不能减轻由感冒造成的痛苦与负担。该试验被认为是医学史上第一个大规模、多中心、临床对照试验。随后在1948年，英国医学研究委员会牵头开展了一项覆盖整个英国的多中心、随机对照临床试验，旨在验证链霉素是否对肺结核有效，进一步将多中心临床研究运用到临床试验的设计和实施过程中。

随后在欧洲各国最早开始开展横跨各国医疗机构的国际多中心临床试验进入人们的视野，在很大程度上促进了医学科学的进步和发展。近年来，由于科学技术的进步和全球医疗以及监管机构的沟通合作日益紧密，国际多中心临床试验的开展日益增多。一方面是国际多中心临床试验在研究参与者招募方面的优势，另一方面还包括全球同步研发，能够加快创新药更早地在多个国家和地区上市，在一定程度上可以减少研发资源的浪费、促进了人民的健康。ICH指南中也清晰地写道：应计划用一个假设目标和一个分析方法，以便所有相关监管机构可以接受。应计划用一种结构化的探索，以考察治疗效应在各区域和亚群间的一致性。

二、多中心药物临床试验策略选择

制定全球或者全国性研发计划时，需针对各个国家和地区的疾病流行病学、医疗实践等情况开展相关研究，明确药物治疗评价密切相关的因素在各国家或地区之间的差异，在研发早期应针对药物在人体内的吸收、分布、代谢、排泄情况，以及人体对药物的反应和耐受情况，确定后期研发策略，即开展全球同步研发或区域性同步研发，还是针对不同国家和地区分别选择不同的研发策略。

三、多中心临床试验的优缺点

经过多年的努力，多中心临床试验已成为国内外各类医疗机构开展疾病诊治、临床研究的重要方法。一方面，相对于单中心临床试验，多中心临床试验要求多个研究中心同时参与，可在较短的时间内遴选出临床试验所需的足够病例数；另一方面，在多中心临床试验中多个中心入选的病例在病种病情分布等方面范围比较广。以罕见疾病的临床试验开展为例，罕见病由于其发病率低、病例相对分散，如果在单中心或者几个中心开展，可能无法招募到足够数量的符合临床试验要求的研究参与者。但是国际多中心的临床研究可以满足上述要求，通过多个中心的同时开展，可以更大范围地将罕见病患者纳入该研究中。

1. 多中心临床试验优点 多中心临床试验与单中心相比具有如下优势：①提高入组速度，缩短临床试验完成的时间：临床试验要有一定数量的研究参与者参加以满足临床试验的科学要求，而一家研究机构或医院所能收集到的研究参与者数量毕竟有一定限制。多中心临床试验同时进行可提高招募效率，特别是对于罕见疾病或特定人群如罕见肿瘤、遗传性疾病、老人、儿童群体；②可以避免单一研究机构和研究参与者人种单一可能存在的局限性：人种的差异、区域饮食习惯等对于许多疾病的发生发展以及药物治疗的反应不尽相同。因此多中心临床试验可在单个方案中评价影响药物内在和外在因素，考察不同人群适用性，比如糖尿病、与饮食和生活习惯密切相关的消化系统恶性肿瘤，比如食管癌、胃癌、肠癌等；③国际多中心临床试验使众多的研究者相互合作、集思广益，取长补短，提高设计方案的科学性和适用性，试验结果更加科学、真实、可靠；④目前大部分临床试验的主要目的是药品上市或者增加新的临床适应证，多中心临床试验数据充分，可以在多区域同步递交上市，可减少区域单独实施的试验数量，减少不必要的重复，比如桥接试验等，缩短向药监部门递交上市申请时间，可以尽量保证多地上市时间的差异最小化。因此，多中心临床试验可以缩短相应的流程和时间，加速药品上市。

2. 多中心临床试验缺点 目前多中心临床试验已被众多的申办者、医院、科研机构、临床医生广泛采纳，但是在实际应用中，多中心临床试验也具有许多不足之处：①研究机构众多，水平参差不齐：多中心临床试验由于研究者人数较多，各研究者对试验的认识、经验和技术水平存在差异；②研究机构越多，各机构的设备条件、工作常规流程也可能有差别，不同研究机构所收治患者的背景，如民族、文化水平、生活方式会存在一定的差异，这些都能影响临床试验的均质性，增加复杂性。因此我国对多中心临床试验数据用于支持上市就有明确规定：国际多中心药物临床试验数据用于支持在我国的药品注册申请时，一是需要对全球的临床试验数据进行整体评价后，再针对亚洲和我国的临床试验数据进一步进行趋势性分析。在对我国的临床试验数据进行分析时，需考虑入组患者的情况是否与我国医疗实践中患者整体情况一致，即研究人群的特征是否具有代表性；二是需要关注我国研究参与者样本量是否足够用于评价和推论该试验药物在我国患者中的安全性和有效性，满足统计学以及相关法规要求；三是参与国际多中心药物临床试验的境内和境外研究中心，均应接受我国药品监管部门组织的相关现场检查。

第二节　ICH 对于国际多中心临床试验的相关规定

ICH-E17 指导原则中充分系统地列举了关于国际多中心 / 区域临床试验的规划和设计的整体建议，主要包括以下几点：

1. 预先考虑地区间差异及其对试验药物有效性和安全性的潜在影响，包括内源性及外源性种族敏感性导致的相关差异。

2. 就研究参与者的选择提供明确、清晰且被各地区监管部门接受的标准，包括在临床试验开展前就研究参与者的选择入组采用统一的疾病分类标准及诊断方法，以减少不同地区间因医疗实践差异而导致的样本数据偏差（即关于此病与彼病，因在不同区域间采用不同的诊断标准而导致的研究参与者入组标准的偏差）。

3. 样本量的计划及分布，包括国际多中心 / 区域临床试验项下研究参与者样本总量的设定，以及在每个地区的研究参与者样本量的分布。就样本分布的设计而言，ICH-E17 目前提供了五种方法。

（1）按比例分配：即根据各地区规模或疾病患病率，各地区按比例分配研究参与者。

（2）平均分配：即各地区分配相同数量的研究参与者。

（3）疗效保留：即按照保持整体疗效的特定比例分配研究参与者至各地区。

（4）区域显著性：即分配足量研究参与者以达到各地区内的显著结果。

（5）固定最小样本量：即每个地区分配一个固定的最小数量的研究参与者。

4. ICH-E17 指导原则中的其他建议包括确定剂量 / 临床终点的选择，有效性及安全性数据的收集，统计分析计划，对照药的选择，以及对伴随用药的考量。

ICH-E17 指导原则对于明确种族敏感性而导致的差异，对样本量的设计及在不同地区间的分配作出了细致的说明，一定程度上更有利于申办者以此作为依据设计国际多中心 / 区域临床试验，并与各地区的监管部门积极沟通并向其进行临床试验方案的申报。

第三节　我国对国际多中心临床试验的相关要求

自 2017 年 06 月国家药品监督管理局（NMPA）成为 ICH 的正式成员后，2018 年起 NMPA 陆续发布公告宣布适用相关 ICH 指导原则，这些里程碑事件意味着我国药品监管政策法规、标准、指导原则等正在与国际规则和实践加速接轨，中国医药企业进行药品注册也将逐渐适用国际普遍适用的规则和指导原则。一方面 NMPA 在审批国外产品时重视国际多中心临床试验的数据，国内多家医疗机构参与多项国际多中心的临床试验，走向国际舞台，另一方面中国医药企业置身于全球格局中参与竞争，越来越多的中国医药企业开展国际多中心临床试验，积极将临床试验在全球多个国家 / 地区进行布局，以谋求药品同时国内上市及海外上市。因此 NMPA 制定了《国际多中心临床试验指南（试行）》，以规范和管理国际多中心临床试验，提高药物研发效率，节省和优化研发资源配置、促进中国乃至全世界的医药行业发展。

一、申报国际多中心临床试验的基本条件

申办者在计划与实施国际多中心临床试验时，应遵循《中华人民共和国药品管理法》和《药品注册管理办法》等相关要求，执行我国《药物临床试验质量管理规范》，并参照国际通行规则，应该针对不同国家的法规要求，在保证与各国法规不冲突的条件下满足不同国家要求。

申办者应事先明确我国在全球整体临床开发计划中的位置，在与全球开发保持协同的同时，推进在我国的新药研发。申办者在递交国际多中心临床试验申请时，应提交包括向其他国家和地区监

管机构提交的申报资料，包含完整的临床试验方案（包括试验号）和支持性数据，并满足我国《药品注册管理办法》等的相关要求。

国际多中心临床试验，应在全球各研究中心采用同一个临床试验方案，并对各中心之间的研究人员进行统一的培训，包括试验方案、SOP、试验用记录表格、计算机使用等内容，并对各类方案相关的定义进行明确解释和翻译，统一诊断、疗效和安全性评价指标。确保研究人员对临床试验方案的理解和相关指标评价的一致性，减少中心之间和各研究者之间评价的差异。大规模的国际多中心临床试验，通常设立对关键指标的终点事件评价委员会及数据与安全监测委员会，以保证临床试验结果的可靠性。

二、国际多中心临床试验策略选择

通常情况下，应在制定全球研发计划之前，针对各地区和国家的疾病流行病学、医疗实践等情况开展相关研究，明确上述与药物治疗评价密切相关的因素在各地区或国家之间的差异，之后在研发早期针对药物在人体内的吸收、分布、排泄、代谢以及人体对药物的反应和耐受情况，确定后期研发策略，既开展全球同步研发或区域性同步研发，还是针对不同国家分别研发。

三、国际多中心临床试验数据用于药品注册申请的要求

国际多中心临床试验数据用于支持在我国的药品注册申请时需要满足以下要求：

1. 需要对全球的临床试验数据进行整体评价，之后再针对亚洲和我国患者的数据进一步进行趋势性分析。在对我国患者的临床试验数据进行分析时，需考虑入组患者的情况是否与我国医疗实践中患者整体情况一致，即研究人群的特征是否具有代表性。

2. 需要关注我国患者占整体临床试验的样本量是否足够用于评价和推论中国患者使用该产品的安全性和有效性。

3. 国际多中心临床试验在不同国家、不同临床试验中心实施时，应选择合格的研究者，遵守国际通行的 GCP 原则及伦理要求，并遵守所在国家或地区相关的法律法规要求。

4. 所有参与药物临床试验的境内和境外研究中心，均须接受我国药品监管部门组织的相关现场检查。

四、国际多中心临床试验专业方面注意事项

（一）疾病流行病学情况

疾病的流行病学特征是药物研发中需要首先考虑的问题，对制定药物整体研发策略有着十分重要的指导意义。主要的考虑因素包括：发病率 / 患病率、病因、危险因素、预后情况等。

1. 发病率 / 患病率 不同的发病率和患病率主要会影响对所在国家临床需求重要性的判断以及进行临床试验入组研究参与者难易程度的分析。对于发病率不同的疾病，其药物安全、有效性评价，包括终点指标的评价原则，以及风险 / 受益的权衡，可能会有所不同。因此，对于同一临床试验结果，不同国家和地区的监管机构可能做出不同的审评结论。

2. 病因和危险因素 对同一疾病，流行病学研究发现的病因不同，危险因素不同，可能导致药物安全性、有效性结果不同。药物研究和评价中，要针对可能导致有效性不同的因素制定研发策略和设计临床试验方案。例如某些疾病可以按疾病类型选择不同地域的患者，而某些疾病则需要根据病原生物学、细胞学或分子生物学等特点进行人群分类，避免将异质性患者入组同一国际多中心药物临床试验，导致对结果的影响或者无法代表相应区域患者人群的实际情况。

3. 预后情况 若不同国家或地区同一疾病的转归和预后情况不同，则可能影响药物临床试验疗

效评价。因此，完整的流行病学资料非常重要，至少需要对可能影响预后的主要因素有一定程度的了解。缺乏系统完善的流行病学资料将为各个国家或地区间差异比较和研究带来困难。必要时要首先进行相关研究（包括文献复习和分析），获得基础数据，再开展系统的临床试验。

（二）医疗实践差异情况

目前，医疗领域的全球交流已十分广泛，并根据循证医学的证据制定了全球或各个国家和地区的诊疗指南。针对一些疾病，各国诊疗指南推荐了比较相似的治疗方案，甚至在全球范围内采纳完全相同的诊疗指南。但由于疾病的差异、医疗实践和资源的不同，还有相当多的疾病治疗领域中，各个国家制定了不同的指南，在疾病诊断方法、诊断标准、治疗方案等方面存在一定的差异。

在设计国际多中心药物临床试验方案时，要有主要参加区域或国家的专家成员，并应高度关注各国医疗实践差异带来的诊断标准、治疗原则、对照药选择等方面的不同，充分考虑这些差异对临床试验方案设计和实施可能带来的影响，保证临床试验的科学性、可操作性和可解释性。

（三）药物代谢方面的差异

现有研究结果显示，部分药物在不同地区人群之间的药代动力学方面表现出显著性差异，甚至在同一地区人群中也存在一定的差异。

影响药物在体内过程的因素，除明确的内因外，还有诸多外因，如不同药物之间的相互作用（各国批准药品不同、指南推荐药物不同、医生处方习惯不同等）、饮食、文化和生活习惯等均可能对药物有效性和安全性产生影响。作为全球研发策略的一部分，申办者在设计国际多中心药物临床试验方案时，要充分考虑潜在的可能导致药物代谢方面差异的种族和其他内外因素。

（四）剂量的选择

剂量选择的合理性是开展国际多中心药物临床试验的关键内容之一。上述提及的内因或外因，均可能对不同国家和地区最佳剂量选择带来影响。除种族差异引起的对药物代谢的影响外，医疗实践的差异，包括各国治疗指南的差异，带来的影响也应加以关注。由于各国或地区治疗策略不同，可能导致临床试验设计中剂量选择的差异化。另外，拟定剂量也应关注不同种族患者的耐受性等因素。

（五）对照药的选择

国际多中心药物临床试验要对拟用的对照药物进行充分论证，关注其在相应国家和地区已获得批准的适应证、可及性及其使用情况等。此外，在诊疗指南不同的情况下，作为金标准的治疗药物如果不同，对照药确定的依据需要进行论证。使用安慰剂时，应充分考虑不同国家和地区伦理委员会审批原则和标准的差异。

（六）有效性评价指标

对关键性国际多中心药物临床试验，建议根据需要设立统一的主要研究指标的终点判定委员会，对主要疗效指标进行统一、独立的评价；建立中心实验室，对重要实验室指标进行统一检测，保证研究结果的客观一致性。与语言、文化相关的量表应用，要谨慎考虑，要在不同中心涉及的国家和地区进行量表效度和信度的验证，确保评价工具的科学性和可靠性。

（七）样本量的考虑

由于法规体系不同，各国家和地区对注册申报的临床试验病例数要求可能不同。应在与各国家和地区法规不冲突的条件下，满足不同国家和中心合理的样本量分配，并提供相应的科学和法规层面的确定依据。进行临床试验设计时，除总体必须符合统计学要求，还应满足亚组评价的需要，充分考虑疾病的流行病学特征、样本选取的代表性等多个相关因素，确定各国家和地区之间的病例数分配。

（八）统计学方面的其他考虑

国际多中心药物临床试验，要事先建立评价亚组结果与整体结果是否具有趋势一致性的统计方法，尤其对于重要的指标（主要疗效指标和重要的次要疗效指标）应进行亚组间比较，分析差异趋势。

对于总体临床试验人群中出现的安全性信息，应对相关因素进行分析，并在各亚组中寻找相关因素。应进行亚组（国家或地区）间一致性检验，发现差异时应进行分析和处理，明确差异来源、重要程度以及可接受性。

（九）不良事件 / 反应的收集和评价

按方案规定的统一要求和原则，进行不良事件 / 反应的收集和评价。申办者要按 ICH 指南以及各有关国家和地区的要求，建立良好的沟通机制，定期向各临床试验中心及其所属的监管机构报送安全性相关信息，并保留相关记录。涉及重要的安全性事件或有效性问题，包括独立 DMC、伦理委员会、监管机构等作出的决定，申办者应及时报告和通报。

五、国际多中心临床试验的伦理和流程方面注意事项

（一）独立 DMC

针对样本量相对较大、试验时间相对较长，特别是由临床事件驱动的关键性临床试验，需设立独立 DMC，建立明确的工作机制和程序。对中国患者所占比例超过 20% 的试验，建议将中国专家纳入全球核心的独立 DMC。

（二）独立的终点判定委员会（EAC）

对于人为因素可能对试验结果的判定产生影响的情形，如影像学评价结果作为主要评价终点的关键性国际多中心药物临床试验，需设立统一的主要研究指标的终点判定委员会，统一进行主要研究指标的独立评价和判定。对中国患者所占比例超过 20% 的试验，建议将中国专家纳入临床试验方案的设计与讨论。

（三）临床试验方案变更

临床试验方案的修改，应经伦理委员会批准后方能实施。对有可能严重影响研究参与者安全、显著改变临床试验的风险 / 受益比、大幅度增加我国研究参与者入组数量等情况，申办者要向国家药品监督管理局提出补充申请，经批准后方可实施。

与药物临床试验登记及信息公示有关的临床试验方案变更，要及时在国家药品监督管理局药物临床试验信息平台进行相关信息更新。

六、国际多中心临床试验的规范性方面的考虑

国际多中心药物临床试验要遵守国际通行的 GCP 原则及伦理要求，申办者应保证临床试验结果真实可靠，研究者应具备承担该项临床试验的资质与能力，伦理委员会应对试验进行审查及跟踪审查，保护研究参与者的权益、福利并保障其安全。

（一）注册方面的规范性要求

申办者应按临床试验所在国家和地区关于临床试验申请的法规要求，在临床试验开始前按要求获取所在国家和地区药品监管机构的批准进行备案，并在国家药品监督管理局药物临床试验信息平台（网址：http://www.chinadrugtrials.org.cn/）进行登记和信息公示。登记信息应包括境内外的全部主要研究者、临床试验机构等信息。

（二）伦理社会因素方面的规范性要求

申办者应保证在获得伦理委员会的审查批准后才开始临床试验的实施。国际多中心药物临床试验可根据需要建立伦理委员会协作审查的工作程序，并符合相关要求。临床试验所在地的伦理委员会应充分考虑申请条件、临床试验机构与研究者的资质、社会禁忌、宗教习俗等方面的因素，保证研究参与者的入选标准、排除标准、隐私与个人信息保护等符合伦理要求，并避免出现不同国家和地区间的双重标准。

（三）临床试验语言方面的规范性要求

申办者应将临床试验用文件翻译成符合当地语言习惯的文字，并对翻译的准确性进行验证。研究参与者使用的知情同意书、研究参与者日记等文件，必须使用当地的文字，内容应完整易懂。临床试验方案中要明确规定输入病例报告表的文字。如需要翻译收集的临床试验数据（如研究参与者日记、病例报告表填写内容），要明确负责翻译部门和翻译时间。

（四）知情同意方面的规范性要求

研究者在临床试验开始前，应获取研究参与者的知情同意。知情同意书的内容以及知情同意的过程应符合 GCP 的要求，涉及试验药物的重要资料应及时更新。对不同国家或地区在执行知情同意过程中的重要区别，要在注册申报资料中予以说明。对未成年人等特殊受试群体执行知情同意，除符合 GCP 原则外，还应遵守各国关于未成年人保护等的相关法规要求。

（五）临床试验进展报告方面的规范性要求

申办者和研究者要按照国际通行的 GCP 原则和伦理委员会的要求，向伦理委员会递交国际多中心临床试验进展情况，包括但不限于入组情况、独立 DMC 的重要决定（如适用）以及本国与其他国家和地区的安全性信息等，便于伦理委员会掌握试验的整体情况，进行跟踪审查，保护研究参与者安全和权益。

（六）法律法规及保险方面的规范性要求

申办者应遵守所在国家和地区对于临床试验保险或其他保障措施的法规要求，保证研究参与者得到及时治疗和足额赔偿。对由境外保险公司所提供的保险，申办者要保证我国境内研究参与者可有效足额索赔，优先保障研究参与者权益。

（七）临床试验用药品标注方面的规范性要求

临床试验用药品的标签内容应完整，并符合所在国家或地区的要求，保证药品的可识别、可追溯和正确使用。标签内容包括临床试验信息和临床试验用药品信息。

临床试验信息包括：申办者名称、临床试验编号、药物编号（如适用）、用法用量（或另提供研究参与者使用说明），并注明“临床试验专用”等。

临床试验用药品信息包括：剂型、给药方式、规格、批号、保存条件和有效期等。

（八）生物样本相关的规范性要求

生物样本的留样和结果使用应该与临床试验方案中规定的一致。如果用于其他用途，应通过伦理委员会的审查并另外获取知情同意。生物样本的保存和运输应符合所在国家和地区相关法规要求，申办者要事先评估跨国家或地区的生物样本转运的合法性和可行性等。

（九）数据管理相关的规范性要求

国际多中心药物临床试验需采用统一的数据处理中心，进行数据的查询、核对、储存和分析。主要疗效和重要的安全性评价指标为实验室评价指标时，建议建立中心实验室进行统一检测。实验室应具备相应临床检验资质。设立区域性中心实验室的，应定期进行实验室间质控一致性验证，保证实验结果的一致性和可靠性。

（十）不良事件编码相关的规范性要求

申办者应统一不良事件的收集和评价方式，使用统一的术语表如《监管活动医学词典》MedDRA、《世界卫生组织不良反应术语集》（WHO ART）等对不良事件进行编码，并建立统一的严重不良事件收集和评价的安全性数据库。AE 或 SAE 的报告应符合所在国家和地区相关要求。

（十一）计算机系统相关的规范性要求

使用计算机系统时，应对研究者和相关人员进行培训，设立技术支持部门，明确联系方式，如电话、电子邮箱、传真等。系统的安全性、用户管理、系统验证、数据报告、导出、修订、处理、保存、质控等要符合计算机化系统的要求，具有自动生成稽查踪迹功能。

（十二）监查稽查相关的规范性要求

申办者或其委托的合同研究组织应对各临床试验中心进行监查，监查报告应存档，申办者应定期审查监查工作的情况。申办者或其委托的 CRO 应制定稽查计划，并有统一的稽查报告模板和稽查结果报告系统。申办者负责对拟委托的 CRO 等第三方组织进行系统的评估和稽查，对其工作质量负责。

第四节　国外相关机构对于国际多中心临床试验的相关要求

（一）案例简述

2022 年 2 月 10 日，美国肿瘤药物咨询委员会经讨论后，以 14∶1 的投票结果建议拒绝批准美国礼来公司与信达生物制药有限公司联合研制的 PD-1 抑制剂信迪利单抗在美国的上市申报。2022 年 3 月 24 日，信达生物发布公告称收到了美国 FDA 有关信迪利单抗上市申请审查的完整复函，结果与美国肿瘤药物咨询委员会此前做出的决定一致。FDA 认为，信达生物需要为信迪利单抗补充额外的临床研究数据，建议开展多区域临床试验（国际多中心 / 区域临床试验）。鉴于信迪利单抗的相关临床试验在中国开展，FDA 认为，单一国家的临床试验数据不能满足其他国家的临床多样性，不符合美国的监管标准，因而建议开展多区域的非劣效性临床试验。根据 FDA 的相关规则与要求，临床试验的人种多样性和适用性是 FDA 关注的重点之一。从上述案例可以得知 FDA 是非常支持国际多中心临床试验的，在其药物审批的决策过程中对于国际多中心临床试验数据的信任度较高。为了让多中心临床试验伦理审查有法可依，美国制定了多中心伦理审查的法律规范。

（二）各国对国际多中心临床试验的相关规定

国际多中心临床试验的数据能否完全适用于不同国家或地区的患者人群受到多种因素的影响，其复杂性和多面性成为各国药监部门审评审批的一大挑战。因此，为了针对这一问题，不少国家都曾出台过相关规定以更好的保障药品审评审批的科学性和合理性，包括日本、欧洲和美国等。其中，日本独立行政法人药品和医疗器械综合机构（Pharmaceuticals and Medical Devices Agency，PMDA）在2007年9月就提出过《国际临床试验基本原则》，对如何接受日本人以外的临床试验数据予以澄清解释。另外，欧洲药物评审组织（the European Agency for the Evaluation of Medicinal Products，EMEA）在2009年发表《欧洲以外临床试验结果外推至欧洲人群的考虑要点》中分析了研究结果外推至欧洲人群可能出现的差异及需要关注的问题。美国在《FDA的观点：在关于用于支持在美国的新药申请中使用外国人数据的监管和科学问题》一文中，详细报道和阐述了FDA在监管中发现国际多中心临床试验存在很多问题，比如越来越多的试验使用国外数据，患者标准治疗和实际用药剂量不一样等。最后得出结论认为，国际多中心临床试验数据要被美国接受，统一标准以及与各方紧密合作是关键。此外，还有许多国家在进行药品审评审批的过程中综合考虑到国际多中心临床试验的相关特点，结合多方因素研究和定义对于国际多中心数据应用到本国患者中可能造成的影响。

（三）各国对多中心临床试验的重点关注内容

美国FDA对于在其国内拟申请上市的药物，在国外进行临床试验要严格遵循伦理原则和GCP标准，保证研究者资质和培训，保障研究参与者的权利、福祉和安全，同时保留对任一参加试验的临床试验机构进行现场检查的权力。FDA评审关注点主要有以下几个方面：临床试验的设计和实施应当严谨且无偏差、临床试验内在的一致性、统计学的说服力、有利的风险受益比等。

欧盟EMA审评部门的关注重点集中在临床试验是否符合伦理原则和GCP要求，数据质量是否有保障，试验结果对欧盟人群是否适用等三个方面，对于伦理、临床需求、开展试验的可行性、数据质量保证措施等，建议在规划和设计国际多中心临床试验时，应对可能影响临床试验结果的内在和外在因素进行深入和前瞻性的研究。

纵观全球，我们会发现各国对国际多中心临床试验都是积极、支持的态度，在药物审批过程中的重视程度非常高。同时各国监管要求的基本理念都是相似的，只是在具体要求上存在一些细微差别，这与各国各地区的药物研发和监管现状以及医疗实践差异等密切相关。因此在国际多中心临床试验广泛开展的今天，进一步加强国际监管方面的合作和交流，可以能够更好地理解和遵照国际通用标准，促进我国在药物研发全球化进程中的进一步发展，缩短创新药在中国上市的时间差，从而真正实现以患者为核心的药物研发和监管具有十分重要的意义。

（曹国英、李晓玉）

第十一章 临床试验研究参与者的设置

临床试验是以人体(患者或健康人)为对象的试验,目的是明确某种试验药物的药代动力学(药物在体内的吸收、分布、代谢和排泄过程)、药效学(药物对生物体产生的效应和副作用的研究)及安全性等特征。临床试验是保障患者用药安全和有效的重要环节,通过严格的试验过程,可以最大程度地保障患者的权益和生命安全。新药必须经过完整的药物临床试验过程,从早期的安全性和耐受性试验,到后期的大规模随机对照试验,证明药物的安全性和有效性,确定剂量和给药方案,并评估不良反应和药物相互作用等信息后确定安全有效才能获得批准用于医学治疗。

参加临床试验的研究对象被称为"研究参与者"或"研究志愿者",而不是"小白鼠",其中包括患者或健康人。根据 2023 年 2 月 27 日由国家卫生健康委员会、教育部、科学技术部和国家中医药管理局联合发布的《涉及人的生命科学和医学研究伦理审查办法》,将参与临床研究的健康人和患者的名称更新为"研究参与者"。

临床试验是一项科学研究活动,需要进行严格的试验设计、伦理审查和监督管理,以确保试验的安全性和合法性。同时,研究参与者在参与临床试验前会签署知情同意书,了解试验的目的、设计、可能的风险和获益等,并有权随时中止参与试验。临床试验的目的是评估新药的安全性和疗效,并为患者提供新的治疗选择,试验结果会反馈给医学界和药品监管部门,有助于制定更加科学合理的临床治疗方案和药品审评标准,促进医疗进步和药物创新。因此,临床试验的参与者不仅有机会获得新的治疗选择,同时也为未来的医药事业贡献自身力量。

临床试验的科学性主要取决于试验方案的设计。参照我国 2020 年 7 月 1 日实施的《药物临床试验质量管理规范》,每一项临床试验的方案需明确试验目的(包括主要终点和次要终点),筛选研究参与者的标准和理由,项目实施方法(如双盲、安慰剂对照、平行组设计,减少或控制偏倚的方法等),试验用药品的剂量、给药方案,试验用药品的剂型、包装、标签,临床试验的预期时长和具体安排,部分临床试验及全部临床试验的"暂停试验标准""终止试验标准",试验用药品管理流程,盲底保存和揭盲的程序等内容。

第一节 临床试验研究参与者的选择

一、研究问题

每项临床试验需要根据新药的研究背景、临床前研究基础、相关的政策法规等要求,明确、具体地确定合理的、符合实际和法规要求的、可靠且科学性的研究问题和目的,继而有助于指导选择试验组和对照组研究参与者的标准和流程。临床试验的研究目的通常是围绕以下几个方面确定的:药物的安全性,耐受性,药代动力学特征,药效学,与安慰剂或对照药物的疗效比较,最佳的给药方式、剂型和剂量,研究参与者的最佳受益方式等。

二、伦理学要求

伦理委员会的职责是保护参与者的权益和安全,对临床试验的科学性和伦理性进行审查。每项临床试验必须确保试验的设计符合伦理原则和法律法规。特别是对照组的选择应尊重研究参与者的权益和安全，不能给研究参与者带来不必要的伤害或剥夺已知有效治疗的机会。在临床试验开始前，应充分评估研究参与者的受益和风险，受益必须大于研究参与者可能承受的相关风险，特别是对于Ⅰ期临床试验中的健康研究参与者，不仅需要在试验中严格监测和保护研究参与者的安全，并且应予以一定的经济补偿。

三、选择依据

每个研究药物在开始人体试验前，都需要开展详尽的、科学的和规范的临床前基础研究。参考临床前数据和既有文献报道信息，有助于确定临床试验设计中合适的试验组和对照组。试验组和对照组是临床试验中的两个重要组别。试验组是指接受新药的组别，设立试验组的目的是评估新药的疗效和安全性。对照组则是指接受传统治疗方法（通常为患者）或安慰剂（通常为健康人）的组别，以与试验组进行比较。设立对照组的目的是评估试验组的疗效是否优于传统治疗方法或安慰剂，或者是否存在任何不良反应或副作用。研究参与者被分配的组别通常是通过随机对照研究来决定的。在随机对照研究中，研究参与者被随机分配到试验组或对照组，以减少偏见和主观因素的影响，从而提高研究的可靠性和有效性。例如，在双盲随机安慰剂对照试验中，参与临床试验的研究参与者被随机分配至试验组或安慰剂组，研究参与者和研究者对研究参与者所使用的药物类型均不知情。安慰剂通常是一种外观形似试验药物，但不含药物活性成分的物质。在临床试验中，安慰剂通常被用作对照组，以评估试验药物的疗效。

四、可行性和可接受性评估

评估试验组和对照组的可行性和可接受性应结合资源、时间、研究人员的能力和研究参与者的可招募性等因素，确保试验组和对照组的标准和流程是可行且科学的。

五、随机化和设盲

常见的减少或控制偏倚所采取的措施主要包括随机化和盲法。随机对照研究是一种常见的临床试验设计，在随机对照研究中，研究参与者被随机分配到试验组和对照组，试验组接受新型治疗方法，对照组则接受传统治疗方法或安慰剂。随机对照研究可以减少偏见和主观因素的影响，确保组间的比较具有统计学意义，提高研究结果的可靠性和有效性，为医生和患者提供更好的治疗选择和决策支持，推动医疗研究的发展和进步。

设盲即在编盲人员的指导下，对试验药和对照药品（阳性对照药或安慰剂）设置编号，试验药和安慰剂的药品标签除药品编号之外，其他信息完全一致。在整个试验过程中，研究参与者和/或研究人员对研究参与者使用的何种干预药物保持未知状态。

常用的盲法有单盲和双盲，更严格的试验可能会采用三盲法。

1. 单盲　是指研究参与者未知自己接受的是试验药物还是对照药品，但是研究者已知。单盲法操作简单，但易受主观因素或某些不易控制的因素干扰从而产生偏倚，若试验采用单盲或者开放性试验则需要说明理由和控制偏倚的措施。

2. 双盲　是指研究参与者和该临床试验的研究人员均未知研究参与者接受的是试验药物还是对照药品。实施双盲法时，为了控制潜在的试验偏倚，随机编码将作为保密信息妥善保存以防泄露给研究参与者、研究者及直接接触研究者的试验工作人员，直到试验数据库锁库完成。然而，当遇到下列紧急情况时研究中心研究者决定是否进行紧急揭盲或破盲：①发生严重不良事件；②研究参与者需紧急抢救时。如是，研究者需紧急联系申办者通知随机化专员立即执行揭盲（随机化专员 24 小时待机）。揭盲操作完成后，研究者进入系统即可获取盲底，揭盲时间及原因将保存于随机系统中，一旦揭盲，该研究参与者即被作为脱落病例。

值得注意的是，在实际操作中由于某些客观因素，不能够做到严格的双盲，比如，尽管某一些药物外观性状和安慰剂相似，但是其具有特殊的气味，或者其排泄后可通过小便或者大便的颜色进行猜测。因此，如有上述类似的特殊情况，每个试验应预先规定如何更准确地保证试验双盲法的进行。

3. 三盲 研究参与者、该临床试验的研究人员、监察员和统计人员均未知参与者接受的是试验药物还是对照药品。但在数据分析时，由于统计人员也处于盲法状态，需要待所有的试验数据准确录入数据库且审核无误后锁定数据，进行 A 和 B 分组（但 A 和 B 分别代表哪一组未知），然后再进行统计分析，待分析结束后再进行揭盲 A 和 B 组代表的组别信息。三盲法是最为严格的盲法方式，在具体操作中也具有较大的难度。

六、临床可实施性考量

根据试验目的、具体的经费预算、可行性和临床可操作性，选择与实际临床实践相符合的试验组和对照组，有助于将试验结果更好地转化为实际应用。在进行试验和对照选择时，建议与专业的研究团队和专家进行讨论，进一步提供有关特定研究领域和研究问题的经验和见解。此外，试验应遵循国际和国家相关的临床试验指南和规定，以确保试验的科学性和伦理性。

第二节　入选和排除标准的设定要点

临床试验方案需要设计研究参与者的入选和排除标准，以及研究参与者退出试验的标准和程序。临床试验的入选标准是指试验的研究参与者必须满足的一系列条件，以保证试验的准确性和安全性。入选标准通常会考虑到试验目的、疾病的临床特征、研究参与者的生理状况、用药史，研究参与者是否能较好地代表将来使用研究药物的靶向人群和其他相关因素等内容，但具体要求因试验类型而异。在设计临床试验时，入选和排除标准的设定非常重要，主要用于确定哪些人群符合试验的参与条件。以下是设定入选和排除标准的要点。

一、研究目的

首先，明确试验的研究目的和假设。入选和排除标准应与试验的目的和研究问题一致。例如，如果试验目的是评估某种治疗方法在特定人群中的效果，那么就可能需要设定特定的入选标准以确保只有符合某些特征的人群可参与。

二、研究参与者特征

根据试验目的，确定研究参与者的特征，主要包括年龄、性别、疾病类型和严重程度、既往治疗史、生理指标等。入选标准应具体明确，以确保试验结果的有效性。

以下是一些常见的入选标准：

1. 疾病的诊断和病情严重程度。
2. 年龄、性别、种族等人口统计学特征。
3. 身体状况、体重指数等生理指标。
4. 用药史和治疗史。
5. 是否具备知情同意的能力。

三、安全性考虑

应充分保证研究参与者的安全性，设定排除标准以排除那些可能存在较高风险或可能对试验干预措施产生不良反应的人，包括对某些疾病、过敏反应、重大器官功能障碍等的排除。排除标准通常是基于安全性和准确性的考虑，以避免试验结果被混淆或参与者在试验中出现不良反应。

四、可行性考虑

考虑到试验的可行性，确保设定的标准能够在实际招募过程中操作和实施。设定过于严格的标准可能导致难以招募足够的研究参与者，从而影响试验的进展和结果。

五、伦理和法规要求

确保设定的标准符合伦理和法规的要求，保护研究参与者的权益和安全。在设定入选和排除标准之前，需要经过伦理委员会和监管机构的审查和批准。设定入选和排除标准需要综合考虑研究目的、参与者特征、安全性、干扰因素和可行性等因素。

六、其他干扰因素

排除可能影响试验结果的干扰因素，包括研究参与者是否参与其他试验、采取其他干预措施、存在重大的心理或行为障碍等情况。排除这些因素有助于减少干扰变量的影响，提高试验结果的可靠性。

以下是一些常见的排除标准：

1. 可能影响试验结果或导致安全问题的其他疾病或病史。
2. 对试验药物或治疗方法过敏或无法耐受。
3. 孕期或哺乳期。
4. 患有精神疾病或无法配合试验要求。

第三节　临床试验样本量和可行性考量

在设计临床试验时，样本量和可行性是两个重要的考虑因素。

一、样本量评估

1. 效应大小　临床试验的研究者期望试验组和对照组之间的差异有多大。根据效应大小，可以使用统计学方法计算所需的最小样本量，以便于在后续试验中能够达到统计学上的显著性。

2. 统计学和显著性水平　临床试验研究者期望试验具有的统计学力和显著性水平。统计学力是试验能够检测到真实效应的能力，显著性水平是拒绝虚无假设的阈值。根据这两个因素，可以计算出所需的样本量。

二、可行性考虑

1. 可招募性　考虑到研究人员的招募能力和资源限制，评估试验所需的样本量是否可在合理的时间内招募到。如果样本量太大，可能会导致招募困难和延迟试验进程。

2. 资源和经费预算　评估试验所需的资源和经费预算，包括整个试验所需要的人力、设备、药物、实验室检查、仪器，研究参与者的治疗、补助、住院费用、随访交通费用，研究人员的劳务费，研究中心的管理费，辅助科室的检测费，稽查人员的差旅费，第三方检测和数据统计的经费等。应确保有足够的资源和经费来支持整个试验的顺利进行。

3. 时间周期　即试验的时间限制，包括招募、治疗、数据收集和分析等阶段。确保试验的时间安排是可行的，并与预期的研究目标一致。同时，也需评估参与项目的研究人员包括研究医生，研究护士，检验人员，影像学检查等实际投入试验的时间和预计投入时间的差距。

4. 参考相关文献 参考类似研究的先前经验和文献结果，了解在类似的研究中使用的样本量和可行性方面的考虑。这可以为试验设计提供有关样本量和可行性的合理参考。

在临床试验设计中，研究者可能需要在科学性和实际可行性之间权衡。研究者应根据资源和条件对试验方案做出适当的调整，以确保试验能够在可行的范围内得以完成，并产生具有统计学和临床意义的结果。建议研究者与专业的研究团队、统计学家和临床专家合作，并参考相关的临床试验指南和规定，以确保试验样本量和可行性的合理性和科学性。

第四节　特殊人群研究

在临床试验中研究特殊人群如儿童、孕妇、老年人、肝肾功能不全患者和残障人士等是非常重要的，因为这些人群通常具有特定的生理、病理和药代动力学特征，需要特殊的试验设计和安全保护措施。研究特殊人群时，需要与相关的临床专家、伦理委员会和监管机构进行密切合作，并参考相关的指南和规定，以确保试验的伦理性、科学性和安全性。

一、儿童和青少年

儿童和青少年在临床试验中通常被视为特殊人群，因为他们的生理、生长和发育特征与成年人不同，对药物的代谢和反应也有所差异。当研究对象为儿童和青少年时，需要采用适当的试验设计和保护措施，确保他们的权益和安全。这主要包括使用适龄儿童的相关临床指南、采用适当的剂量和药物给予方式，全面的安全性监测和伦理保护，并确保知情同意的适应性和可理解性。

参照我国 2020 年 7 月 1 日实施的《药物临床试验质量管理规范》要求，儿童作为研究参与者时应当征得其监护人的知情同意并签署知情同意书。当儿童有能力做出是否同意参加临床试验的决定时，还应当征得儿童本人的同意。如果儿童参与者本人不同意参加临床试验或者中途决定退出临床试验时，即使监护人已经同意参加或者愿意继续参加，也应当以儿童参与者本人的决定为准，除非在严重或者危及生命疾病的治疗性临床试验中，研究者、其监护人认为儿童参与者若不参加研究其生命会受到危害，这时其监护人的同意即可使患者继续参与研究。在临床试验过程中，儿童参与者达到了签署知情同意的条件，则需要由本人签署知情同意后方可继续实施。

二、孕妇

孕妇参与临床试验是一个敏感的话题，因为试验药物或干预措施可能对胎儿和孕妇本身产生一定的影响。孕妇作为研究对象的临床试验在试验设计时需要格外谨慎，胎儿和母亲的安全是最重要的考虑因素，需要仔细评估和平衡潜在的风险和获益，须严格遵循伦理和法规要求，确保试验的安全性和有效性，并尊重孕妇的知情同意和自主决定权。

三、老年人群

老年人群通常具有特殊的生理和药代动力学特征，并且可能伴随多种慢性疾病和合并药物治疗。因此，在以老年人群为研究对象的临床试验中，试验设计应充分考虑老年人的特殊需求，多种合并疾病、药物的相互作用等因素，以确保试验的安全性、可行性和适应性。

四、肝功能不全人群

肝功能不全人群的肝脏代谢和药物清除可能受损，从而影响药物的安全性和有效性。研究肝功能不全人群时，需要特别关注肝脏的生理特征、药物代谢和安全性监测，以确保试验的科学性、合理性和安全性。以下是研究肝功能不全等特殊人群时应考虑的一些因素：

1. 入选标准　明确定义肝功能不全的临床指标和程度，例如肝酶水平、肝脏疾病分级、肝功能评分（如 Child-Pugh 评分）等。根据特定研究目的和试验干预，设定适当的入选标准，以确保研究人群具有代表性并符合研究需求。

2. 安全性和毒性监测　对于肝功能不全的人群，需要密切监测药物代谢、药物剂量和副作用。考虑到肝脏对药物代谢的影响，可能需要调整药物剂量或延长药物清除时间，以确保药物在肝功能不全患者中的安全性和有效性。在试验期间需要密切监测和评估肝脏功能、肝酶水平和肝毒性等指标，定期进行临床检查、实验室检测和影像学评估，监测药物的安全性和疗效。

3. 药物代谢和药物相互作用　肝功能不全可能影响药物的代谢和清除，增加药物积聚和毒性的风险。因此，研究者需要考虑药物的代谢途径、药物相互作用和副作用，并根据肝功能不全程度调整药物剂量和给药方案。

4. 资源和合作　研究肝功能不全等特殊人群需要充分的专业知识和资源。与肝脏专家、肝脏病学研究人员和临床药师等专业人士合作，进行多学科团队合作，以确保试验的科学性、伦理性和可行性。

五、肾功能不全患者

临床试验中对于肾功能不全的特殊人群，需要特别关注肾脏相关的生理特征、药物代谢和安全性。以下是在研究肾功能不全等特殊人群时应考虑的一些因素：

1. 入选标准　明确定义肾功能不全的临床指标和程度，例如肾小球滤过率或血肌酐水平等。根据特定研究目的和试验干预，设定适当的入选标准，以确保研究人群具有代表性并符合研究需求。

2. 药物代谢和清除　肾功能不全可能会影响药物的代谢、分布和排泄，导致药物的积聚和潜在的毒性。因此，在研究肾功能不全患者时，需要考虑药物的肾脏清除途径和剂量调整，以确保药物的安全性和有效性。

3. 安全性监测和评估　肾功能不全患者在试验期间需要密切监测和评估肾脏功能、药物的肾毒性和副作用等指标。定期进行肾功能测试、尿液分析和血液检查，监测药物的安全性和疗效，以确保患者的安全性。

4. 透析患者　对于接受透析治疗的肾功能不全患者，他们的药物清除和药物代谢可能受到透析的影响。在研究接受透析治疗的人群时，需要考虑透析时间点、药物给予方式和剂量调整，以确保药物的适当使用和安全性。

5. 资源和合作　研究肾功能不全等特殊人群的临床试验需要综合考虑肾脏生理特征、药物代谢和安全性等因素，并遵循相关的临床指南和伦理规定，以确保试验的安全性和科学性。与肾脏专家、肾脏病学研究人员和临床药师等专业人士合作，进行多学科团队合作，可以更全面地研究肾功能不全的特殊人群。

六、残障人士

残障人士可能具有特定的健康需求和限制，需要特别的试验设计和配套措施。在研究残障人士时，应充分尊重他们的自主权和意愿，特别关注他们的特殊需求、参与能力和安全性，应采取适当的沟通方式、辅助技术和支持措施，确保他们能够充分参与试验并受到适当的保护。

（沈宏萍、杨　玲）

第十二章 临床试验中的人员

药物临床试验涉及多个团队合作，其中包括：申办者、研究者、研究参与者、机构办公室、伦理委员会、SMO、CRO。

临床研究人员的职责还涉及其科研诚信 / 职业道德，应遵守基本的道德规范和标准；对研究参与者基本资料的采集或数据的收集应做到真实、保密，科研论文的撰写要保证结果真实性，杜绝抄袭、弄虚作假等。

第一节 研 究 者

一、研究者定义

（一）研究者定义

根据《药物临床试验质量管理规范》（2020 年），研究者是指能实施临床试验并对临床试验质量及研究参与者权益和安全负责的试验现场的负责人，即指常规所说的主要研究者。研究者是临床试验中取得成功的关键环节，研究者应当具备的资格和要求有：

1. 具备在临床试验机构的执业资格；具备临床试验所需的专业知识、培训经历和能力；在 2020 年新颁布的《药物临床试验机构管理规定》要求主要研究者应当具备高级职称并参加过 3 个以上的药物临床试验。
2. 熟悉申办者提供的试验方案、研究者手册、试验药物相关资料信息。
3. 熟悉并遵守本规范和临床试验相关的法律法规。
4. 研究者具有承担临床试验相关的职责和功能，应当确保其具备相应资质，应当建立完整的程序以确保其执行临床试验相关职责和功能。

主要研究者即每一次临床试验都由一位主要研究者负责，其他试验人员在其指导和协助下完成临床试验，通常这位项目负责人称为 PI，美国国立卫生研究院（National Institute of Health，NIH）则定义为“由申请机构认定的有一定权力和责任指导基金所支持的项目或计划的个体”。临床试验项目的这一管理模式，通常被称为 PI 负责制。概括起来，PI 负责制就是以 PI 为核心进行人力资源配置、以项目经费及成本核心进行财力资源配置的一种科研管理机制。PI 是临床试验的第一负责人，特别是在新药的临床试验中，GCP 里提到的研究者指的是主要研究者。

（二）牵头研究者定义

牵头研究者（leading PI），是在多中心临床试验中，负责整个临床试验协调的研究者，常为牵头单位 / 组长单位的主要研究者。在牵头多中心的临床试验的过程中，leading PI 扮演着非常重要的角色，他需要在对创新药物的理解的基础上，能够对临床方案做出专业判断，并对试验设计提供建设性意见以及对临床试验过程中的医学风险进行控制。

二、研究职责

研究者在临床试验中承担着重要的角色，也是临床试验能够顺利完成的关键因素，在 GCP 中主要职责有以下几个方面：

1. 负责组织临床试验，对临床试验具有丰富的专业知识和经验；并有权支配参与该试验的人员和使用该项试验所需的设备。

2. 研究者负责授权相关有资质人员参与临床试验，对临床试验的质量进行管理。

3. 研究者负责保证临床试验参与者的权益和安全性，应当给予参与者适当的医疗处理。研究者不仅要参与制订、修订与审核试验方案及相关标准规程，还需采取必要的措施保障参与者的安全，而且在临床试验和随访期间，当参与者出现与试验相关的不良事件时，包括有临床意义的实验室异常时，研究者都应保证参与者及时得到妥善地处理。

4. 研究者应当接受申办者组织的监查、稽查，以及药品监督管理部门的核查。

5. 在临床试验中，研究者应保证临床试验数据真实、准确、完整，并及时记入病历和病例报告表中。

6. 研究者在临床试验实施前，应当获得伦理委员会的书面同意；在未获得伦理委员会的书面同意前，不能进行研究参与者的筛选。

7. 在临床试验中，未经伦理委员会同意，研究者不得在试验中修改或者偏离试验方案。

8. 研究者对申办者提供的试验用药品有管理责任，在临床试验过程中，研究者应当授权有资格的药师或其他人员管理试验用药品，试验用药品管理的记录包括：药品的接收、贮存、分发、回收、退还及未使用药物的处置均符合临床过程方案及相关规定并保存记录。

9. 研究者应当遵守临床试验的随机化程序。

10. 研究者在实施知情同意时，应当遵守《赫尔辛基宣言》的伦理原则。研究者应当使用经伦理委员会同意的最新版本的知情同意书，不得采用强迫、利诱等方式影响研究参与者参加或者继续临床试验。

11. 研究者应当保证所有临床试验数据是从临床试验的源文件和试验记录中获得的，是准确、完整、可读和及时的。

12. 研究者应当按照“临床试验必备文件”和药品监督管理部门的相关要求，妥善保存试验文档。

第二节 研究护士

一、研究护士定义

研究护士是指专门从事临床研究的护理人员。研究护士应当具备的资格和要求有：

1. 取得执业护士资格。
2. 具有护理专科或以上学历。
3. 受聘于研究机构。
4. 获得 GCP 证书。
5. 具有相关的临床试验能力和经验。
6. 临床试验病房至少有一名具有重症护理或急救护理经历的专职护士。

二、研究护士职责

临床研究护士在临床试验中承担着多项工作，对保证临床试验质量起着重要作用，其主要职责体现在以下方面：

1. 协助研究者管理研究参与者，包括研究参与者的招募、筛选、入组、健康宣教、随访等。

2. 参加项目方案讨论会、启动会，熟悉临床试验方案，并在可行性和可用资源等方面提出建设性意见和建议。

3. 做好研究参与者试验依从性管理工作，耐心解释参与者遇到的问题，指导参与者遵守试验方案。

4. 协助临床研究病房或随访中心负责人研究参与者，包括研究参与者的全程护理、环境、医院感染、试验药品的管理、研究参与者档案的管理、试验需用物资的管理、研究参与者餐食的管理。

5. 试验病房冷链系统的管理、各种仪器的管理，包括冷链系统和仪器的校对、年检工作。

6. 熟练掌握临床研究病房、随访中心各种医疗仪器、设备的操作流程及各种抢救设备、设施的应用并保证抢救设施性能良好，保证抢救物品、药品齐全且在有效期内。

7. 严格按照相应 SOP 进行试验各项操作，在筛选、试验过程中及随访复查完成包括但不限于研究参与者样本采集、生命体征监测、心电图监测、一般体检资料的获取（身高、体重、人口学资料等）、试验药品的领取、发放、给药、回收等。

8. 试验过程中严密观察研究参与者的不良反应，发生 AE/SAE 应及时报告研究者，若遇严重不良事件除及时报告外，还要和研究医生及其他研究者共同积极参与抢救工作。

9. 协助研究者完成试验数据的收集和临床试验资料的归档。

10. 协助研究者配合各方的监查、稽查以及机构内部检查、核查等工作。

第三节　资料管理员

一、资料管理员定义

临床试验资料管理员，包括机构资料管理员和专业科室资料管理员。

（一）机构资料管理员定义

机构资料管理员是指在临床试验机构中管理 GCP 临床试验资料的人员。

（二）专业科室资料管理员

专业科室资料管理员负责管理本专业 GCP 临床试验的在研资料，一般由科室 GCP 秘书或研究护士担任。

二、资料管理员职责

（一）机构资料管理员职责

对资料进行集中存放和管理，并负责制定机构资料管理的制度、规范和 SOP。

（二）专业科室资料管理员职责

专业科室资料管理员的职责主要有以下几个方面：

1. 负责本科室临床试验相关文件资料的保存与管理。

2. 负责本科室在研项目临床试验资料的保存与管理。

3. 临床试验结束后，负责将本项目资料交给中心资料管理员，验收签字后由中心资料管理员保存。

4. 接受申办者 /CRO 派遣的监查员或稽查员的监查 / 稽查，以及药品监督管理部门的核查。

5. 接受机构质控人员的相关检查。

第四节　药库管理员

一、药库管理员定义

药库管理员，包括机构药库管理员和专业科室药库管理员。

（一）机构药库管理员定义

机构药库管理员是指在临床试验机构中管理 GCP 临床试验药品的人员。具体负责管理整个机构的临床试验用药。

（二）专业科室药库管理员定义

专业科室药品管理员负责管理本专业 GCP 临床试验的药品，一般由科室研究护士或授权 CRC 担任。

二、药库管理员职责

（一）机构药库管理员职责

机构药库管理员的主要职责有以下几个方面：

1. 负责机构药库中临床试验药物储藏室和 / 或储藏柜的门禁管理、环境管理、安全管理、保密管理。
2. 负责机构药库中药物储藏室和 / 或储藏柜的温度和 / 或湿度记录。
3. 负责临床试验药物接收时的验收与核对工作，对于验收不合格的试验药物拒绝接收。
4. 负责临床试验开展期间试验药物的管理工作。
5. 负责临床试验药物退还时的检查与核对工作。
6. 发生特殊情况时（如超温）及时向受影响试验的主要研究者及专业负责人汇报，并将受到影响的试验药物隔离妥善管理，直到获得主要研究者的进一步指示。
7. 负责临床试验药物相关记录的填写。
8. 负责临床试验开展期间药物管理相关记录、票据、运货单等的保管。
9. 负责接待申办者 /CRO，以及监管部门对临床试验药物管理的监查、稽查和检查。
10. 负责对各临床试验专业的药物管理员进行试验药物管理相关的培训。

（二）专业科室药库管理员职责

专业科室药品管理员的职责主要有以下几个方面：

1. 负责从机构药库领取试验用药物，并详细记录项目名称、药名、编号、批号、数量、有效期、转运条件、领药人等信息。
2. 负责试验药物在本专业科室的单独保存。
3. 接受申办者 /CRO 派遣的监查员或稽查员的监查 / 稽查，以及药监部门的核查。
4. 接受机构药库管理员的相关培训。
5. 接受机构质控人员的相关检查。

第五节　临床研究助理

一、临床研究助理定义

临床研究助理，主要指 CRC，是指接受医疗机构相关培训并经 PI 授权后，在临床试验病房或机构中协助研究者进行非医学判断类工作的人员。临床研究助理应当具备的资格和要求有：

1. 具有医学、药学、护理、检验等相关专业大专及以上学历。

2. 完成《药物临床试验质量管理规范》等法规及临床试验技术培训，持有国家药品监督管理局高级研修学院出具的药物临床试验质量管理规范网络培训结业证书，或美国国立卫生研究院国家药物滥用研究所出具的 ICH-GCP 证书（证书有效期需在五年以内）。

3. 严格遵守临床试验所适用的、相关的法律法规，遵守医院临床研究相关工作流程及试验 SOP，并按照临床研究方案及 CRC 协议提供高质量的临床研究服务。

4. 独立承接临床协调工作的 CRC 应具备一年及以上临床试验协调的工作经历。

5. 接受 CRC 或研究助理培训，并获得 CRC 或研究助理培训证书。

6. 在满足以上条件的基础上，担任 SMO 联络人的 CRC 还需有 2 年以上 CRC 工作经验并独立承担 3 项及以上临床试验项目的 CRC 工作经历。

二、临床研究助理职责

1. 协助研究者完成临床试验启动前的相关工作，包括准备立项和伦理审查资料、跟踪进度、协调项目启动会等。

2. 协助研究者进行资料管理，包括研究文档的收集、整理、更新和存档等。

3. 保证准确、完整、及时、合法地收集临床研究原始数据，载入病例报告表。

4. 进行研究参与者管理，包括研究参与者招募、研究参与者访视安排、协助研究者对研究参与者进行医学检查安排及研究参与者的检查结果获取等。

5. 生物样本的管理，包括协助研究者对研究参与者的生物样本的处理、分装、存储、运送和记录等。

6. 协助研究者进行试验物资管理，包括相关物资的申请、接收和回收。

7. 研究参与者安全信息的管理，包括协助研究者并提醒其审阅检查报告单，研究参与者日记的记录，提醒研究者及时处理安全性报告，协助研究者完成相关记录和报告。

8. 协助药物管理员进行试验药物管理。

9. 协助研究者配合监查、稽查、核查和检查相关工作。

10. 协助研究者与医院相关部门及申办者、合同研究组织等协调沟通并记录，形式包括电话、微信、邮件、口头、传真等。

第六节　申　办　者

一、申办者定义

申办者是指负责临床试验的发起、管理和提供临床试验经费的个人、组织或者机构，在临床试验中发挥着重要的作用。

申办者按照《药品注册管理办法》（2020 年）的要求，需要向药品监管部门递交临床试验申请和最终的临床试验报告，进而最终完成药品注册。新药研究的申办者必须在我国有法人资格，如果是境外机构，需要指定中国境内的企业法人完成相关药品注册事项。

二、申办者职责

根据《药物临床试验质量管理规范》（2020 年），申办者的职责主要有以下方面：

1. 申办者应当把保护研究参与者的权益和安全以及临床试验结果的真实、可靠性作为临床试验的基本考虑。

2. 申办者应当建立临床试验的质量管理体系。质量管理体系应当涵盖临床试验的全过程，包括临床试验的设计、实施、记录、评估、结果报告和文件归档。质量管理包括有效的试验方案设计、收集数据的方法及流程、对于临床试验中做出决策所必需的信息采集。

3. 申办者基于风险进行质量管理。试验方案制定时应当明确保护研究参与者权益和安全以及保证临床试验结果可靠的关键环节和数据。应当识别影响到临床试验关键环节和数据的风险。在系统层面，如设施设备、EDC 系统、供应商；在临床方面，如试验设计、知情同意过程、试验药物等。

4. 申办者负责制定、实施和及时更新有关临床试验质量保证和质量控制系统的 SOP。临床试验和实验室检测的全过程均需严格按照质量管理 SOP 进行。

5. 研究者负责选择研究者和研究机构，研究者应当经过临床试验的培训、有足够的医疗资源完成临床试验。如果有多个临床试验机构参加的临床试验，由申办者负责选择组长单位。

6. 临床试验各方参与临床试验前，申办者应当明确其职责，并在签订的合同中注明。

7. 申办者在试验管理、数据处理与记录保存中应当符合以下要求：申办者应当选用有资质的人员监督临床试验的实施、数据处理、核对、统计分析和试验总结报告的撰写；电子数据管理系统应当具有完整的使用 SOP，并保证安全性，未经授权的人员不能访问。

8. 申办者应当采取适当方式保证研究参与者补偿或者赔偿；申办者应当免费向研究参与者提供试验用药品，支付与临床试验相关的医学检测费用。

9. 申办者负责向研究者和临床试验机构提供试验用药品，申办者负责制定试验用药品的供给和管理规程，并负责试验药物期间的安全性评估。

10. 申办者可以将临床试验的部分或者全部工作和任务委托给合同研究组织，但申办者仍然是临床试验数据质量和可靠性的最终责任人，应当监督合同研究组织承担的各项工作。

（王　颖、朱晓红）

第十三章 临床研究病房管理

第一节 临床研究病房的建设及管理

随着全球新药研发的进程不断加快，中国也越来越重视新药研发与医学转化，《"健康中国2030"规划纲要》中提出的战略目标是加强医药技术创新，构建国家医学科技创新体系。为了实现这一宏伟目标，必须加强临床研究病房的建设。2019年11月8日北京市卫生健康委员会、北京市科学技术委员会等多部门联合印发《北京市关于加强研究型病房建设的意见》，文件指出：研究型病房是在具备条件的医院内，医务人员开展药物和医疗器械的临床试验、生物医学新技术的临床应用观察等临床研究的场所，是重要的医疗资源也是科技基础设施。临床研究病房与普通病房有着本质性的区别，它是重要的科技基础设施，是开展新技术、新方法、新药品和新器械等创新研究的策源地和试验田，也是医学科学创新全产业链布局医药健康产业体系的重大举措。临床研究病房的设施和环境是开展临床试验的基础，是临床试验正常运行的保障。

一、病房空间布局

按照《药物Ⅰ期临床试验管理指导原则（试行）》的要求，临床研究病房环境应相对独立和私密。在设置要求上，根据试验不同环节设置不同的功能区，包括试验区、研究人员办公区、研究参与者休闲活动区等，设立门禁系统限制人员出入，以保障研究参与者隐私和安全。各区域应相对集中、相对独立、互不干扰，研究参与者和工作人员进入病房有不同的通道，整个病房的路径应保持流畅。

（一）试验区

试验区是开展临床试验的核心区域，根据试验的不同环节，一般又分为研究参与者筛选区、研究参与者给药区和临床观察区、生物样本采集管理区、药物管理功能区、信息管理区、随访区等。试验区的设置以保障试验流程的顺畅为原则，一般没有严格的布局规定。

1. 研究参与者筛选区 是研究者根据临床试验方案要求筛选出合格的研究参与者的场所，常包括研究参与者接待室、知情同意室、体格检查室、心电图室、采血室、信息管理室、标本采集区等。

（1）研究参与者接待室：是研究参与者等待知情和随访的场所，可以进行研究参与者身份确认登记，排查3个月内重复参加临床试验的记录等，一般设置在靠近病房入口的位置。

（2）知情同意室：是研究者与研究参与者进行沟通，介绍临床试验详细内容并签署知情同意的场所，条件允许可设置一大一小两间，大的用于批量研究参与者集体知情，小的用于研究参与者一对一单独知情。应是相对安静、独立和温馨的区域。

（3）体格检查室：主要为研究者对研究参与者进行筛选查体的场所。应配置身高体重测量仪、血压计、体温计、检查床、记录设备等。

2. 研究参与者给药区和临床观察区 是对筛选合格后入组的研究参与者进行试验给药、标本采集、临床观察的场所，包括试验病房、护士站、抢救室、治疗室、医护值班室以及用于特殊试验项目的特殊功能区，如负压病房、同位素病房等。

（1）试验病房：包括专用试验病房和普通试验病房。专用试验病房是用于某些特定的研究，如负压病房（用于吸入制剂给药）、同位素病房（用于放射性核素的研究）、生物治疗研究病房（肿瘤生物制剂的研究）等；普通病房则是用于研究参与者的常规给药、一般临床观察和夜间休息。

（2）护士站：按照医疗机构常规要求设置病房护士站，应布局在病房的中心位置，便于进行研究参与者的入院接待、临床观察和试验操作等。

（3）抢救室：用于临床试验过程中研究参与者发生危急情况的抢救，应具有必要的现场抢救条件，需要配备监护仪器设备如心电监护仪、呼吸机、心电图机、除颤仪、吸引器和常用的急救药品、抢救床、紧急呼叫系统、可移动抢救车等，确保抢救药品齐全、在有效期内，抢救设备状态良好，能备应急使用。同时，试验场所也应有迅速转诊的条件，如急救绿色通道，能够在5～10分钟内到达医疗机构的专门抢救科室。

3. 生物标本采集管理区　是临床试验过程中生物标本采集管理的区域，主要是血液标本集中采集、离心和储存的场所，包括生物标本采集室、处理室及储存室等。

（1）生物标本采集室：药物临床研究中，常涉及生物标本的密集和集中采集，如研究药物代谢动力学/药物效应动力学时，研究中常常安排研究参与者集中在一个区域内进行采集，这有利于临床观察和标本的准确采集，避免超窗。生物标本采集室应考虑配备宽敞、安静、通风良好的场所，并邻近抢救室。室内应配备舒适的可调节座椅及影音设备，在标本采集过程中可播放轻音乐，以缓解研究参与者的紧张焦虑情绪，设置中央时钟、采集用物放置柜和可移动标本采集区。

（2）生物标本处理及储存室：进行生物标本离心，然后按方案要求进行储存的场所，需配备各种型号的离心机、冰箱、温度和湿度监控设备等。

4. 药物管理功能区　是试验用药物保存和给药前准备的区域，包括药物储存室、药物准备室。药物储存室需配备药品专用储存柜，包括常温药柜，冷藏药柜、阴凉柜等；药物准备室需具备通风柜、消毒柜、超净工作台等。

5. 随访区　是专门为参与GCP项目的研究参与者提供随访的区域，包括候诊大厅、采血窗口、心电图室、随访诊室等，建议采用线上分时段预约随访，减少研究参与者等待时间，改善研究参与者门诊随访的就医体验，进而提升研究参与者参与临床试验意愿。

（二）研究人员办公区

为了更好的开展临床试验，研究病房应为研究人员配备相应的办公场所，包括研究者办公室、资料档案室等，研究人员办公区的设置以方便研究人员办公为目的，一般也没有严格的布局要求。

1. 研究者办公室　研究医生、研究护士及研究助理日常办公的场所，办公室内需配备办公信息设备，包括联网工作计算机、文件柜、传真机、办公电话、复印打印设备等。

2. 资料档案室　用于临床试验资料存放和归档的场所，室内按需配备文件柜、档案柜等。

（三）研究参与者休闲活动区

研究参与者是临床试验的核心参与者，为了提高研究参与者病房入住体验及满意度，研究病房应设置研究参与者休闲活动区，包括更衣室、餐饮室、活动室等，其布局和设施设备以满足研究参与者日常生活及休闲娱乐为目的。

1. 更衣室　为研究参与者提供更换临床试验服的场所，应尽量布置在靠近研究病房入口处，配备一定数量的隔帘、挂钩以及存放个人物品的带锁衣柜。

2. 餐饮室　包括配餐室和就餐室，配餐室需配备饮水机、冰箱、微波炉、食物称量秤等，就餐区则需配备一定数量的餐桌和餐椅。

3. 活动室　是研究参与者休闲活动的区域，室内装修应体现舒适、温暖、愉悦的氛围，可配备书籍报刊、棋牌、影音设备、安全网络等。

二、病房硬件设施

临床研究病房除了传统三级综合医院病房内的相关设备、家具、机电功能配置以外，根据业务需求，也提出了很多特殊要求，如特殊的防紫外线黄光灯、GPS时钟、监控系统、不间断电源等需求。根据主要功能分区配备相应的设施设备，具体见表13-1。

表13-1 主要功能区硬件需求配置

区域	房间	工程配备	设备家具配置
研究参与者筛选区	研究参与者接待室	接待柜台、监控、一键报警、GPS时钟等	办公工位、数字电视、计算机、饮水机等
	知情同意室	洗手盆、门禁、监控、GPS时钟等	办公工位、读片灯、录音录像设备等
	体格检查室	洗手盆、门禁、监控、GPS时钟等	办公工位、检查床、身高体重测量仪等
	心电图室	洗手盆、门禁、监控、GPS时钟等	办公工位、检查床、心电图机等
	采血室	洗手盆、门禁、监控、GPS时钟等	采血台、座椅、空气消毒机、物资柜等
	洗手间	洗手盆、洁具、紧急呼叫等	
研究参与者给药区和临床观察区	病房	中央空调、中央供氧及负压吸引系统、独立洗手间、GPS时钟等	病床、壁柜、壁挂电视、围帘、床头桌、陪伴椅、陪伴床等
	护士站	门禁系统、可视对讲系统、护理呼叫系统、监控系统、一键报警、GPS时钟等	办公工位、办公电脑、打印机、复印机、文件柜等
	抢救室	中央空调、中央供氧及负压吸引系统、GPS时钟等	抢救床、抢救车、呼吸机、心电监护仪等
	治疗室	洗手盆、门禁、监控、GPS时钟等	操作台、2～8℃冰箱、温度和湿度记录仪、空气消毒机、储物柜若干、生物安全柜（特殊药品配置）等
	口服给药室	洗手盆、门禁、监控、GPS时钟等	给药操作台、储物柜等
	清洁操作间	洗手盆、门禁、监控、GPS时钟等	诊断床、操作台等
	医护值班室	独立卫生间、中央空调、GPS时钟等	值班床、值班电话、饮水机、储物柜、办公工位等
生物标本采集管理区	采血室	防紫外线黄光灯、洗手盆、门禁、监控、GPS时钟等	采血台、座椅、空气消毒机、物资柜等
	标本处理室	紫外线灯、防紫外线黄光灯、洗手盆、门禁、监控、GPS时钟等	低温离心机、常温离心机、无菌操作台、涡旋仪、文件柜、中央时钟、制冰机、办公工位等
	标本储存室	紫外线灯、防紫外线黄光灯、门禁、监控、GPS时钟、不间断电源等	不同温度的冰箱、单独挂机空调、温湿度记录仪等
药品管理区	药品储存室	防紫外线黄光灯、门禁、监控、GPS时钟、不间断电源等	不同温度的冰箱、阴凉柜、除湿机、常温药柜、温湿度记录仪等
	药品准备室	防紫外线黄光灯、门禁、监控、GPS时钟等	操作台、储物柜、办公工位等

续表

区域	房间	工程配备	设备家具配置
办公区	医生办公室	洗手盆、门禁、监控、GPS时钟、医院内网系统等	办公工位、电脑、打印机、复印机、办公电话、文件柜等
	护士办公室	洗手盆、门禁、监控、GPS时钟、医院内网系统等	办公工位、电脑、打印机、复印机、办公电话、文件柜等
	CRC办公室	洗手盆、门禁、监控、GPS时钟等	办公工位、打印机、复印机、文件柜等
	监察办公区	洗手盆、门禁、监控、GPS时钟等	办公工位、文件柜等
	资料室	防紫外线黄光灯、门禁、监控、GPS时钟等	资料柜若干
	库房	防紫外线黄光灯、门禁、监控、GPS时钟等	物资存放架、储物柜若干
研究参与者休闲活动区	更衣室	/	更衣柜、隔帘等
	配餐室	洗手盆、门禁、监控、GPS时钟等	冰箱、微波炉、饮水机等
	就餐区	洗手盆、监控、GPS时钟等	餐桌、餐椅
	活动室	防紫外线黄光灯、设备带、门禁、监控、GPS时钟等	书架、图书、沙发、桌椅若干、投影仪、电视等

三、病房软件条件

研究病房的软件条件主要包括研究病房管理、临床试验管理制度的建立、病房信息系统的建设以及研究病房组织架构的设立。临床研究病房的软件条件不同于普通病房，首先在规章制度及各类SOP方面要更科学、更具体，更具有可操作性，且要求更严格；在信息系统建设方面也较普通病房更复杂，除了有医院HIS系统外，还有独立的临床试验管理系统。这些软件条件可与硬件设施一起，为临床试验的顺利开展保驾护航。

（一）研究病房管理

临床研究病房的管理围绕承接的项目任务，开展临床试验的全流程管理，临床研究病房的规范化管理是保证临床研究科学、规范地运行实施，保护研究参与者权益和安全的关键。临床研究病房具备相应的组织管理体系、质量管理体系以及能满足早期临床研究需要的设施设备等。具体内容如下：

1. 临床研究病房需制定一系列的管理制度和SOP，并及时更新和完善。管理制度包括但不限于临床试验项目管理、人员管理、质量管理、合同管理、文件管理、试验用药品管理、试验场所和设施管理、仪器和设备管理、生物样本管理、研究参与者管理等；SOP涵盖试验设计、试验实施过程、试验用药品SOP、不良事件处置、数据规范管理、文档规范管理、试验总结报告规范、质量控制等各个环节。

2. 临床研究病房实行主任、副主任、护士长、主要研究者、研究医生、研究护士及其他研究人员的分级责任管理，所有人员应具备与所承担工作内容相适应的专业能力和资质，所有人员必须遵守病房的各项规章制度及各项SOP，严格执行病房建立的各项突发事件抢救预案和严重不良事件报告制度，严格按照试验方案要求规范地开展临床试验。

3. 临床研究病房应建立相对独立的、完整的质量控制体系，实行三级质控。一级质控为主要研究者；二级质控由质控员实施，质控员应根据试验项目制定质量控制计划，对试验实施前、中、后三个阶段进行检查，保障试验过程符合试验方案和 SOP 的要求，所有质控发现应及时核实并记录，对发现的问题应及时与主要研究者和相关研究者沟通，并督促改进，实现临床试验质量的持续改进。三级质控由研究医护团队在项目实施过程中开展过程质控，发现问题及时解决，做到持续质量改进。

4. 风险管理是临床研究的重要内容，主要研究者在试验开始前首先详细评估风险要素，并针对性制订风险控制计划；试验过程中应采取有效的风险控制措施和相关应急预案，及时收集和分析试验过程中的新发现或信息，与申办者适时有效沟通，及时修改试验方案、暂停或终止临床试验，并通过质控、监查和稽查保障风险控制措施有效执行。

（二）临床试验管理制度的建立

1. 临床试验管理制度定义 临床试验管理制度是指临床研究病房为保证药物临床试验的有效运行，依照相关法律法规并结合所在医疗机构和病房临床试验工作特点，制定的涉及临床试验工作的相关部门及其人员需共同遵守的规定和原则，属于机构内部的指令性文件，具体执行和落实需要结合各岗位职责并且配套相应的 SOP 等执行性文件。因此，规章制度和 SOP 的概念是不同的，规章制度体现“应该、必须”的指令概念，SOP 则体现“如何做”的概念，包括“谁、什么时候、什么环节、什么动作”等，体现具体步骤和实施细节，两者切勿混为一谈。

2. 临床试验管理制度制定原则

（1）有法可依：临床试验的管理制度应遵循我国现行的《中华人民共和国药品管理法》《药物临床试验质量管理规范》《药品注册管理法》《药物Ⅰ期临床试验管理指导原则（试行）》《药物临床试验伦理审查工作指导原则》等法律法规，并参照国际通行规范，制定相关管理制度、岗位职责，确保临床试验的有效运行和管理。

（2）切实可行：病房临床试验管理制度的制定应在机构制定的药物临床试验的规章制度基础上，结合病房临床试验的实际操作情况以及试验方案的要求，在不与机构规章制度相悖的前提下，凸显病房所承接临床试验的规范性、合理性和可操作性。

3. 临床试验管理制度制定要求

（1）内容完整：根据临床试验运行环节及主要相关事件制定完整的临床试验管理制度，包括试验运行管理制度、人员培训与考核制度、合同与经费管理制度、风险预警制度、研究病房管理制度、研究参与者管理制度、试验用药品管理制度、生物样本管理制度、仪器设备管理制度、档案管理制度、质量控制与管理制度、不良事件处置与报告管理制度、人类遗传资源管理制度等，所制定的管理制度应在试验运行过程中不断完善。

（2）表述准确：所有制度文件的文字表达应精准简洁，避免表达冗长且不易理解或对同一观点存在不同理解的可能性。

（3）格式统一：管理制度制定的格式可包括但不限于以下几个方面：①目的；②适用范围；③责任人；④正文；⑤版本号及版本日期；⑥制定修订记录等。制度编写过程中涉及的术语、符号、代号应统一。

（三）病房信息系统建设

随着计算机科学、网络通信技术的不断发展，HIS、医学影像储存与传输系统、LIS 等已在医院管理中发挥越来越重要的作用，同时药物临床试验的信息化管理也成为必然趋势。利用信息系统的优势，实现病历的电子化管理，减少了研究人员的工作量，提高了药物临床试验的工作效率，进而促进新药临床试验的规范化管理。

目前，临床研究病房应配置如下基本的信息系统：①门禁系统；②时钟同步系统；③病房监控系统；④病房项目管理系统；⑤药物管理系统；⑥冷链系统；⑦医院内部的 HIS、LIS 等。以上内容详见第二十章。

（四）病房管理组织架构

临床研究病房作为一个独立的运行单元，具备相应的管理组织构架，一般会遵循主任 / 副主任、护士长、主要研究者、研究医生、研究护士及其他工作人员的分级责任管理。具体的组织架构如图 13-1 所示：

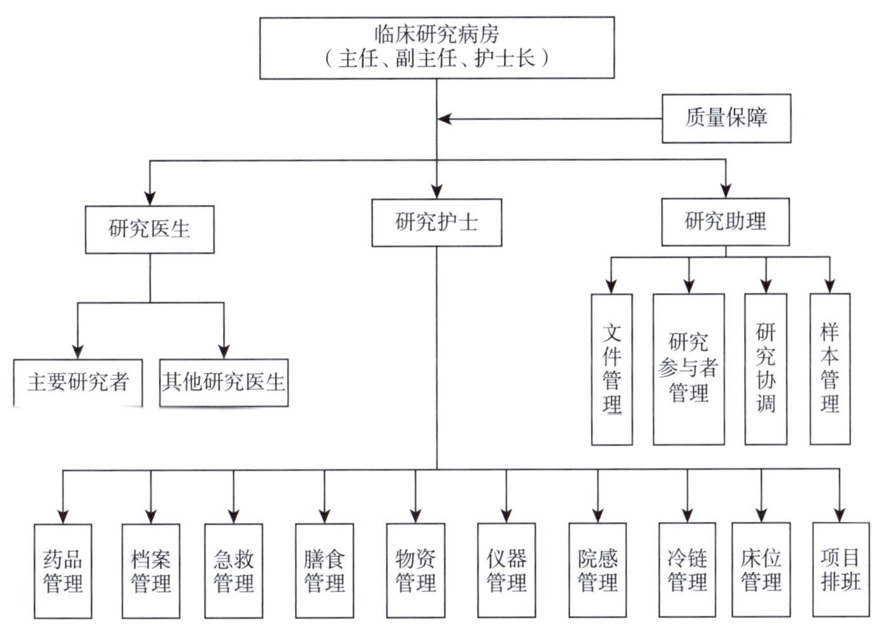

图 13-1　临床研究病房组织构架

第二节　临床研究病房研究参与者管理

临床试验的研究参与者管理对于临床试验的成败至关重要，整个研究参与者管理过程中要注意对研究参与者个人资料的隐私性保护，充分了解《赫尔辛基宣言》规定的研究参与者的权利与义务，严格遵守科研伦理关于研究参与者保护的相关要求，科学有效地管理研究参与者，进而提高研究参与者试验依从性及满意度。

一、定义

研究参与者，即参与临床试验的人。研究参与者是临床试验的重要组成部分，他们不仅是临床试验的研究对象，更是创新临床试验的互动式合作者。对待研究参与者须遵从人道主义精神，对研究参与者给予充分的人文关怀是科研活动中最基本的道德要求。临床试验的研究参与者有健康人和患者两种情况，以下将分别进行阐述。

二、健康研究参与者管理

在我国，健康研究参与者参与药物临床试验越来越被人们所接受，整个群体呈现出年轻化和多元化，因其受教育程度、思维方式及参与动机的不同导致研究参与者的依从性参差不齐，如何提高研究参与者在临床试验过程中的依从性也是临床试验研究参与者管理面临的巨大挑战。尤其是当研究参与者参与临床试验的动机是快速获取经济收入时，就可能在知情同意过程中不充分理解试验设计与内容，忽略试验药物可能导致的不良反应，甚至在筛选期故意隐瞒临床试验参与史、相关病史或过敏史等，这不仅会给研究参与者自身带来很大的安全隐患，也会影响临床试验的质量。随着《药物 I

期临床试验管理指导原则(试行)》的颁布，国家对新药临床试验的要求越来越严格。如何提高研究参与者依从性，规范管理研究参与者，控制风险前移，以提高临床试验质量是临床试验的关键环节。本部分内容主要是针对研究参与者住院期间的管理。

(一)入院管理

健康研究参与者的临床试验一般是批量入组，由于每批次试验人数较多，因此入院过程规范管理显得尤为重要。

1. 研究参与者信息核实 研究参与者入住病房时需出示证明自己身份的证件，包括身份证、护照等，负责研究参与者入院管理的研究护士首先进行身份确认，准确登记研究参与者入院日期及时间，发放胸牌和腕带，告知研究参与者试验期间必须佩戴，以方便试验过程中的身份信息核对。

2. 床位安排及宣教 研究护士根据项目情况、研究参与者数量、性别、住院时间等情况合理安排床位，发放试验服，并由专人一对一陪同研究参与者进入病房检查物品，同时介绍病房环境并予以宣教，与研究参与者进行确认并理解宣教内容。

3. 物品检查 研究参与者入院时需对其随身携带物品进行检查，避免研究参与者在入住时携带、藏匿违禁品(如烟、酒、食物、饮料、试验期间不能吃的药物、打火机、火柴、刀具等)，影响试验的准确和安全。另外，在试验过程中还要避免研究参与者与外来人员接触，如外卖员、家人朋友等，以获取违禁品，如遇到类似情况，研究者仍需要仔细检查所送物品是否符合要求。

(二)给药管理

临床试验给药前需告知研究参与者给药后研究人员会密切观察保障其安全，提前叮嘱研究参与者做好给药前的准备工作，如准备好温水(口服给药)，提前排空膀胱，取舒适体位(静脉给药)等。为了保证研究参与者口服药物的依从性，根据药物的半衰期和方案要求需要观察研究参与者的呕吐情况，如果研究参与者在该观察时段内有如厕需求，研究人员需陪同并观察记录。

(三)不良事件观察和处理

1. 试验前准备 研究者在试验前须充分了解试验方案，根据试验药物临床前药理、毒理资料及相关研究报道和可预见性的不良反应制定有针对性的 SOP 和应急预案，并在试验前组织全体研究人员进行培训学习，以确保试验过程中研究参与者出现严重不良事件时能及时有效救治，保障研究参与者安全。另外，在试验前，研究者需告知研究参与者不能隐瞒服药后出现的身体不适反应，如有发生要及时与研究人员沟通。

2. 试验期间安全监护 研究参与者住院期间，研究者要对其进行 24 小时医学监护，试验过程中研究人员应密切观察研究参与者情况，并与研究参与者做好沟通工作，在白天进行任何操作时注意询问研究参与者情况，夜间在试验完成后及时嘱咐研究参与者休息，如感觉到有任何身体不适立即使用床旁、厕所、淋浴间的紧急呼叫器，呼叫医护人员。对于试验中不可预见的不良反应，轻者给予对症治疗，严重者应立即启动严重不良反应的应急预案积极抢救，将对研究参与者的伤害降至最低，以保障研究参与者的生命安全。

(四)研究参与者依从性管理

研究参与者依从性管理是整个临床试验过程管理的关键环节，关系到临床试验的质量与研究参与者的安全。提高研究参与者试验依从性可从以下几个方面入手：

1. 研究病房可制定统一的“研究参与者入院须知”及试验过程告知书等宣传手册，让研究参与者知晓病房相关管理制度与规范。

2. 打造温馨舒适的病房环境，研究参与者活动区配备电视、网络、图书角、棋牌等娱乐设施，以改善研究参与者的入住体验。在采血室配备影音设备，播放采血相关健康宣教视频及舒缓轻音乐，以缓解研究参与者在采血过程中的紧张焦虑情绪。

3. 研究人员需经常与研究参与者进行沟通和交流，了解不良事件和心理变化并及时处理。

4. 可通过智慧病房设施设备进行研究参与者高效管理。为便于研究参与者在试验期间在病房的统一管理，整个病房采用智能电子门禁管理系统，在知情同意时和宣教中均告知研究参与者在住院期间实施封闭式管理，活动区域主要是病房、活动区和就餐区，尽可能保障研究参与者所处环境人性化，提高依从性。

（五）研究参与者健康宣教

研究参与者住院期间，研究人员致力于提供全面的健康宣教和关怀，确保研究参与者在试验的各个阶段对试验流程有充分地了解和支持。我们采用面对面口头宣教、纸质材料宣教及二维码在线宣教相结合的方式，以确保研究参与者对试验细节了如指掌。为此，我们将宣教内容提前编写，并通过多种途径进行传达，以满足研究参与者不同的接受方式，具体阐述如下：

1. 宣教方式

（1）面对面口头宣教：定期与研究参与者进行小组或个体面对面的口头宣教，以便回答他们可能有的问题，并解释试验流程中的关键步骤。制定互动式宣教方式，鼓励研究参与者积极参与并分享自己的疑虑。

（2）纸质材料宣教：开发清晰、易懂的宣教手册，以图文并茂的形式呈现试验的关键信息，帮助研究参与者更好地理解试验关键步骤。确保宣教材料语言简练，避免专业术语，以提高研究参与者的接受度。

（3）二维码宣教：制作二维码时，结合图文、视频等多媒体形式，提供更直观、生动的宣教内容。在二维码页面添加常见问题解答（frequently-asked questions，FAQ），FAQ 部分，让研究参与者更容易找到他们关心问题的答案。

2. 宣教内容

（1）饮水管理：在宣教中详细解释为什么禁水，以及如何确保研究参与者在禁水期间维持良好的水分状态。提供示范视频，演示水杯的正确使用和收取流程，增加研究参与者对禁水要求的理解和遵守程度。

（2）饮食规定：在宣教中强调饮食对试验结果的影响，解释为什么需要按照方案规定的时间和方式摄取指定食物。制作食物示例图片，帮助研究参与者更清晰地识别指定食物，降低误摄的可能性。

（3）活动安排：在宣教中强调活动的重要性，阐明为何有些药物需要特定的活动安排，以及如何通过活动促进试验的进行。设计互动性活动，让研究参与者在宣教中参与模拟活动，提高他们在试验中的合作度。

（六）出院管理

根据试验流程，研究参与者完成相关试验内容并经研究医生评估后开具出院证，由研究护士协助其办理出院。出院前需进行相关登记，包括研究参与者信息、出院日期和时间，同时对研究参与者提供相关健康宣教，告知其出院后的注意事项，如饮食、睡眠、活动、避孕、身体不适的报告及相关日志卡的填写等；出院时将研究参与者入院时由研究者保管的个人物品归还研究参与者；对于需要随访的研究参与者做好随访宣教，发放随访资料，嘱咐研究参与者保持通讯通畅，并确认研究参与者对随访宣教内容已理解。

三、患者作为研究参与者的管理

患者作为研究参与者时，其管理工作除了要做到健康研究参与者管理过程中的要求外，因其身份和身体健康状况的特殊性，还有一些特殊的注意事项。近几年，抗肿瘤新药研发飞速发展，对于肿瘤患者研究参与者的管理，特殊性主要集中在沟通管理和随访管理部分。

（一）沟通管理

良好的医患沟通是和谐医疗环境的基石。对于肿瘤药物临床试验而言，研究者与肿瘤患者的合理有效沟通贯穿于临床试验全过程，从研究参与者招募、知情同意、入组、随访到最后出组，研究者都必须做好与研究参与者，甚至研究参与者家属的良好沟通，以保障临床试验的顺利进行。在整个沟通过程中，最重要的阶段主要集中在知情同意阶段和出组后的随访阶段。

1. 知情同意阶段

（1）与健康研究参与者不同的是，研究医生提供给肿瘤患者研究参与者的必要信息除知情同意书中的必备内容外，还需要详细告知研究参与者可能被分配到试验的不同组别，以及针对肿瘤患者的特殊情况，包括介绍疾病的诊断、分型、分期和目前的标准治疗等。

（2）全面讲解参与该临床试验的利弊，避免将临床试验药物描述为研究参与者目前唯一的治疗希望，充分说明试验药及其他治疗方案的利弊，整个过程不能有任何的暗示、推荐等，确保研究参与者和家属在决策时拥有充足的信息和决策权。

2. 随访阶段

（1）研究者与研究参与者首先要建立信任，并保持密切联系，尤其在随访阶段，研究者仍然持续关注研究参与者的病情，以建立持久的信任关系。

（2）为研究参与者提供安全感，强调即便出组，仍是研究医生的诊治对象并提供后续治疗建议，通过持续的关怀为研究参与者提供安全感。

（3）做好人文关怀，在随访中展现更多的人文关怀，尤其在临近节假日的电话随访时，以问候表达对患者及家人的温暖关切。

（4）研究护士要具备心理治疗相关知识，面对困难情况时，给予研究参与者或家属专业心理疏导，体现以人为本的高质量护理服务。

（5）研究人员还需具备同理心和尊重，在面对研究参与者因疾病进展死亡的情况时，在询问具体情况之前，提供足够的温暖和安慰，体现出对家属和患者的关心和尊重。

通过以上措施，研究者能够在肿瘤临床试验中与研究参与者建立起更加深厚、持久的医患关系，为试验的成功进行提供更全面、人性化的支持。

（二）随访管理

科学有效的随访管理是保证临床试验质量的关键环节，临床研究病房设置专门的随访中心，将助力于临床试验的高质量完成。随访中心应构建了以研究参与者全生命周期身心状况为主旨的信息化随访平台，整合多个系统，包括随访系统、HIS 系统、病案系统、电子病历等。这使得医务人员能够在同一平台上快速获取研究参与者的临床信息和随访记录，提高了信息获取的便捷性和完整性。平台根据研究参与者的需求和病情制定了个性化的随访计划，更好地服务于研究参与者的实际情况。通过定制的随访计划，医务人员能够为研究参与者提供更贴心和个性化的医疗服务。通过这一全面、高效的随访管理系统，可以确保全院随访数据的同步更新和共享，为研究参与者提供了更全面、个性化的医疗服务，同时也增强了随访工作的科学性和有效性。

1. 随访的定义　随访是医疗诊疗和科研过程中不可或缺的环节，其核心目的是及时了解门诊或出院患者医疗处理的预后、健康恢复情况，同时关注新方法、新技术的临床应用效果。通过复诊或通讯方式，医疗机构能够全面掌握研究参与者的病情动态，为持续的医疗干预和科学研究提供重要数据支持。

2. 随访的方式

根据随访工作开展方式分类：

（1）主动随访：利用电话、信件、电子邮件等主动联系方式，医疗机构与研究参与者沟通，收集临床信息，深入了解研究参与者的生存状况和肿瘤复发转移情况。通过主动随访，医务人员能够建立更紧密的联系，及时了解研究参与者的各项指标和健康状况。

（2）被动随访：研究参与者自发提供信息，通过医疗信息匹配和更新，获取来院复诊的详细医疗信息。利用电子病历信息系统，实现医疗信息的匹配和更新，确保研究参与者治疗后的全面康复情况得到完整记录。

根据随访目的分类：

（1）关怀型随访：提供个性化指导，包括复诊、用药、生活方式和健康宣教，旨在促进研究参与者的全面康复。

（2）管理型随访：调查研究参与者就医体验，收集建议，以提升研究参与者满意度和医院管理水平。

（3）科研型随访：采集研究参与者预后数据，为科研工作提供基础，不仅是医院管理的一部分，也是医学科研的重要组成。

根据研究参与者诊疗服务类型分类：

（1）门诊随访：门诊随访要求医生无论是否在诊室，都要接待研究参与者，评估并处理不良事件，同时详细记录病历信息。

（2）住院随访：住院随访需要提前协商和预约，确保研究参与者的随访得到优先安排，同时要求医务人员按照试验要求完整记录医疗病历，包括不良事件、试验药物的相关性、合并用药等详细信息。

通过细致的随访方式，医疗机构能够实现对研究参与者全方位的关怀和科学研究的持续推进，为医疗管理和医学科研的高质量发展提供坚实基础。

第三节　临床研究病房设备物资管理

临床研究病房的设备和物资是保障临床试验正常运行的硬件条件，科学有效的设备和物资管理是临床试验专项管理的重要组成部分，同时也是临床试验顺利开展的前提条件。因此，临床研究病房的设备和物资管理在整个临床试验质量控制中具有重要作用。

一、试验运行设备管理

（一）设备管理的定义

设备管理，是由专门的设备管理员对临床试验实施全过程所需要的所有设施设备进行科学有效管理，包括设备申领、维修、校准、使用、培训等。同时做好相关的设备管理登记，保存设备校准证书，最终实现临床试验设备的规范管理。

（二）临床试验运行设备的分类

临床试验运行设备根据使用功能主要分为两大类，一类是用于研究参与者生命支持的抢救设备，一类则是临床试验开展过程中用于给药或研究数据收集的非抢救的其他设施设备。

1. 抢救设备 临床研究病房的抢救设备主要存放于独立的抢救室内，包括电动抢救床、无创/有创呼吸机、心电监护仪、抢救车、床旁心电图机等，另外还配备有供氧和负压吸引装置。

2. 其他设备 ①用于配药给药的输液泵、注射泵、生物安全柜等；②用于生物样本处理和储存的离心机、移液器、冰箱、样本管理系统、温湿度监控系统等；③用于研究参与者试验数据采集的体温计、血压计、心电图机、酒精吹气检测仪、身高体重测量仪等；④整个病房配置的同步定位时钟系统、GPS 中央时钟、床位呼叫系统、HIS 系统、LIS 系统、EDC 系统和 CTMS 系统等。

（三）临床试验运行设备的管理

1. 临床研究病房应设置专人负责仪器设备管理，对试验仪器设备进行质量控制检查，按照 SOP 要求定期给予维护和校准，出现故障及时维修或报废。

2. 每台设备应建立各自的档案，包括接收、验收、使用、维护、校准、维修和报废，仪器设备应有清晰的标签标明其生产日期和运行状态，使用、维护、校准和维修均有记录；对仪器设备资料进行定期归档管理。

3. 临床试验设备的校准是确保研究病房的仪器设备符合国家相关要求的关键环节，才能保证设备产生可靠性的数据。通常研究中心要保留设备校准报告的原件和/或复印件，以备监察员或稽查员查看。

4. 仪器设备的操作者应具有相应资质并经过相关的操作培训，培训合格后方可进行操作，应根据相应用途使用设备，另外所有的培训记录均需留档保存。

5. 病房的所有仪器设备，均应具备各自的 SOP，并定期更新完善，以保证所有研究者在使用仪器设备时均严格按照 SOP 要求进行操作。

二、试验运行物资管理

（一）试验运行物资管理的定义

试验运行物资管理，是指研究病房设置的物资管理员（通常为总务护士）对临床试验过程中所用到的物资按需进行申领、整理、储存、补充、质量控制等。物资管理有多种方法，常采用电子计算机及信息系统辅助管理等。临床研究病房的物资管理主要是为临床试验服务的，物资采购主要是医疗机构统一行为，病房涉及的部分主要是物资申领、使用和储存等。试验运行物资管理对于临床试验的顺利开展是至关重要的，因此需要做好相关工作。

（二）试验运行物资的管理

1. 临床研究病房应设立专人专岗负责物资管理，包括申领、储存、整理、分发、补充等，按病房及项目做好相关记录，根据临床试验需求做好物资申领计划，满足需求的同时节约成本。

2. 定期整理库房，做好物资分类放置，方便拿取，定期补充临床所需物资。根据病房工作安排，可按周、月或季度清点物资，包括医疗物资和办公用品，做好周计划、月计划、季度计划或年度计划。

3. 科室建立“各类物资检查登记本”，定期由物资管理员对所有物资进行有效期及状态的质量控制。另外，所有的领用及发放均有相关记录。

4. 如果有临床试验涉及特殊物资需求，则研究者需向物资管理员提交特殊物资领用申请，再由物资管理员与医院设备物资部进行对接，协助完成相关物资的采购或领用。

第四节　临床研究病房护理及质量控制

一、临床研究护理

（一）临床研究护理定义

美国国立卫生研究院将临床研究护理定义为：临床研究护理是一门专业领域，其主要任务是为临床试验和医学研究提供全面而专业的护理服务。研究护士在临床试验中发挥着至关重要的作用，通过深入理解试验协议、患者病历和治疗计划，以确保试验的顺利进行。临床研究护理的职责涵盖了多个方面，包括但不限于协助研究参与者的招募和入组、监测试验是否符合伦理标准和法规、记录并报告不良事件、确保研究参与者安全以及与多学科团队紧密协作，保障试验的科学性和可靠性。在临床研究护理的实践中，护士需要具备深厚的护理知识、伦理法规的熟练掌握以及对研究设计和实施的专业能力。他们与研究者、医生和其他卫生专业人员密切合作，与患者建立信任关系，为研究参与者提供个性化的护理。护士的角色还包括监测患者的病情和治疗效果，提供必要的支持和教育，确保试验的科学性和患者的整体护理得以兼顾。

总体而言，临床研究护理在医学进步、患者权益保障和试验质量维护方面发挥着关键作用。通过为研究参与者提供全方位的护理支持，研究护士在推动医学科研、保障试验严谨性以及为患者提供最佳护理质量方面发挥着不可替代的重要作用。

（二）临床研究护理实践范围

2009 年，美国临床研究护士协会明确了临床研究护理实践的范围，涵盖了临床实践、研究项目管理、护理协调性和连续性、研究参与者的保护以及对临床科学的贡献等五个方面。进一步详细说明包括以下实践内容：

1. 临床实践　根据护理程序和临床研究要求为研究参与者及其家属提供护理照护、健康教育和支持。在这一方面，临床研究护士承担着关键的角色，确保研究参与者在试验期间得到全面的护理，并有效协调临床实践与研究的融合。

2. 研究项目管理　包括管理临床和研究执行活动，以保证研究参与者安全，满足其需求，并确保项目顺利开展。临床研究护士在此方面发挥着组织和协调的作用，确保试验过程中的有效管理，从而提高项目的质量和效率。

3. 护理协调性和连续性　涉及协调沟通和临床研究相关的活动。临床研究护士通过协调各方面的工作，确保信息流畅，促进团队协作，以维护试验的连续性和有效性。

4. 研究参与者保护　包括保护研究参与者的合法权益，保证研究参与者的知情同意。临床研究护士积极参与知情同意的过程，确保研究参与者对试验内容有清晰地了解，同时保护其权益和隐私。

5. 对临床科学的贡献　作为临床研究团队的成员，临床研究护士积极探索和创新，为研究提供新思路，促使临床研究成果转化。他们在研究团队中扮演着推动科学进步的重要角色，为临床科学的不断发展作出贡献。

二、临床研究护士

（一）临床研究护士定义

临床研究护士（clinical research nurse，CRN）是协助研究者完成临床试验中非医学判断性事务中的部分甚至是全部工作内容的研究者，参与临床试验从准备到实施以及结束各个阶段，在管理临床试验方面发挥着重要作用。其工作内容包括研究参与者招募、筛选研究参与者、生物样本采集、药械管理、研究参与者管理、档案资料管理、原始病历记录以及数据审核等大量、关键的研究工作，保证临床试验的顺利开展，保障研究参与者的权益和安全，对临床试验的质量起到了监测与控制的作用。临床研究护士在临床试验的过程有着很重要的协调作用，其参与是试验成败的关键因素。

（二）临床研究护士国内外现状

临床研究护士作为一种职业在欧美地区已有 40 多年的历史，但是在我国，临床研究护士属于新生行业。虽然欧美、大洋洲等地区对临床研究护理和护士进行了探索，但定位并不明确。由于各国卫生系统背景不同，临床研究护理实践和临床研究护士的角色功能也存在差异。目前国内有专职和兼职两种研究护士岗位，对于承接临床研究项目较少的医院或者科室通常是由临床护士兼任，而对于承接临床研究项目较多且复杂的医院有专职临床研究护士。对专职的临床研究护士可采取三种管理模式：①专门的机构办公室或临床研究中心管理；②专业组或科室管理；③医院护理部统一管理。

（三）临床研究护士资质要求

《临床研究护士管理共识》提出临床研究护士的基本资质要求。

1. 大专及以上学历，临床护理专业。
2. 持有护士执业资格证书，并在医疗机构注册。
3. 具备满足临床研究工作所需的中英文读写能力。
4. 具备办公软件及设备使用技能，熟练使用办公软件。
5. 进行临床试验质量管理规范的专业培训，了解我国 GCP 基本原则和行为规范，对相关法律法规及人道主义有深刻地认识和理解。
6. 新进研究护士完成临床试验各项 SOP 培训并考核合格，取得 GCP 证书后才能被授权开展临床试验。

（四）临床研究护士评价体系

随着我国药物临床试验不断的标准化和规范化，国家食品药品监督管理局对临床研究护士的综合能力和专业素养等也提出了更高的要求。目前国内临床研究护士的发展正处于起步阶段，存在护士缺乏临床试验相关培训与经验、管理制度不完善、对于岗位角色定义不明确、工作范畴不清晰以及职业认同感缺乏等问题，因此对于临床研究护士核心能力的综合评价极其重要。2009 年美国率先成立了国际临床研究护士协会（International Association of Clinical Research Nurses，IACRN），将临床研究护理作为专科护理实践进行推广。美国肿瘤护理学会对肿瘤专业研究护士核心能力进行调查，确定了肿瘤学临床试验护士的核心能力，包含方案遵循能力、临床试验相关沟通能力、知情同意程序、临床试验患者管理能力、文件管理能力、研究参与者招募能力、遵循伦理实践、经费管理能力以及专业发展能力等 9 个维度。随着我国临床研究护士队伍的不断发展壮大，国内研究者已初步构建出临床研究护士核心能力评价体系，认为临床研究护士的核心能力应包括理论知识能力、专业实践能力、方案实施能力、评判性思维能力、沟通协作能力、管理能力、专业发展能力等 7 大能力。核心能力评价体系的建立将为临床研究护士的培养、评价、考核与任用提供了科学、客观的重要参考依据。

三、临床研究护士实践内容

1. 协助研究者进行研究参与者管理，包括研究参与者健康宣教、招募、筛选、入组、随访等。
2. 做好研究参与者试验依从性管理工作，耐心解释研究参与者遇到的问题，指导研究参与者遵守试验方案。

3. 协助早期临床研究病房主任、副主任、护士长做好病房管理工作，包括研究参与者全程护理管理、环境管理、医院感染管理、试验药品管理、档案管理、库房物资管理、试验质量控制等。

4. 熟练掌握早期临床研究病房内各种医疗仪器和设备的操作流程，保证抢救设施性能良好、抢救药品齐全且在有效期内。

5. 严格按照相应 SOP 进行临床试验各项操作，在研究参与者筛选、试验过程中及随访复查时完成包括但不限于研究参与者样本采集、生命体征监测、一般体检资料的获取（身高、体重、人口学资料等）、试验药品准备、给药及药品回收等。

6. 试验过程中严密观察研究参与者的不良反应，发生不良事件时应及时报告研究者，若遇严重不良事件立即报告，同时积极参与抢救处理。

7. 协助质量控制人员进行项目各个环节的质量控制工作，及时反馈及时整改。

8. 协助研究者完成试验数据收集和管理工作。

9. 协助研究者做好监查、稽查、机构内部检查及核查等工作。

四、临床试验护理质量控制

护理质量在临床试验质量中占据了重要的地位，研究护士除了应当熟知药物试验质量管理规范，充分了解临床试验操作标准和原则，知晓药物临床试验的研究过程外，还应在实际操作的各个环节加强质量控制，确保试验数据真实可靠，从而保证项目的正常运行。

1. 项目启动开始前，科室质量控制人员在临床试验研究参与者入组前查看试验方案、知情同意书、遗传办批件、药品及生物样本操作手册、试验用药品管理表格、生物样本管理表格、原始病历本、研究相关资质文件及授权表、研究参与者日记卡、试验相关纸质问卷/量表等，确保资料齐全、内容符合要求。牵涉到护理内容时第一时间反馈给研究护士。研究护士应与所有研究者一起参加项目启动会，熟悉临床试验方案，并在可操作性、临床规范性及可用资源等方面提出建设性意见和建议。

2. 项目启动前专职研究护士（总务护士）会根据项目方案初步计算本次试验物资用量，提前做好物资准备。由于试验物资项目种类繁多，会对物资进行有效期的管理，保证先入先出原则，防止物资过期。

3. 项目启动前项目物资组专职研究人员与申办者做好试验前的物资交接，认真核对申办者提供的物资名称、数量和型号等是否与试验项目要求相同，严格按照 SOP 要求填写物资交接表，双方签名后保存留底。

4. 研究病房仪器设备专人专管，中心仪器管理做到"五定原则"：①定数量品种；②定点放置；③定人保管；④定期消毒；⑤定期检查及维修。定期对研究人员进行各种仪器操作培训及考核。在试验开始前，专职管理的研究护士与申办者进行项目涉及仪器的梳理并确认，对于涉及特殊仪器使用会在试验项目开始前进行培训，确保涉及研究护士对仪器的使用必须人人过关。在项目开展前一天，再次检查仪器各种校准证书，充电及性能情况，同时做好登记记录。

5. 试验开始前研究护士再次核对所有表格是否完整，做到查漏补缺。按照 SOP 要求对所有时钟进行检查，保证所有时钟同步。

6. 科室设置专职护理质量控制人员，在试验过程中严格抽查所有研究护士是否全部按照 SOP 要求执行试验的各项操作，查出问题及时反馈并及时整改。

7. 研究护士在试验过程中严密观察研究参与者的不良反应，发生不良事件时应及时报告研究者，若遇严重不良事件立即报告，同时积极参与抢救处理。

8. 成立以护士为主导的病房项目护理质量控制小组，每日按时完成项目相关表格记录的质量控制工作，同时参与病房试验项目的稽查、现场核查和监查，持续提升临床试验质量。

9. 试验结束后，质量控制研究护士与质量控制员通常在最后一例 / 批研究参与者入组后，查看所产生的临床试验记录，包括试验用药品管理文件、生物样本管理文件、病历记录等，评价试验实施、数据记录和结果报告是否符合试验方案和药物临床试验相关法规。通常情况下，100% 查看知情同意书，病历记录抽查 10%～20%。

研究病房常运用“三级质量控制”的模式，提高临床试验的效率，保证试验数据的规范、真实、完整，最终实现临床试验项目方案零违背，保障临床试验的护理质量安全。

（冯　萍、牟倩倩、曹晓涛、李宏丹）

第十四章 临床试验中的药物管理

临床试验中的药物管理是任何一项临床研究中不可避免的重要环节，随着各医疗机构大力开展临床试验，为规范研究过程中的试验用药品管理环节，提高临床试验质量，《药物临床试验质量管理规范》《药品注册核查要点与判定原则（药物临床试验）（试行）》《临床研究药物中心化管理现场评估标准》《美国卫生系统药师协会临床试验药物管理指南》与相关法规都分别对涉及临床试验用药品管理的相关部分进行了规定。

第一节 临床试验用药品

试验用药品和对照药品统称临床试验用药品。

2020 年实施的我国《药物临床试验质量管理规范》第二十四条规定：试验用药品，指用于临床研究的试验药物、对照药品；第二十五条规定：对照药品，指临床试验中用于与试验药物参比对照的其他研究药物、已上市药品或者安慰剂。

《药物临床试验质量管理规范》第八条规定：试验药物的制备应当符合临床试验用药品生产质量管理相关要求。试验药物的使用应当符合试验方案。

第二节 临床试验用药品管理环节

一、临床试验用药品管理要求

药物临床试验是为了确定研究药物的疗效与安全性而开展的试验。因此，做好试验用药物的管理工作，对临床试验药物研究的成功实施有着非常重要的作用。

基于此原因，临床试验中有如下法规与试验药物管理相关。

1.《药物临床试验质量管理规范》（2020 年）

第二十一条 研究者和临床试验机构对申办者提供的试验用药品有管理责任。

1）研究者和临床试验机构应当指派有资格的药师或者其他人员管理试验用药品。

2）试验用药品在临床试验机构的接收、贮存、分发、回收、退还及未使用的处置等管理应当遵守相应的规定并保存记录。

试验用药品管理的记录应当包括日期、数量、批号 / 序列号、有效期、分配编码、签名等。研究者应当保存每位研究参与者使用试验用药品数量和剂量的记录。试验用药品的使用数量和剩余数量应当与申办者提供的数量一致。

3）试验用药品的贮存应当符合相应的贮存条件。

4）研究者应当确保试验用药品按照试验方案使用，应当向研究参与者说明试验用药品的正确使用方法。

5）研究者应当对生物等效性试验的临床试验用药品进行随机抽取留样。临床试验机构至少保存留样至药品上市后 2 年。临床试验机构可将留存样品委托具备条件的独立的第三方保存，但不得返还申办者或者与其利益相关的第三方。

2.《药物临床试验机构监督检查要点和判定原则(征求意见稿)》(2023年)

涉及试验用药品管理的有以下内容:

1)机构建立试验用药品验收和退回制度,保证试验用药品的数量、检验报告、效期、保存和运输条件等符合试验方案要求;指派专人管理试验用药品,保存有药品出入库登记。

2)试验用药品保存有分发、回收、退还等管理记录,记录中包含日期、数量、批号/序列号、有效期、分配编码、每位研究参与者使用数量和剂量、签名等信息。

3)试验用药品凭处方发放,处方中标明试验用药品名称、剂量、规格、用法、用量等;处方由有处方权的研究者开具。

4)试验用药品保管条件符合试验方案要求,贮存温湿度记录完整,生物等效性试验用药品留样至少保存至药品上市后2年。

5)特殊药品的贮存、保管和使用符合相关规定。

6)研究者制定或保存有临床试验用药品清点的SOP,指派专人对临床试验用药物进行清点。

7)对需要配制和特殊处理的临床试验用药品,制定或保存有相关SOP,并遵照执行。

8)研究者告知研究参与者试验用药品使用、处理、贮存和归还的正确方法,必要时,检查研究参与者是否正确使用试验用药物。

9)研究者对生物等效性试验的临床试验用药品进行随机抽取留样,留存抽样记录。

二、临床试验用药品管理的体系要求

(一)硬件设施

1. 空间 具有临床试验机构资质的医疗机构应有专门空间用于存储临床试验用药品。根据各医疗机构实际情况,这些空间有可能是:①医疗机构药剂科的药房;②独立于药剂科的药物临床试验机构中心药房(以上属于专用药房的集中管理,有单独一种模式,也有多种模式结合);③药物临床试验机构监管下的专业科室药柜(此为专业组分别管理模式)。

2. 设施 ①临床试验药房应配置有药架、药柜用于存储试验用药品(此条件用于需常温保存的试验用药品);②为保证临床试验用药品质量,除需常温保存的试验用药品外,临床试验药房应根据药品储存的要求配备具有相应温度的设备,如2~8℃、-40℃及其他温度范围的医用冰箱,若项目数量多则需冷藏保存的试验用药品数量多,有条件的医疗机构也可配置冷库,冰箱及冷库需经有资质的第三方机构校准合格后方可投入使用;③为保证临床试验用药品存储条件全程可控,有条件的医疗机构应配备具有不间断记录功能的温湿度记录设备,且设备需经有资质的第三方机构校准合格后方可投入使用,若无电子温度检测系统,则手动温度计也应经过校准且保存完整记录;④为保证涉及麻醉及精神类临床试验项目的试验用药品按规定保管,临床试验药房应按照《中华人民共和国药品管理法》规定配备专用药柜,药柜上配有专用标识。

在试验开展前,申办者需就临床试验用药品储存条件及空间与药物管理员进行沟通,确保试验开展期间临床试验用药品得到妥善管理。

3. 权限 无论以上何种管理模式,试验用药品存储区都只能允许经授权的人员进入。临床研究开始前,由主要研究者在角色分工表上签名授权。

(二)人员管理

1. 人员职责 临床试验药物管理员需由获得GCP证书的药学专业人员担任。药物管理员职责主要体现在以下几方面:①临床试验开展前熟悉方案中关于临床试验用药品的相关内容,了解试验开展时间、了解试验药物种类及存储条件；②若研究涉及互动回应技术系统（IWRS/IVRS），则应在项目开始前处理账号问题以免耽误药物的接收发放；③若按医疗机构规定，临床研究开展期间可能涉及试验用药品管理相关费用，则需在临床试验开展前进行确认。

2. 人员培训　临床试验药物管理员在临床试验开展前和试验过程中需经过以下培训：①申办者组织的项目启动会；②临床相关法律法规的更新学习；③新版本 GCP 的继续培训学习。

（三）临床试验用药品文件管理

1. 临床试验前由申办者提供的文件　①临床试验批件，试验用药品检验报告，试验药物稳定性报告等文件；②涉及临床试验用药品内容的研究者手册 / 药物手册；③试验过程中由申办者提供的其他文件，如试验用药品装运单等文件。以上由申办者提供的文件在试验开展前应妥善保存，并将在临床试验过程中产生的其他由申办者提供的文件进行归类整理。

2. 临床试验过程中产生的文件　①临床试验药房的试验用药品接收记录、发放记录、转运记录、回收记录、退回申办者及销毁记录；②临床试验医嘱；③临床试验药房质量控制记录；④超温报告及签署记录；⑤其他文件。

3. 临床试验药房的管理文件　①临床试验用药品各类管理制度；②临床试验用药品相关环节的 SOP。管理文件应定期回顾学习，或进行与实际操作相符的修改。

三、试验用药品管理环节中应注意的细节

1. 试验用药品的接收与发放

（1）接收：试验用药品寄送至临床试验药房前，申办者应与药物管理员沟通接收流程以及紧急情况的处置措施，如：①试验用药品缺少临床试验关键信息标签，或试验用药品实际信息与装运清单不符；②试验用药品包装在寄送过程中破损；③试验用药品在寄送过程中发生超温。

（2）发放：根据不同医疗机构的各自特点，试验用药品发放过程有以下几种情况：①临床试验药房下属于药剂科管理的，研究医生开具临床试验处方后，试验用药品由临床试验药房发药窗口直接发放给研究参与者；②临床试验药房中心化管理，由 CRC 凭处方领回临床科室后，再由研究者发放给研究参与者；③临床试验药物存储于临床试验中心药房监管的专业组药房，由临床科室药物管理员根据处方发放给研究参与者。以上无论哪种情况，都必须对试验药物的流转过程进行完整记录，注意："没有记录就没有发生"。

2. 使用、回收　临床试验用药品的使用和回收需遵循方案及药物手册的规定，同时也应遵循临床试验机构的相应 SOP。所有过程也需针对试验用药品的名称、数量、规格、剂型、批号、效期以及交接人做记录。

3. 销毁　未使用完的临床试验用药退回申办者的，需由申办者提供销毁证明；若申办者委托医疗机构销毁未使用的或剩余的试验用药品，需在此前提供书面委托，且事先需确认委托销毁的试验用药品并非相关法律法规规定必须由专业机构销毁的类别。

（郑　莉、陈枳溏）

第十五章 药物临床试验设计

临床试验设计的优劣是药物临床试验注册申请成败的关键。好的临床试验设计，首先必须符合药品监督管理相关法规的要求，必须遵循《药物临床试验质量管理规范》和《世界医学大会赫尔辛基宣言》原则，同时还必须满足药品评价指导原则、临床专业领域诊疗指南和统计学原则的要求，才能确保在临床试验中既能保护研究参与者的安全和权益，又能保证临床试验的科学性和合理性。

第一节 临床试验一般规律

一、临床试验分类

根据国家药品监督管理局药品审评中心（Center for Drug Evaluation，CDE）2017 年颁布的《药物临床试验的一般考虑指导原则》采用两类方法对临床试验进行描述。

1. 按研发阶段分类 按照研发阶段将临床试验分为Ⅰ期临床试验、Ⅱ期临床试验、Ⅲ期临床试验和Ⅳ期临床试验。

2. 按研究目的分类 按照研究目的将临床试验分为临床药理学研究、探索性临床试验、确证性临床试验及上市后研究。

二、各期临床试验目的

（1）Ⅰ期临床试验的主要目的是评价试验药物的安全性与耐受性，明确其药代动力学特征，探索药物代谢和药物相互作用的规律，以及初步评估药物活性及药效学。临床药理学研究可以贯穿于从Ⅰ期～Ⅳ期的临床试验中，但主要在Ⅰ期临床试验阶段开展。

（2）Ⅱ期临床试验阶段开展探索性临床试验，目的是探索治疗目标适应证的适宜给药方案，确定剂量与效应关系，为后续开展的有效性和安全性确证性试验的设计、研究终点确立及方法学建立等提供参考。

（3）Ⅲ期临床试验阶段开展确证性临床试验，目的是确证试验药物的有效性和安全性，提供获益/风险评价以支持注册申请。

（4）Ⅳ期临床试验阶段进行上市后研究，目的是在更广泛的普通患者人群及特殊患者人群进一步评估获益/风险关系，发现少见不良反应，以完善药物的安全性信息，并改进给药方案。

由于各期临床试验研究目的和研究内容的不同，其试验设计的要求也各有不同。临床试验方案设计需按照临床试验各期试验目的，分析各期临床试验设计的要点，符合伦理道德和科学合理的双重要求，设计出满足对试验药物安全性、有效性和质量可控性评价需要的试验方案。

第二节 早期临床试验研究目的和设计要点

一般将Ⅰ期和Ⅱa 期临床试验合称为早期临床试验，其研究目的是将非临床研究中动物实验的结果转化到人体进行概念验证，分析人体与动物的种属差异，初步评估试验药物在人体的安全性、耐受性、临床药理学特征及有效性，探索给药方案，为后期临床试验的合理设计提供依据。

一、早期临床试验分类及研究目的

早期临床试验的研究内容包括0期临床试验、Ⅰ期临床药理学研究和Ⅱa期探索性临床试验。

（一）0期临床试验

0期临床试验一般是指在Ⅰ期临床试验之前开展的微剂量研究。0期临床试验的研究目的包括：①在人体验证体外实验确定的药物作用机制，包括蛋白结合率、酶抑制率、靶点结合情况等，确定生物标志物等；②获得人体PK的重要信息；③采用示踪影像学研究探索e-IND在人体的生物分布特征；④基于PK或PD特性，从一组能作用于人体特定治疗靶点的候选化合物中选择最有前景的e-IND；⑤决策是否开展Ⅰ期及后续临床试验。

（二）Ⅰ期临床药理学研究

Ⅰ期临床试验从非临床研究转化到人体的初步安全性评价及临床药理学研究，研究内容包括耐受性试验、药代动力学研究及剂量暴露-效应关系研究等，其目的是通过体内和体外、人和动物种属的差异分析进行概念验证，并初步评估药物在人体的药代动力学特征、安全性和有效性，为后续研发决策提供依据。

（三）探索性临床试验

探索性临床试验为概念验证（proof of concept）试验，通过分析体外与体内、人体与动物种属的差异，在人体验证动物实验的结果，一般以目标适应证患者为试验对象，初步评价试验药物的治疗作用及安全性，做出是否继续研发的决策。如果要继续研发，Ⅱa期临床试验结果要为Ⅱb期临床试验设定给药剂量和给药方案提供依据。另外，在探索性临床试验阶段还会开展遗传多态性与药物基因组学相关研究、效应终点研究，包括临床终点、替代终点、生物标记物等，以及药效动力学（PD）和PK/PD模型研究等。

参加早期临床试验的研究参与者，可以是健康人，也可以是患者，通常研究参与者不会有可预期的临床获益，尤其是首次人体（first in human，FIH）试验存在很大的不确定性，研究参与者的安全风险比较高。因此，应特别关注早期临床试验研究参与者的安全性及临床试验方案设计的科学性和合理性，应充分评估风险因素，制定风险控制计划，并在试验过程中密切关注研究参与者的安全信息，及时采取有效的风险控制措施，充分保护研究参与者的安全和权益，必要时应适时修改试验方案设计，甚至暂停或终止早期临床试验。

二、0期临床试验

0期临床试验，也称为探索性新药研究（exploratory investigational new drug study，e-IND），是早期临床试验的特殊研究内容，是从动物实验过渡到Ⅰ期临床试验的中间环节，主要用于创新化合物筛选研究和微剂量研究，一般没有治疗或诊断的目的，仅在小规模的研究参与者中开展研究。

2006年FDA颁布的*Guidance for Industry，Investigators，and Reviewers-Exploratory IND Studies*提出了探索性新药的概念，介绍了开展探索性新药研究的方法，以保障0期临床试验符合监管要求，既能保护研究参与者权益，又能在耗费更少资源的情况下，更高效地开发有前途的候选化合物和评估生物标志物。

（一）0 期临床试验的研究设计

1. 药代动力学或影像学研究的 0 期临床试验 一般是单次给药的微剂量研究，旨在评估 e-IND 的药代动力学特征、与特定靶点的结合效力以及应用影像学技术研究给药后组织分布情况，不会诱导/产生药理学效应。

FDA 的探索性新药研究指南对微剂量有明确的定义，是指根据动物实验数据，低于 e-IND 产生药理学效应剂量 1/100 的剂量，且对小分子化合物最大剂量应≤ 100μg，对显影剂更适用≤ 100μg 的标准，对蛋白制剂最大剂量应≤ 30nmol。ICH 则进一步规定，无论单次或多次给药，微剂量研究中，起始剂量和最大剂量均不能超过 100μg，且任一单次给药剂量或多次给药剂量的总和均不能超过 100μg。

由于微剂量研究只涉及微克数量级的 e-IND 的单次暴露，如此低的给药剂量使研究参与者面临的风险非常有限，因此可以用有限的临床前安全性数据来支持人体研究。FDA 目前接受使用延长的单次给药动物毒理实验结果来支持人体单次给药研究，而不需要进行常规遗传毒理学研究，也不建议进行安全药理学研究。

微剂量研究的研究参与者多为健康志愿者，也可以是适应证患者。研究参与者规模一般 6～15 人。

2. 药理学相关剂量研究的 0 期临床试验 一般是持续长达 7 天的多次给药研究，也可以是多剂量递增试验，旨在研究 e-IND 的药理作用或药效学终点，因此需要更广泛的临床前安全性数据来支持这类研究起始剂量和最大剂量的选择。

3. 与疗效相关的 MOA 研究 0 期临床试验 旨在评估 e-IND 的作用机制（MOA），需要先在动物实验考察基于药理学机制的终点，如受体饱和度或酶抑制力等，一旦确定就可以在 0 期临床试验中作为疗效终点。

（二）0 期临床试验开展情况

由于 0 期临床试验需要的生物标记物和生物靶点定量研究、微剂量检测、分子影像学技术和活体成像技术，都需要足够的技术条件支撑，还有同位素标记的相关问题，以及对研究方案设计、实施、结果分析、方法学验证的高要求，限制了 0 期临床试验的广泛开展。

e-IND 的研究在肿瘤、艾滋病、心血管及神经系统等疾病领域比较集中，国内外都只开展了少量的 0 期临床试验的探索。

三、Ⅰ期临床试验

（一）Ⅰ期临床试验的概念和研究内容

Ⅰ期临床试验是指在动物实验成功以后，将试验药物用于人体的初步安全性评价及临床药理学研究，以初步考察人体对试验药物的耐受情况，了解试验药物在人体内的药代动力学特征。通过Ⅰ期临床试验可以初步了解试验药物的安全性、人体对试验药物的耐受程度、药代动力学和药效动力学特征，探索试验药物的最大耐受剂量（MTD）、剂量限制性毒性（dose-limiting toxicity，DLT），为Ⅱ、Ⅲ期临床试验设计和制定给药方案提供依据。

Ⅰ期临床试验的研究内容主要包括：①确定人体对新药的耐受情况的单次给药和连续多次给药的耐受性试验；②确定新药在人体内的临床药理学特征的 PK 研究，包括单次给药 PK 研究（房室模型、PK 参数、体内过程、线性特征、消除途径）、连续多次给药 PK 研究（蓄积、波动系数）、食物影响、物质平衡、药物 - 药物相互作用（drug-drug interaction，DDI）、特殊人群的 PK 研究；③初步的药效学研究，有些药物即使在健康研究参与者也能观察到疗效，如麻醉诱导剂、局麻药，还有些药物由于安全性风险，只能在适应证患者开展Ⅰ期临床试验，如抗肿瘤药、精神科用药等，则能观察到疗效；④其他临床药理学的研究，如剂量 / 暴露量 - 效应关系（dose/exposure-response relationship）、药物基因组学（pharmacogenomics）以及定量临床药理学（quantitative clinical pharmacology）研究等，对优化给药剂量、制定风险管理策略等都具有重要意义。

Ⅰ期临床试验通常先进行单次给药耐受性试验和药代动力学研究，再进行多次给药耐受性试验和药代动力学研究。以患者为研究参与者的Ⅰ期临床试验，单次和多次给药的耐受性试验和药物代谢动力学研究一般序贯进行。

1. 耐受性试验　耐受性试验包括依次开展单次给药和多次给药的剂量递增试验，主要研究目的是获得药物安全性信息。

耐受性试验通常在健康研究参与者中进行，但对于抗肿瘤药物及其他预估可能对健康研究参与者造成伤害的药物，则通常选择适应证患者作为研究参与者。在耐受性试验的各种观察指标中，FDA对心脏安全性尤为关注，如果在非临床或临床试验阶段出现了 QT/QTc 延长的风险，则需要进行获益—风险评估（Benefit-Risk Assessment），决定是否进行全面的 QT/QTc（TQT）研究。

2. 临床药物代谢动力学研究　临床药物代谢动力学研究是通过在研究参与者服药前后的不同时点采集血样，测定血药浓度，通过对血药浓度 - 时间数据的分析，计算药代动力学参数，从而阐明药物在人体吸收、分布、代谢和排泄的动态变化规律。一般会在耐受性试验同时开展药物代谢动力学（PK）研究，以获得更多与安全性相关的暴露量 - 效应关系的信息。

PK 研究主要包括：单次和多次给药 PK 研究、食物影响的 PK 研究、物质平衡（mass balance）研究、药物代谢物确证研究、生物转化研究、生物活性研究及代谢物的 PK 研究等。

PK 研究的研究参与者选择同耐受性试验，一般选择健康研究参与者。但对抗肿瘤药物及一些特殊药物，则通常在适应证患者中进行。如果在 PK 研究中发现试验药物的代谢产物仅在人体中出现，或代谢产物水平在人体远高于在已进行评价的实验动物的水平时，还需要补充对代谢产物进行非临床安全性评价。

3. 药效学研究　药物效应动力学（pharmacodynamics，PD）简称药效学，主要研究药物对机体的作用及其机制，即随着药物作用时间的推移，机体组织器官、生理功能及细胞代谢的动态变化规律。

4. 药物代谢动力学 / 药效学研究　药代学 / 药效学（PK/PD）研究是基于 PK 和 PD 的内在联系，整合 PK 和 PD 数据构建数学模型，将给药剂量 - 血药浓度 - 生物学变化 - 药效等信息关联起来，实现外推预设条件下未知结果的研究。通过 PK/PD 研究可以更全面和准确地了解药物效应随给药剂量 / 血药浓度和时间变化的规律，获知药物暴露量与起效时间及维持时间的关系，暴露量 - 效应关系（exposure-response relationship）是确定药物安全性与有效性的关键，也是确定剂量、剂型、给药途径、给药间隔等给药方案的重要参考依据，对后续临床试验推荐合理的给药方案尤为重要。

PK/PD 研究通过明确药物暴露与疗效和毒性的关系，可以实现在药物研发阶段辅助决策、指导临床试验方案设计、选择与临床终点相关生物标志物或替代终点、优化患者亚群体分层、降低开发成本等方面的作用，已成为早期临床药理学研究的重点之一。

5. 物质平衡研究　人体物质平衡研究作为创新药临床药理学研究的重要内容，主要用于定量描述药物在人体内的吸收、分布、代谢和排泄的特征，阐明药物在人体内的消除途径。物质平衡研究可以采用放射性同位素标记的示踪方法或其他合适的方法开展。其中采用放射性同位素（通常为 ^{14}C 或 ^{3}H）标记示踪方法是全面、直接获得药物在人体内吸收、分布、代谢和排泄信息的常用方法。

物质平衡研究可以为开展药物 - 药物相互作用、肝 / 肾功能不全、生物利用度等研究提供参考，对支持确证性临床研究设计、评价创新药的安全性和有效性具有重要意义。

6. 药物相互作用研究　患者在临床治疗中常常需要合并使用多种药物，可能会产生药物相互作用而导致不良反应或改变治疗效果，因此需要对 DDI 发生的可能性、严重度及其影响进行科学评估，并在说明书中对临床用药给出建议。

（1）按照药物相互作用发生的机制，药物 - 药物相互作用可分为理化性质、代谢酶、转运体、靶点或疾病介导的相互作用。

（2）按照药物相互作用产生的影响，药物 - 药物相互作用可分为药代动力学和药效动力学的相互作用。

DDI 研究贯穿整个药物开发过程，一般包括体外试验和临床试验两部分。体外试验可用于评估 DDI 对药代动力学的影响程度及影响机制，从而支持临床试验设计及整体研发策略的制定。DDI 临床试验是为了在人体内确认 DDI 的发生情况及影响程度。若试验药物的开发初衷就在于与其他药物合用（如复方制剂、联合用药等），原则上应开展拟合用药物的 DDI 研究。DDI 的主要研究内容包括但不限于试验药物与其他药物是否会相互改变 PK 特征，如果需要评估 PK 参数变化的程度，还需要评估 DDI 的临床意义，并制定严重 DDI 的防控策略。

应在早期临床试验中评价试验药物和可能与之发生 DDI 的合并用药之间的相互作用情况，并根据研究结果确定后期临床试验的纳入、排除标准、合并用药规定及相应的剂量调整方法，以避免患者因合并用药的 DDI 出现疗效下降或安全性的风险。

7. 生物等效性评价

（1）生物利用度（bioavailability，BA）：是指药物活性成分从制剂释放，被吸收进入全身循环的速度和程度。生物利用度分为绝对生物利用度和相对生物利用度。绝对生物利用度是指以静脉途径给药的制剂为参比制剂，一般认为其生物利用度为 100%，评估试验制剂中药物活性成分被吸收进入体循环的相对量。相对生物利用度则是以非静脉途径给药的制剂为参比制剂，评估试验制剂中药物活性成分被吸收进入体循环的相对量。

（2）生物等效性（bioequivalence，BE）评价：通常是指在不同周期、相似的条件下，对同一研究参与者先后给予试验制剂和参比制剂，评估试验制剂中药物的吸收速度和吸收程度与参比制剂的差异是否在可接受的范围内。BE 评价的方法包括药代动力学研究、药效动力学研究、临床研究和体外研究，其中以药代动力学参数为终点指标评价 BE 的研究效力最强。通过测定血浆、血清等生物样本中的药物浓度，计算药动学参数，采用分别代表药物吸收的速度和程度的血药峰浓度（peak concentration，C_{max}）和药时曲线下面积（area under curve，AUC）（包括 $AUC_{0\sim t}$ 和 $AUC_{0\sim\infty}$）作为终点指标进行评价。一般情况下，试验制剂与参比制剂的 C_{max} 和 AUC 几何均值比的 90% 置信区间均落在 80%～125% 范围内，则认为两种制剂具有生物等效性。

BE 评价既广泛用于化学药物仿制药的上市前研究，也越来越多地在创新药早期临床试验阶段开展。创新药物在临床试验期间及上市后，随着对药物的生物药剂学特性、安全性和有效性的认识不断加深，药物在原料药、制剂以及给药方案等方面可能会发生变更而影响药物的 PK 特征，进而影响药物的安全性和有效性，因此需要采用生物等效性研究评价变更前后两种制剂的差异。如果变更前、后的制剂在吸收速度或程度上的差异可能会影响变更后制剂或新的给药方式的获益和风险时，研究者需根据差异程度考虑调整给药剂量；当变更后制剂 PK 参数的变异明显大于变更前时，也提示变更前、后两制剂不具有生物等效性，此时申办者应基于现有剂量 - 效应或暴露 - 效应数据说明吸收速度和程度的差异对药物的安全性和有效性不会产生明显影响，否则应考虑调整处方、改变生产工艺，或补充新的安全性和有效性数据。

（二）Ⅰ期临床试验的设计要点

1. 总体设计考虑

（1）试验顺序：Ⅰ期临床试验一般设计为单次给药试验、食物对药物吸收影响的 PK 研究和多次给药试验三大部分。首先进行单次给药耐受性试验，每个研究参与者只接受一个剂量单次给药、剂量逐组递增，在开展耐受性试验的同时选定一些剂量组进行单次给药的药代动力学研究。在单次给药试验的后期或者结束后，选定一个剂量开展食物对药物吸收影响的 PK 研究。在单次给药耐受性试验结束后，基于单次给药耐受性试验获得的安全性信息，以及单次给药药代动力学和食物对药物吸收影响的结果，指导多次给药耐受性试验的设计，包括剂量选择、给药方案、给药与进餐的关系等，并优化多次给药 PK 研究的采样时间点，关注不良反应的性质和程度等，然后再开展多次给药的耐受性试验和药代动力学试验。

（2）研究参与者选择：Ⅰ期临床试验通常是非治疗目的的，所以一般在健康研究参与者中进行，以减少疾病本身和合并用药对结果判定的影响，也可以避免患者研究参与者因参加Ⅰ期临床试验而影响常规治疗。但有些药物，如抗肿瘤药物、抗精神疾病药物，对健康人可能有危害，只能在患者中进行研究。

为了获得客观、可靠的研究结果，Ⅰ期耐受性试验一般采用随机、双盲、安慰剂对照的试验设计。

2. 耐受性试验设计要点　在进行 FIH 试验设计时，设定单次给药耐受性试验药物给药起始剂量、最大剂量、剂量爬坡幅度、给药频率及给药方式至关重要。多次给药耐受性试验一般是在获得了单次给药耐受性试验和单次给药 PK 研究结果后进行，包括剂量选择和确定给药方法、给药与进餐的关系、确定不良反应和试验药物的关系等。

（1）最大推荐起始剂量的确定：为了保证人体首次临床试验的安全性，最大推荐起始剂量（maximum recommended starting dose，MRSD）应该是预期不会在人体出现不良反应的剂量。MRSD 的设定方法主要有：①以动物毒理学实验未见明显毒性反应剂量（no observed adverse effect level，NOAEL）来推算人体等效剂量（human equivalent dose，HED），再选取一定的安全因子（如 10 或 20），计算 FIH 试验的 MRSD；②采用最低预期生物效应剂量（minimal anticipated biological effect level，MABEL），以生物暴露量为基础来推算 HED，进而计算 MRSD。

1）确定 NOAEL：以毒理学实验结果为基础估算 MRSD 的方法最为常用，其关键点在于如何判断毒性反应、确定 NOAEL。一般情况是当出现：①明显的毒性反应，如明显的临床症状、体征、肉眼或/和显微镜下可见的损害；②毒性反应替代指标阳性，如肝转氨酶水平升高；③药效反应过度放大这三种情况时，被认为是毒性反应。NOAEL 可能会观察到某些药效学作用，但不会带来安全性风险。如果药物存在吸收饱和现象，即在最高剂量仍未出现毒性反应，则使用最低饱和剂量而不是最高无毒剂量来作为 NOAEL。

2）确定 HED：确定 NOAEL 之后，将剂量归一化为体表面积剂量（mg/m^2），由于不同种属间呈现出良好的比例关系，所以可将动物剂量外推为人体等效剂量，将 NOAEL 换算成 HED。体表面积归一化法是适合在不同动物间换算等效剂量的方法，但由于体表面积会随体重变化而变化，将 mg/kg 剂量换算成 mg/m^2 剂量时，转换系数取决于所用动物的体重。在某些情况下，现有数据显示不同动物种属间 NOAEL 的 mg/kg 剂量相似，血浆药物浓度（C_{max} 和 AUC）和 mg/kg 剂量有显著的相关性，则使用 mg/kg 外推至 HED 比使用 mg/m^2 法更为适宜。

根据毒理实验结果得到的一系列 NOAEL，可以计算出相应的一系列 HED，应基于最适合的动物种属，选择相应的 HED 用于推算人体 MRSD。在没有种属相关性数据时，一般默认 HED 最低的种属即为最敏感的动物种属，是推算人体 MRSD 最适合的动物。

3）确定安全因子：确定了 HED 之后，由于存在①人体内的药理学活性可能高于动物的药理学活性不确定性；②动物实验难以发现某些毒性反应，如疼痛、精神障碍等；③人体与不同种属动物之间受体数量或亲和力的差异；④些无法预测的毒性反应；⑤药物体内过程的种属差异等原因，需要采用安全因子来提供一个更安全的剂量阈值，以保护研究参与者接受 MRSD 时的安全性。通常使用的安全因子为 10，但可以根据实际情况进行适当调整。当安全性风险较大时，如试验药物作用于全新的治疗靶点、动物实验出现了严重毒性反应、不明原因的死亡、不可逆的毒性反应、出现明显毒性反应前没有明确的先兆症状、毒性反应标志物是难以监测的组织病理学变化、试验具有非线性药代动力学特征、不同动物的生物利用度差异大、毒性反应剂量或暴露水平有很大的差异或暴露——效应曲线斜率陡峭，则提示试验药物的安全性风险高，安全因子应当加大。而有证据表明安全性风险较低时，安全因子可适当减小，当安全因子调整到低于10时必须有充分明确的理由。

确定MRSD还需要考虑药理学活性剂量（pharmacologically active dose，PAD），从适当的药效学模型中推导出PAD，用PAD根据体表面积转换系数估算出药理学HED，如果药理学HED值低于毒理学HED，则需要降低根据NOAEL计算的MRSD，而采用以MABEL推算MRSD。对于某些作用机制和作用靶点认识局限的药物、临床前研究结果预测价值低的药物，可以用MABEL作为人体初始剂量。通常需要根据药理学实验中受体结合特点或功能特点，综合暴露量、PK和PD特征，建立PK/PD模型，进而预测人体的最低生物活性暴露量去推算MABEL。

另外还需要考虑，Ⅰ期临床试验的健康志愿者在接受起始剂量后，原则上不应该出现临床前试验中观察到的任何毒性反应。而当Ⅰ期临床试验的志愿者为适应证患者时，不宜让过多患者暴露于无效剂量。

（2）最大耐受剂量的确定：一般根据动物毒理实验结果或同类药物临床治疗剂量来设定耐受性试验的最大耐受剂量。最大耐受剂量应略高于或至少相当于拟用临床治疗剂量的高限。

最大耐受剂量的推算方法有：①动物长毒实验中引起中毒症状或脏器出现可逆性变化剂量的1/10；②动物长毒实验中最大耐受量的1/5～1/2；③同一种或同类药物或结构相近药物的单次临床最大给药剂量；④最大剂量应包含预期的有效剂量。可选择4种推算方法得到最大耐受剂量，但也要充分考虑过度向上递增、探索最大耐受剂量的必要性和风险。

（3）剂量爬坡设定：在起始剂量和最大耐受剂量之间，需设定数个剂量递增的观察组。若递增系数过小，会增加不必要的试验组数和研究参与者例数，延长试验周期，增加申办者的经济投入。递增系数过大，会增加研究参与者风险。一般动物实验提示安全性大的药物，剂量递增幅度可大，甚至成倍递增；但安全性小的药物，在试验早期低剂量阶段，递增幅度可以比较大，到试验后期中高剂量阶段，剂量递增幅度则应逐渐减小。

最常采用剂量递增原则是费氏递增法（改良Fibonacci法），从最低起始剂量开始，后一剂量依次较前一剂量增加+100%、+67%、+50%、+33.3%、+33.3%，以后组别均按+1/3递增。也可以采用定比递增法，采用+100%递增，剂量递增太快，尤其是在中高剂量阶段，研究参与者风险太大；采用+33.3%递增，在低剂量阶段，剂量递增太慢，可能导致试验周期过长；即使+50%递增，临床实际也较少运用定比递增。一般是在低剂量阶段采用较大的递增系数，而在中高剂量阶段采用较小的递增系数，既可以充分保护研究参与者的安全，又可以尽可能地控制试验周期。

当Ⅰ期临床试验的研究参与者为适应证患者时，为了避免过多患者暴露于无效剂量，可以在低剂量组采取快速滴定的方法。

（4）哨兵法：哨兵法是针对全新结构的试验药物，由于仅有有限的安全性数据作为参考，人体和动物之间又可能存在较大的差异，因此首次人体试验需要非常谨慎，可以考虑先在少数研究参与者（1～2例）中进行探索性试验，在得到了初步的安全性数据后，再决定是否进行后续试验，以降低试验风险和保护研究参与者。

（5）试验终止标准：在耐受性试验开始前，应设定试验终止标准，即出现了哪些不良事件或者不良事件达到什么程度应终止剂量递增试验。

设定终止标准时应考虑：①当研究参与者为健康志愿者时，应尽量不给研究参与者带来健康危害；②当研究参与者为适应证患者时，应根据试验药物和患者人群的特点，综合评估患者的获益及风险确定试验的终止标准；③对于一些具有潜在高风险的试验药物，尤其是生物制剂和基于新机制、新靶点、新信号通路研发的新药，需要特别关注动物实验的安全性数据、动物与人体的种属差异，需要更谨慎地设置试验终止标准。

（6）观察指标选择原则：试验观察指标应包括研究参与者用药前后症状、体征、实验室检查和辅助检查的变化。需要根据动物实验观察到的毒性反应或靶器官反应，设定需要特别关注的观察指标，如增加 12 导联心电图的观测频率，增加肌酸激酶同工酶、肌红蛋白、肌钙蛋白 T 的检测，监测试验药物对电解质或血皮质醇水平的影响，增加精神类量表的测评等。

耐受性试验应进行各剂量组的各项安全耐受性观察指标、毒性反应结果的比较以及原因分析。通过比较各组间不良事件（AE）的发生率和严重程度、严重不良事件发生率和非预期不良事件发生率，最后得出最大耐受剂量和主要不良反应的结论。

3. 药代动力学研究设计要点　药代动力学研究旨在初步阐明试验药物在人体内吸收、分布、代谢和排泄的动态变化规律，认识人体对试验药物的处置过程，为制定合理的临床用药方案提供依据。

（1）药代动力学研究内容：①单次给药药代动力学研究；②多次给药药代动力学研究；③食物对口服制剂吸收影响研究；④物质平衡、人体代谢物确证、代谢物药代动力学及生物活性研究等；⑤对于仅在人体发现的代谢产物，或人体代谢产物水平远高于实验动物水平时，应进行非临床安全性评价；⑥完善与药物代谢、转运相关的体外研究，包括血浆蛋白结合率，药物代谢酶和转运体的表型、抑制和诱导研究等；⑦完善遗传多态性与药物基因组学相关的体外研究；⑧特殊人群（如肝、肾功能不全人群、老年人、儿童等）的药代动力学研究。

（2）药代动力学研究顺序：药代动力学研究可以分为多个独立的研究单独开展，也可以作为耐受性试验和药效学研究中的一部分研究内容。首先进行单次给药药代动力学研究，旨在了解单次给药后，药物在人体的吸收速度、吸收程度、给药剂量与药物浓度的关系、药物半衰期等。在获得了单次药代动力学研究结果后，再进行多次给药药代动力学研究，以了解重复给药后药物的吸收速度、吸收程度、药物浓度达到稳态的时间、稳态浓度的波动情况、药物在体内蓄积的程度等。单次给药 PK 研究获得的药物半衰期，可以为多次给药代动力学研究的给药间隔的设定提供重要参考。对于半衰期短、需要在 24 小时内多次给药的试验药物，还需要结合药物作用机制、药效作用时间等数据综合分析，最终确定给药间隔时间。

一般情况下，在 MRSD 与最大可耐受剂量之间应至少进行低、中、高三个剂量的单次给药药代动力学研究和 2 个剂量的多次给药药代动力学研究，以了解给药剂量和药物浓度的关系。可参考《化学药创新药临床单次和多次给药剂量递增药代动力学研究技术指导原则》进行试验设计。

口服制剂药代动力学研究应研究进食对生物利用度的影响，一般可以在单次给药的药代动力学研究中，选择一个合适的剂量，开展食物对药物吸收影响的研究。特殊人群的药代动力学研究包括在脏器功能不全（肝脏和肾脏）患者、老年人、儿童、妊娠期及哺乳期妇女、肥胖人群及人种亚组等不同人群开展的药代动力学研究。在后期临床研究中，还需要进一步开展包括群体药代动力学在内的药代动力学研究。

（3）研究参与者选择：应根据试验药物类型和安全性、研究目的等选择受试人群，但为了减少其他因素如疾病状态、合并用药等对 PK 结果的干扰，药代动力学研究一般选择健康成年研究参与者。当基于安全性及伦理学考虑（如抗肿瘤药物等）不能入选健康研究参与者或其他无必要在健康研究参与者中开展研究时，可在患者中开展 PK 研究。

1）研究参与者人群选择：在选择受试人群时，应考虑以下临床因素：①可预估的药物相关毒性 / 风险是否支持纳入健康研究参与者；②健康研究参与者和目标患者中靶标的差异性；③患者群体可能有更高的 PK、PD 或安全性变异；④目标患者群体与健康研究参与者之间在 PK、PD、安全性方面的潜在差异；⑤与研究参与者生活方式（如吸烟、饮酒或吸毒等）可能相关的相互作用；⑥患者使用可能影响 PK 或 PD 特性、产生不良反应和 / 或难以解释结果的伴随用药；⑦患者从其他药物或干预措施中存在获益的可能性；⑧研究药物的预期治疗窗口；⑨与人群特征相关的因素，包括年龄、性别、体重、种族、基因型、肝/肾功能不全等。

2）研究参与者样本量：PK研究的样本量与PK/PD参数的变异（如代谢酶引起的变异）及研究目的相关。PK和/或PD参数的变异来源于药物自身因素、研究参与者因素（基因多态性、性别差异、种族差异、生理情况、病理因素等）、临床研究的质量控制、研究测试指标等。样本量的大小将影响获得的PK/PD参数的准确性。每剂量组的样本量应预先定义，至少6～12例，应在研究方案中阐述样本量设定依据。同时还应考虑研究设计（如单次给药或多次给药）、研究参与者脱落率、研究中心数量以及每个研究中心纳入研究参与者的数量等因素。

（4）剂量设计：PK研究的剂量设计应参考动物实验的暴露-效应关系，综合考虑人体给药剂量与预估的暴露情况、潜在的不良反应和潜在的PD效应、靶标饱和度等，还需要结合耐受性试验的剂量设计，分别在临床试验方案中明确设定单次和多次给药的不同剂量。一般在单次给药PK研究中至少选择低、中、高三种剂量进行PK研究，以考察试验药物在选定的剂量范围内是否具有线性动力学特征。在多次给药PK研究中至少选择两个剂量，以评估试验药物多次给药达稳态的情况，以及是否具有药物蓄积。

临床试验方案设定的PK研究给药剂量并不是一成不变的，如果在研究中发现临床数据与动物实验数据有显著差异，则需要及时修改临床试验方案，调整计划的剂量水平。如果临床PK研究数据表明试验药物吸收或暴露水平已接近或达平台期，则要考虑剂量进一步递增的必要性。对于发现剂量-暴露量呈非线性增加，应注意控制剂量递增比例，尤其是在单次和多次给药剂量递增后期的中高剂量阶段，以避免研究参与者的安全性风险。

（5）检测物质：PK研究的检测物质通常为原形药。当代谢产物有活性、代谢产物水平较高、代谢产物会影响原形药物暴露-效应关系及人体代谢产物可能不同于动物实验中所确定的代谢产物时，需要对代谢产物进行检测。

一般需要在单次和多次给药剂量递增PK研究的一个或多个剂量组中开展药物代谢产物的PK研究，以阐明药物体内代谢、代谢物的剂量-暴露关系、代谢物的蓄积情况等。

（6）采样点设计：FIH试验PK研究采样时间点的设计往往依据于动物药代动力学研究的结果和同类药物的PK特点，再结合试验制剂的特性来确定。采样点应尽可能覆盖药物吸收、分布、代谢及消除的全过程，才能完整描述药物在人体内的过程，以少数研究参与者的PK参数反映出真实的药物PK特征。

1）单次给药PK研究采样点：一般在预计的血药浓度达峰以前需要设置2～3个采样点，应避免首个采样点即达血药峰浓度的情况。为了能准确地估计峰浓度，在峰浓度附近至少有3个采样点，在末端消除相应至少有3～4点，以确保准确估算末端消除相斜率和消除半衰期（$t_{1/2}$）。一般建议每条药时曲线设计12～18个采样点，其中包括给药前的采样点。采样总时间一般应不短于预估的5个消除半衰期，或最后一个采样点的浓度应在峰浓度的1/20以下，最终计算获得的$AUC_{0\sim t}$应至少覆盖$AUC_{0\sim\infty}$的80%。

2）多次给药PK研究采样点：除了参照单次给药采样点的设计原则设置首次和末次给药后的PK采样点外，需要在末次给药前3日早晨或最后3次给药前至少采集3个谷浓度数据，以确定是否达稳态。首次同末次给药后的PK采样点，直到第2次给药。根据研究目的和药物特性，设定末次给药后期的一系列采样点，考虑到药物蓄积，一般应较单次给药采样时间延长。设计时还应考虑饮食、时辰以及其他因素的干扰。

如果同时收集尿液/粪便样品，应收集用药前尿液/粪便样品及用药后不同时间段的尿液/粪便样品，应尽量包含开始排泄、排泄高峰及排泄基本结束的全过程。

定量药理学是临床药理学领域近年来最为活跃、进展最快的分支学科，通过PK/PD建模与PBPK

模拟研究，将生物学、毒理学、基础药理学、药效学、药动学、医学和统计学、数学模型等知识融会贯通，在暴露量 - 效应关系研究和剂量探索方面发挥了积极作用。定量药理学联通了药物研发的各个环节，可贯穿于新药研发的全过程。因此，鼓励在 PK 研究中检测 PD 指标，测定 PD 指标应根据生理和病理情况设计适当的采样点，尽量覆盖暴露 - 效应曲线的各个阶段，PD 和 PK 的采样点应尽量统一，并设置合理的采样时间窗，才有助于建立试验药物的暴露 - 效应关系。给药剂量 - 暴露量 - 效应关系是决定试验药物安全性和有效性的关键，是早期临床研究的核心，是确定后期临床试验给药剂量、剂型、给药途径、给药方案的依据。PD 效应的大小与作用部位的药物浓度直接相关，而暴露量通常用血药浓度表示，PD 效应的发生通常滞后或者是持续的，所以暴露量 - 效应关系研究可以是达到稳态后，暴露量 - 效应不随着时间延长而波动地研究，也可以是在给药间期或者单次给药后不同时间的血药浓度和效应关系的探索性研究。

（7）特殊人群的药代动力学研究设计：特殊人群包括但不限于老年人、儿童、孕妇、肥胖 / 超重人群等具有特殊生理特点，以及肝功能损害、肾功能不全等特殊病理特点的人群。特殊人群的 PK 研究，关键在于需要基于试验药物临床应用人群和研究目的，设定明确的研究参与者入排标准。随着创新药物的日益增多，为满足注册要求，越来越多的试验药物需要完成在肝功能损害和肾功能不全人群的 PK 研究。我国 CDE 分别于 2012 年 5 月和 2022 年 1 月颁布了《肝功能损害患者的药代动力学研究技术指导原则》《肾功能不全患者药代动力学研究技术指导原则（试行）》，进行肝功能损害和肾功能不全人群的 PK 研究设计时需要参考相应指导原则。

（8）适应证患者药代动力学研究设计：在适应证患者中开展的药代动力学研究，一般是与以患者为试验对象的耐受性试验同步开展，因为 PK 研究涉及密集采集血样，在采样点设置时应充分考虑患者的病理生理和心理状况，减少患者不必要的采样。也可以通过Ⅱ期临床试验阶段开展群体药代动力学研究来完成。

4. 生物等效性研究的设计要点　CDE 于 2016 年 3 月发布的《以药动学参数为终点评价指标的化学药物仿制药人体生物等效性研究技术指导原则》以及 2022 年 1 月发布的《创新药人体生物利用度和生物等效性研究技术指导原则》是进行生物等效性研究设计的重要参考文件。

生物等效性研究是指在相似试验条件下，分别单次或多次给予相同剂量的试验制剂和参比制剂，评价试验制剂中药物的吸收速度和吸收程度与参比制剂的差异是否在可接受的范围内。根据研究方法的评价效力，按照从强到弱的优先顺序依次为药代动力学研究、药效动力学研究、临床研究和体外研究，最常采用药代动力学研究方法来进行生物等效性评价。《以药动学参数为终点评价指标的化学药物仿制药人体生物等效性研究技术指导原则》适用于能够准确测定体内药物浓度的口服制剂及部分非口服给药制剂，如透皮吸收制剂、直肠给药制剂、鼻腔给药制剂等。

（1）生物等效性研究总体设计包括：①两周期、双交叉试验设计：指导原则推荐采用两周期、双交叉试验设计，以健康志愿者作为研究参与者，按照随机顺序分别在第一周期和第二周期接受试验制剂或参比制剂；②两周期平行试验设计：对于长半衰期药物可选择两周期平行试验设计，将具有相似人口学特征的健康研究参与者随机分入两组，分别服用试验制剂和参比制剂来进行生物等效性评价。方案设计时应考虑有足够长的 PK 采样时间，以保证能够覆盖药物通过肠道并被吸收的时间段。由于生物等效性研究主要是评价药物的吸收，所以可以用 C_{max} 和适当截取的 AUC 来描述药物峰浓度和总暴露量。对分布和清除个体内变异较小的药物，可用 $AUC_{0\sim72h}$ 来代替 $AUC_{0\sim t}$ 或 / 和 $AUC_{0\sim C\infty}$；但对个体内变异较大的药物，则不宜采用截取的 AUC 来评价制剂的生物等效性；③重复试验设计：重复试验设计适用于个体内变异 ≥ 30% 的部分高变异药物，入选较少数量的研究参与者即可完成生物等效性研究，需要将同一试验制剂或 / 和参比制剂重复给予同一研究参与者。若是单制剂重复（通常为重复给予参比制剂），则为三周期设计，称为部分重复试验设计。若试验制剂和参比制剂均需重复给予，则为四周期设计，称为完全重复试验设计。根据参比制剂的个体内变异，在有充分的依据的前提下，可以将等效性评价标准做适当调整。

（2）研究参与者选择：一般在健康研究参与者中开展，要求研究参与者年龄在 18～50 周岁，涵盖一般人群的特征。如果试验药物拟用于两种性别的患者，则生物等效性研究应男女兼有；如果试验药物拟用于老年人群，则应尽可能多入选 60 岁以上的研究参与者；如果健康研究参与者使用试验药物存在安全性风险，则应选用适应证患者人群，并在试验期间尽量保证患者病情稳定。生物等效性研究的研究参与者例数应满足生物等效性评价具有足够的统计学效力的需求。

（3）参比制剂的选择：仿制药的生物等效性评价，应尽可能选择原研产品作为参比制剂，以保证仿制药的质量与原研产品一致。

（4）单次给药研究：单次给药在评价药物释放的速度和程度方面比多次给药稳态药代动力学研究的方法更为敏感，更容易发现制剂释药行为的差异，因此通常采用单次给药的药代动力学研究来进行生物等效性评价。

（5）稳态研究：出于安全性考虑，需要选择正在进行临床治疗，且治疗不可间断的患者作为生物等效性评价的研究参与者时，可以在多次给药达稳态后，进行生物等效性研究。

（6）餐后生物等效性研究：由于临床用药常常面临食物与药物同服可能会影响药物生物利用度的问题，因此需要分别进行空腹和餐后服药的生物等效性研究，评价进食对试验制剂和参比制剂生物利用度影响的差异。只有空腹和餐后服药的生物等效性评价结果均提示生物等效，试验制剂才能通过等效性评价。对于说明书中明确写明仅可空腹服用（一般需要饭前 1 小时或饭后 2 小时以上）的药物，则无需进行餐后服药的生物等效性研究。对于说明书中明确仅能与食物同服的药物，除了空腹服用可能有严重安全性风险的药物外，指导原则均建议需要进行空腹和餐后服药的生物等效性研究。如果有充分的证据说明空腹服药可能有严重安全性风险，则无需进行空腹服药的生物等效性研究。

（7）评价生物等效性的药动学参数：评价生物等效性的 PK 参数包括：①吸收速度：采用实测 C_{max} 作为评价吸收速度的指标；T_{max}（药物浓度达峰时间）作为重要的参考指标；②吸收程度：采用 $AUC_{0\sim t}$（从 0 时到最后一个可准确测定浓度的样品采集时间 t 之间的药物浓度 - 时间曲线下面积）和 $AUC_{0\sim\infty}$（从 0 时到无限时间的药物浓度 - 时间曲线下面积）作为评价吸收程度的指标。

生物等效性评价应计算 C_{max}、$AUC_{0\sim t}$、$AUC_{0\sim\infty}$ 的算术均值、几何均值、几何均值比值及其 90% 置信区间（*CI*），只有当这 3 个 PK 参数的几何均值比值的 90%*CI* 数值均落于 80%～125% 之间时，才能判断试验制剂与参比制剂具有生物等效性。

（8）检测物质：生物等效性研究的检测物质，一般为原形药物，因为原形药物的药时曲线，比代谢产物能更灵敏地反映制剂间的差异。只有当原形药物进入体循环之前。产生了主要代谢产物，且该主要代谢产物显著影响药物的安全性和有效性时，才需要同时检测原形药物和代谢产物，但仍以原形药物评价生物等效性，代谢产物的数据作为参考。只有当原形药物浓度过低，不足以进行生物等效性评价时，才用代谢产物的数据评价生物等效性。

《以药动学参数为终点评价指标的化学药物仿制药人体生物等效性研究技术指导原则》的附件《一般试验设计和数据处理原则》对试验实施细节，如空腹、高脂餐、服药前后饮水饮食要求、采样点设置、两周期之间清洗期设置、服药后出现呕吐而需剔除数据的情况等都给予了实用的建议，可供方案设计时参考。

四、Ⅱa 期临床试验

Ⅱa 期临床试验是早期临床研究的重要内容之一，旨在初步观察适应证患者接受试验药物后的有效性，决定是否进入Ⅱb 期临床试验。

鉴于Ⅱa 和Ⅱb 期临床试验的相似性和差异性，将在Ⅱ期临床试验部分统一介绍。

第三节　Ⅱ期临床试验研究目的和设计要点

一、Ⅱ期临床试验分类及研究目的

Ⅱ期临床试验又称为探索性临床试验，是针对特定适应证患者开展的初步评估药物疗效和安全性的临床试验，其目的在于为Ⅲ期临床试验的治疗剂量选择和给药方案制定提供参考依据。Ⅱ期临床试验分为Ⅱa 期临床试验和Ⅱb 期临床试验。

（一）Ⅱa 期临床试验

Ⅱa 期临床试验也称为概念证明（proof of concept，POC）研究，是首次对患者进行的以探索有效性为目的的临床试验，研究目的是证明药物的临床疗效和生物活性。通常只纳入少量患者，采用剂量递增设计，在给药后的早期观察主要疗效终点，评估试验药物的有效性，以及初步评价药物剂量与效应关系。一旦证明试验药物具有预期的临床疗效，则进行Ⅱb 期临床试验。

（二）Ⅱb 期临床试验

Ⅱb 期临床试验也称为剂量发现（dose finding，DF）研究，这个阶段纳入较多的适应证患者，常采用公认的平行组剂量——效应设计，评估药物的疗效以及安全性，目的是为Ⅲ期试验确定能同时满足有效性和安全性的最佳剂量和给药方案。其他目的包括通过亚组数据和多个研究终点分析优化Ⅲ期临床试验研究终点、合并给药和目标人群的设定。

二、Ⅱ期临床试验的设计要点

Ⅱ期临床试验设计要基于不同试验药物的作用机制、适应证、主要疗效终点、预期不良反应等做出有针对性的设计。但总体设计要考虑以下几个方面：

1. **研究对象**　Ⅱa 期临床试验和Ⅱb 期临床试验都应该选择符合特定入选标准和排除标准的患者作为研究对象。由于Ⅱ期临床试验的样本量有限，通常需要对研究参与者严格筛选，以保证研究参与者群体具有一定的代表性和均质性。

2. **试验研究设计**　Ⅱa 期临床试验可采用多种试验设计，包括平行对照、自身对照及适应性设计（adaptive design）。适应性设计是在临床试验方案中规定，会在试验期间根据中期分析结果，调整试验方案或统计分析计划，以提高试验效率和质量。Ⅱb 期临床试验都应采用随机、对照、盲法的研究设计，以减少偏倚和误差。根据试验药物的特性，尽可能采用双盲设计，也可以通过区分盲态和非盲态人员的方法来实现双盲；对于口服固体制剂，还可以采用双盲模拟的办法来实现双盲，即每一例研究参与者都会服用两种药，或者是试验药物和对照药物的模拟剂，或者是试验药物的模拟剂和对照药，模拟剂与对应药物在外观、大小、形状、颜色、气味、口感等均一致。如无法做到双盲，也应尽量采用单盲，避免研究参与者获知使用的是试验药物或者是对照药物。

3. **对照药选择**　Ⅱ期临床试验中应基于试验设计来选择对照药，通常会选择治疗指南中推荐的标准治疗作为阳性对照，进行非劣效性试验，也可以选择安慰剂对照，进行优效性试验。

4. **样本量**　应根据相关统计学原则，结合研究目的和试验设计的不同，计算研究参与者样本量。

一般情况下，Ⅱa 期临床试验是为了初步证明药物的有效性，通常只需 100 例以下的研究参与者。Ⅱb 期临床试验需要更精确地估计药物有效性和安全性，以确定Ⅲ期临床试验的最佳给药剂量和给药方案，通常需要 100～300 例或更多的研究参与者。

5. **给药剂量**　Ⅱa 期临床试验需要初步确定药效，故通常选择 MTD 或稍低剂量，以探索药物的有效性和安全性，完成 POC。Ⅱb 期临床试验可基于前期 PK/PD 评估结果，通常选择数个剂量组，以评价药物的量效关系，确定药物有效性和安全性的最佳平衡点，为Ⅲ期临床试验确定最佳剂量和给药方案。

6. 观察时间 观察时间取决于药物的作用机制、安全性和所选疗效指标的预期起效时间等。Ⅱa 期临床试验的观察时间常常短于Ⅱb 期临床试验。对于改善疾病病程的试验药物，一般为 12～24 周。

7. 终点指标 Ⅱa 期临床试验通常选择早期的疗效终点，以及初步评价药物的有效性或生物活性。而Ⅱb 期临床试验通常选择后期的疗效终点，以进一步评估药物的有效性和安全性。Ⅱ期临床试验终点指标的确定，应基于适应证疾病公认的疗效指标。

第四节 Ⅲ期临床试验研究目的和设计要点

一、Ⅲ期临床试验的研究目的

Ⅲ期临床试验是以确证治疗获益为主要目的，在获得了初步的安全性和有效性证据之后，开展的具有足够样本量及良好对照的临床试验，以评价试验药物的总体获益 / 风险，是支持药物上市的关键性临床试验。

Ⅲ期临床试验的研究内容涉及在更广泛的患者人群、疾病的不同阶段、不同合并用药等情况下的有效性和安全性评价，以及剂量 - 效应关系探索，为撰写药物说明书提供重要依据。

在Ⅲ期临床试验阶段还可以进行群体药代动力学、药物基因组学研究等。

二、Ⅲ期临床试验的设计要点

1. Ⅲ期临床试验一般采用随机、对照、盲法的试验设计

（1）随机化：随机化是保障研究参与者有同等的几率被分配入试验组或对照组的方法。目的是确保不同试验组别间具有可比性、减小选择性偏倚的优选方法。随机化方法包括区组随机或分层随机。

（2）盲法：盲法是控制偏倚的重要手段。根据盲态设置的程度，可以分为双盲、单盲和开放。双盲试验是指研究参与者、盲态研究者及申办者的盲态人员均不知晓研究参与者的分组情况。单盲试验是指仅研究参与者不知晓分组情况。

当双盲试验以安慰剂为对照时，为保持盲态应采用单模拟设计。

当双盲试验中以阳性药品为对照时，如果阳性药品与试验药物外观可区分或给药方式不同，为保持盲态应采用双模拟设计。如果难以实现模拟，可以采取遮蔽措施实现双盲，但试验方案中应明确规定遮蔽措施的操作规程。无论采用何种盲态，数据管理和统计分析相关人员均应处于盲态。一般建议首选双盲试验设计。

2. 常用试验设计

（1）非劣效性试验：非劣效性（non-inferiority）试验是考察试验药物的有效性不劣于对照药的试验，对照药通常是具有明确疗效的已上市药物，而试验药应在其他方面较对照药具有一定优势，如不良反应少、给药方便、依从性好、价格便宜等。非劣效性试验设计是Ⅲ期临床试验最常采用的试验设计。

（2）优效性试验：优效性（superiority）试验一般以安慰剂为对照，评价试验药物的疗效是否优于对照药。

（3）等效性试验：等效性（equivalence）试验是考察试验药物是否与对照药等效。通常对照药为阳性药物，如仿制药与原研药的比较，小剂量与大剂量的比较，短疗程与长疗程等，都可采用等效性试验设计。

（4）适应性临床试验设计：临床试验是一个持续做决策的过程，在试验过程中、试验结束后，都应及时进行阶段性获益与风险评估，决定继续或终止临床试验。如果中期数据提示缺乏疗效或存在安全性风险，应及时终止临床试验。

3. 研究对象　Ⅲ期临床试验应选择符合特定入选标准和排除标准的患者作为研究对象，并应保证研究参与者群体具有一定的代表性和均质性。

选择Ⅲ期临床试验的受试人群，应考虑试验药物的适应证和研究的阶段性，以及已有的非临床和临床试验结果，一般会较Ⅱ期临床试验会扩大受试人群，以能更真实地考察目标适应证人群的治疗效果。

育龄期女性参加临床试验时，应采取有效的避孕措施，同时也应考虑试验中药物暴露对男性志愿者性伴侣或后代的危害。如试验药物有诱变效力或有生殖系统毒性，试验方案中应包含明确的、合适的避孕措施。

4. 对照选择及合并用药　应合理地选择Ⅲ期临床试验中的对照，可以为无治疗对照、安慰剂对照、阳性对照、试验药物剂量间对照、自身对照、历史对照等多种类型。应根据试验目的，在符合伦理及科学性要求且风险可控的情况下合理选择对照。合适的阳性对照应是公认的、广泛使用的、有良好循证医学证据的、有效性可预期的药物。在设计临床试验方案时应充分关注临床最新进展和诊疗指南的推荐。

鉴于患者疾病情况和临床治疗的复杂性，在试验方案设计时还应充分考虑、合理设定对合并用药的要求，要避免合并用药对有效性和安全性评价的干扰。

5. 样本量　Ⅲ期临床试验的样本量与研究疾病、研究目的和研究终点有关。样本量大小应根据试验设计、预期疗效、变异度大小、统计分析方法、α 值、β 值等估算确定。样本量计算主要是基于有效性考虑，但在某些情况下需要确定药物的安全性，则需要更大的样本量。ICH E1 在评价非危重患者长期用药的安全性时，建议样本量计算时应考虑药物的暴露时限、暴露时限内 AE 发生的时间和程度以及 AE 随着治疗时间延长的变化趋势。

6. 疗效和安全性评价　Ⅲ期临床试验方案应明确定义疗效和安全性评价指标及具体观察方法。临床终点的评价方法应该是公认的，其准确度、精确度及灵敏度应符合相关规范的要求。

应根据研究主要目的选择Ⅲ期临床试验的主要终点指标，以反映主要的临床疗效。次要终点指标可以与主要终点指标相关或者不相关，主要用于评价试验药物的其他作用。替代终点指标并不是临床获益的直接证据，而是与临床终点相关的指标，只有当替代终点已知或极可能可以合理预测临床终点时，替代终点指标才可以作为主要终点指标。还需要评价研究参与者的依从性，即研究参与者对试验用药物的使用情况应有详细记录。

第五节　上市后研究

一、上市后研究分类及目的

上市后研究是在试验药物获得上市许可后，在广泛使用条件下考察药物疗效和不良反应的研究，包括在特殊人群中使用的获益 - 风险关系。

根据研究目的不同，可以分为：

1. 监管部门要求的上市后研究　包括依据法规要求必须进行的上市后安全性临床研究和上市许可批件中要求完成的临床研究。

2. 自主实施的上市后研究　申请人或第三方实施的临床研究，如长期或大样本安全性评价、药物相互作用研究、药物经济学研究以及进一步的许可适应证的终点事件(如死亡率、发病率)研究等。

上市后研究的研究方法包括临床试验、临床药理学研究、药物流行病学研究和荟萃分析等。

二、上市后研究的设计

上市后研究一般为开放试验,也可以根据需要进行小样本随机对照试验。

上市后研究是在广泛的适应证患者中开展的,也被称为真实世界研究,所以对入排标准、合并疾病、合并用药等的要求均较Ⅲ期临床试验适度放宽,入组的研究参与者往往需要数千例。疗效和安全性评价标准可以参考Ⅲ期临床试验结果制定。具体可参照《化学药品和治疗用生物制品上市后研究技术指导手册(草案)》《化学药品和治疗用生物制品上市后研究管理规范(草案)》。

三、上市后适应证拓展研究

已上市的药物增加新适应证应进行临床试验,所需要的临床试验要求取决于既往研究的有效性、安全性信息和新适应证的具体情况。

1. 增加的新适应证在临床上已经具有公认有效的治疗方法,应采用公认的临床终点,与现有治疗方法进行随机对照研究,而单臂试验或者以替代终点来评价有效性,通常不能获批新适应证。例如,某药物被批准用于治疗晚期肺癌,当申请增加晚期胃癌的适应证时,应新开展一项以生存期为终点的、有良好对照的临床试验作为申请的依据。

2. 增加的新适应证在临床上尚无有效的治疗方法,即现有治疗方法不能提供显著获益的状况下,可考虑采用安慰剂对照的随机对照试验或单臂临床试验的结果作为申请的依据。研究终点可以选择生存期、无进展生存期或其他替代终点。

由于已上市药物的安全性特征在既往的临床研究中已明确,如果新适应证针对的用药人群、给药方案以及合并治疗等未出现重大变更,那么申请适应证拓展所需的安全性资料可以简化。但如果新适应证针对的用药人群、给药方案以及合并治疗等出现了重大变更,可能导致新的安全性风险,则应提供新的安全性信息。

临床试验是药物研发过程中花费最大、耗时最长、风险最高的一个阶段,科学专业、清晰详尽、具有可操作性的试验方案是保证药物临床试验实施取得成功的根本条件,临床试验设计需要药学、医学、统计学、伦理学和试验管理等各方人员的共同参与。本章对各期药物临床试验及其设计进行了简要介绍,期望能有助于建立药物临床试验设计的基本思路。

(苗　佳)

第十六章 临床试验的安全性评估

临床试验的安全性评估是确保新药物、新型治疗方法或医疗器械在人体内使用时对研究参与者的安全性进行全面评估的重要步骤。临床试验安全性评估的关键包括前期实验室体外和动物实验，临床试验期间及完成临床试验后实验室检查和不良事件的监测等。此外，所有临床试验都需要通过伦理审查委员会的审核，确保试验设计和实施符合伦理原则，并且试验风险对研究参与者是可接受的。相关监管机构也会对临床试验实施的安全性进行审查，确保试验符合法规、药物和治疗方法的质量标准，以及对不良事件的适当报告。

总体而言，临床试验的安全性评估是一个综合性的过程，需要研究人员、伦理审查委员会和监管机构的共同努力，确保在人体内使用新治疗方法时最大程度地保护研究参与者的安全。

第一节　不良事件和不良反应

临床试验药物的安全性评价是药物研发过程中至关重要的一部分，旨在确保新药的使用对患者的健康无不良影响。最常见的安全性评价包括研究参与者的临床症状、实验室检查指标、不良事件和不良反应。不良事件和不良反应是对药物耐受性最可靠的评价。

一、不良事件

不良事件是指临床研究参与者接受新治疗方法后出现的不良的、有害的、意外的医学事件或原有疾病恶化，这些事件可能与治疗措施直接相关，也可能是由患者疾病自身或其他因素引起的，但它们在临床实践或研究中被观察到，可能需要监测、评估和报告。不良事件也可能是与研究治疗存在时间关联的任何不利的和非预期体征（包括异常实验室结果）、症状或疾病，无论是否与研究治疗相关。例如研究参与者在服药1小时后出现摔倒则为不良事件。此外，不良事件可以是轻微的，例如头痛或恶心，也可以是严重的，例如过敏反应、器官损害或死亡。

（一）符合不良事件定义的事件

1. 任何异常的且研究者基于医学和科学判断具有临床意义（与基础疾病的进展无关）的实验室检查结果（血常规、血生化或尿常规等），或者其他的安全性评估（如心电图、放射学扫描、生命体征测量等），包括相较于基线恶化的检查结果。
2. 既往疾病再发或伴随疾病病情的加重，包括病症频率和/或强度的增加。
3. 在研究治疗给药之后新检测或新诊断的病症。
4. 可能提示药物相互作用的体征、症状或临床后遗症。
5. 因缺乏疗效而导致的体征、症状和/或临床后遗症。

（二）不符合不良事件定义的事件

1. 任何与基础疾病相关的临床上重要的实验室检查结果异常或者其他异常安全性评估，除非研究参与者基础疾病出现不符合该疾病一般病程或临床特性的加重，从而导致的基础疾病相关实验室检查结果的异常。

2. 本研究疾病或研究疾病的预期进展、体征或症状，除非研究参与者病情比预期更严重。

3. 由于 AE 导致的医疗操作或外科手术（如内窥镜检查、阑尾切除术）。

4. 没有发生不良医学事件的情况（社会原因和/或为了便利而住院和/或代开药）。

5. 在研究开始时存在或检测到的既往或现患疾病/状况的无恶化的日常波动。

6. “缺乏疗效”或“预期药理作用失败”事件本身不应记录或报告为 AE。

二、不良反应

当不良事件被判定为与研究治疗或干预有关时则称为不良反应（adverse reaction，AR），其中与试验用药品有关时则称为药品不良反应（adverse drug reaction，ADR）。

试验用药品与不良事件之间的因果关系至少有一个合理的可能性，即不能排除相关性。例如，研究参与者出现摔倒的原因是服用试验药后出现头晕引起，则为不良反应。不良反应是多样性的，它可能是由于药物治疗所直接引起的不良生理或生化效应。例如，药物可能导致过敏反应、恶心、呕吐、皮肤瘙痒、肝肾功能损伤等。不良反应也可能是药物剂量依赖性反应，例如某些试验药物低剂量可能不引起不良反应，而高剂量可能导致不良反应产生或增加。此外，如果研究参与者在使用试验药物期间同时合并使用多种药物，可能会出现药物之间相互作用而引起不良反应。某些药物相互作用可能增加不良反应的风险。不同的药物剂型（例如口服药片、注射剂等）也可能导致不同的不良反应。例如，某些注射剂可能引起注射部位疼痛或肿胀，这可能是和剂型相关的不良反应。某些人群可能对特定药物更敏感，或更容易出现不良反应。例如，儿童、老年人和孕妇可能对某些药物的反应不同。

总的来说，药物的不良反应评估是药物开发、监管和使用过程中的重要组成部分，它有助于了解药物的潜在风险、制定使用建议和监控治疗效果。在临床试验过程中和药物上市后的监测中，任何的不良事件无论是严重或不严重，无论是否与临床研究相关均需记录与报告。及时记录和报告不良事件是评价药物安全性的重要措施之一。

第二节　严重不良事件与其他不良事件

一、严重不良事件

严重不良事件指研究参与者接受试验用药品后发生的具有严重性质的不良事件。这些事件对患者的健康可能造成严重的危害，包括但不限于以下几个方面的情况：

1. 导致研究参与者死亡。

2. 危及生命　危及生命是指研究参与者在事件发生时有立即死亡风险，而并不是指假设该事件进一步加重可能造成死亡的不良事件。

3. 导致研究参与者住院或住院时间延长　一般而言，住院治疗意味着医生判断研究参与者病情不适合在门诊观察处理，而需正式入院或急诊留观（通常至少需要过夜）接受观察和/或治疗；若患者仅在急诊室治疗但未达到住院标准则不属于严重不良事件。住院时间延长是指 AE 发生在研究参与者住院期间并延长了研究参与者住院时间，以下情况除外：①研究参与者在参加临床试验前已经计划的住院治疗或者择期手术；②研究参与者因为其他社会性或福利因素住院，比如为医保报销。

4. 导致永久性或显著的残疾/功能丧失　即 AE 导致研究参与者进行正常生活的能力受到显著损害。功能丧失并不包括医学意义相对较小的事件，例如非复杂性头痛、恶心、呕吐、腹泻、流感和意外创伤（例如扭伤的脚踝）这些可能会干扰或者阻碍日常生活但是并不会构成实质性扰乱的事件。

5. 导致先天性功能异常/出生缺陷。

6. 其他重要医学事件　重要医学事件是经研究者判断可能不会立即威胁生命或者导致死亡或者导致住院，但是可能危害研究参与者或可能需要医药或外科手术干预以避免上述定义内的结果发生的事件。此类事件包括在急诊室或家中对过敏性支气管痉挛进行强化治疗、不导致住院的恶病质或惊厥或出现药物依赖性或药物滥用。此外，发生其他严重情况，如新发肿瘤、妊娠、药物过量、其他严重治疗事故等均属于严重不良事件。

研究者在获知以上不良事件后，无论与研究药物或研究程序是否存在因果关系，均需在获知后24小时内上报给申办者、伦理委员会和药品监管机构，并且需详细记录该严重不良事件，进行迅速处理。对于致死性和危及生命的AE，若出现重要或相关信息缺失的情况，则立即进行主动随访。研究者或研究中心其他工作人员在收到既往报告的SAE的任何随访信息时，同样应在获知后24小时内上报。

严重不良事件报告的格式和内容大同小异，示例详见表16-1，一般应包括以下内容：①患者信息，包括姓名缩写、试验编号、性别、年龄或出生日期、体重、身高等；②试验药物信息，包括药物名称、批号、剂型和规格、给药剂量、给药途径、开始和停止用药的时间、用药疗程等；③其他治疗：伴随用药情况、其他非药物治疗等；④发生严重不良反应的详细情况，包括研究参与者的症状、体征、不良反应的严重程度、开始时间、相应的检查和实验室检测值的结果、对不良反应所采取的治疗措施、不良反应的结果等；⑤事件报告者的信息；⑥管理和申办者的信息。

表16-1　严重不良事件报告表

<table>
<tr><td>报告类型</td><td colspan="6">□首次报告　□随访报告　□总结报告</td><td>报告时间：　年　月　日</td></tr>
<tr><td>临床试验名称</td><td colspan="7"></td></tr>
<tr><td>科室</td><td></td><td>合同号</td><td colspan="2"></td><td colspan="2">伦理批件号</td><td></td></tr>
<tr><td>PI</td><td colspan="4"></td><td colspan="2">电话</td><td></td></tr>
<tr><td>申办者/CRO</td><td colspan="4"></td><td colspan="2">电话</td><td></td></tr>
<tr><td rowspan="2">临床试验药物</td><td colspan="7">中文名称：（试验药物全名）</td></tr>
<tr><td colspan="7">英文名称（非必填）：（试验药物全名）</td></tr>
<tr><td>临床试验药物注册分类</td><td colspan="6">□中药创新药　□化学药　□新生物制品　□麻醉药品、精神药品、医疗用毒性药品、放射性药品、药品类易制毒化学品等</td><td>第　类
剂型：
规格：</td></tr>
<tr><td>临床试验分期</td><td colspan="7">□Ⅰ期　□Ⅱ期　□Ⅲ期　□Ⅳ期　□生物等效性试验</td></tr>
<tr><td rowspan="2">研究参与者基本信息</td><td colspan="3">姓名（缩写）：</td><td colspan="2">性别：</td><td colspan="2">出生日期：　年　月　日</td></tr>
<tr><td colspan="7">筛选号：</td></tr>
<tr><td>SAE诊断</td><td colspan="7"></td></tr>
<tr><td>SAE情况</td><td colspan="7">□死亡　□危及生命　□永久或者严重的残疾　□功能丧失　□研究参与者需要住院治疗
□延长住院时间　□先天性异常或者出生缺陷　□其他（请说明）</td></tr>
<tr><td colspan="8">SAE首次发生时间：　年　月　日　　　研究者首次获知SAE时间：　年　月　日</td></tr>
<tr><td rowspan="2">对试验用药品采取的措施</td><td colspan="3">药品1名称</td><td>剂型</td><td>用法&用量</td><td>首次用药时间</td><td>采取措施</td></tr>
<tr><td colspan="3"></td><td></td><td></td><td></td><td>□继续用药　□降低剂量
□暂停用药　□暂停用药后又恢复
□停止用药　□其他（请说明）</td></tr>
</table>

续表

<table>
<tr><td rowspan="2">对试验用药品采取的措施</td><td>药品 2 名称</td><td>剂型</td><td>用法 & 用量</td><td>首次用药时间</td><td>采取措施</td></tr>
<tr><td></td><td></td><td></td><td></td><td>□继续用药　□降低剂量
□暂停用药　□暂停用药后又恢复
□停止用药　□其他（请说明）</td></tr>
<tr><td>SAE 转归</td><td colspan="5">□症状消失（后遗症　□有　□无）□症状持续
□死亡（死亡时间：　年　月　日）</td></tr>
<tr><td>SAE 与试验用药品的关系</td><td colspan="5">□肯定有关　□可能有关　□可能无关　□肯定无关　□无法判定</td></tr>
<tr><td>破盲情况</td><td colspan="5">□未破盲　□已破盲（破盲时间：　年　月　日）□不涉及</td></tr>
<tr><td>SAE 报道情况</td><td colspan="5">国内：□有　□无　□不详　国外：□有　□无　□不详</td></tr>
<tr><td colspan="6">研究参与者参加临床试验情况：</td></tr>
<tr><td colspan="6">SAE 发生及处理的详细情况：</td></tr>
</table>

报告单位名称：　　　　报告人科室 / 职称：　　　　报告人签名：

二、其他不良事件

（一）特别关注的不良事件

特别关注的不良事件（adverse event of special interest，AESI）是针对申办者研究药物或项目的科学和医学关注的，因其严重性、频率或潜在影响而受到特别注意的不良事件（不论严重性如何）。监管机构通常会发布关于特别关注的不良事件的指导方针，以确保药物和治疗措施的安全性和有效性。此外，该不良事件需要研究者持续监测并在得知事件后 24 小时内通知申办者。此类事件可能需要进一步调查，以便更好地描述和理解。AESI 通常有以下几个来源：

1. 试验药物临床前毒理学试验指示的信息，如特殊的毒性、毒性富集器官。

2. 临床研究中显示发生频率较高但目前无法解释机制、临床干预方法不明、涉及特殊人群的不良事件。

3. 临床研究中显示 AE 级别较高且预计对人体重要器官有影响的不良事件。

4. 对有助于充分探索药物与人体之间的作用的不良事件。例如血液肿瘤的 BTK 抑制剂：常将出血、感染、心律失常等作为 AESI；治疗肠易激综合征产品：常将腹泻和直肠出血等作为 AESI；PD-1/PD-L1 免疫检查点抑制剂：常将免疫相关不良事件如免疫性肺炎、免疫性肝炎等作为 AESI。

（二）预期与非预期的不良事件

预期的不良事件（expected adverse event，EAE）是指在前期试验中已报告且通常已在药物安全性参考文件中描述的不良事件。不良事件的性质、严重程度、特性或结果与相适用的产品安全性参考文件一致，则判断为预期，也可理解为“已知/既知”不良反应。

非预期的不良事件（unexpected adverse event，UAE）是指在前期试验中未观察到的、罕见的或者已报告过但在后来的临床试验中发生更频繁或更严重的事件。不良反应的性质、严重程度、特性或结果与预期的不良反应或相适用的产品安全性参考文件不一致，则判断为非预期，也可理解为“新的/未知”不良反应。

非预期或者预期是指以前是否观察到的记录在档的不良反应，而不是根据药理学特性来预测是否可能发生。也就是说产品安全性参考文件中记录着的不良反应是临床或者药品上市后实际观察到的，对于实际发生的案例要和安全性参考文件中记录的不良反应进行比对，一致则为预期，不一致则为非预期。切勿根据药理学特性对于预期性做预测或者个人的推测。

此外，还应注意预期与非预期是将性质、严重程度、特性或结果与产品安全性参考文件之间的比对，而非单纯地看是否不良反应名称在参考文件中有描述。即使不良反应在产品安全性参考文件有所描述，但是其性质、严重程度、特性或结果不一致，也要判断为非预期。尤其要注意当不良反应有致命性结果时，除非在产品安全性参考文件中特别提及，否则应视为非预期。例如，某种药物如果在安全性参考资料中仅把急性肾衰列为不良反应，但个例报告中报告了间质性肾炎，则由于急性肾衰与间质性肾炎两者疾病性质不同，报告的间质性肾炎应判断为非预期。再如，某抗肿瘤药物安全性参考文件中将中性粒细胞减少列为不良反应但未说明有致死性结果的描述，如果在个例报告中报告了该抗肿瘤药物发生中性粒细胞减少的不良反应并最终致死的情况，则此种情况注意要判断为非预期。

（三）可疑且非预期的不良事件

1. 可疑且非预期的不良事件判断标准　可疑且非预期的不良事件（suspected unexpected serious adverse reaction，SUSAR）是指临床表现的性质、严重程度或频率超出了试验药物研究者手册、已上市药品的说明书或者产品特性摘要等已有资料信息的可疑并且非预期的严重不良反应。根据《E2A 临床安全性资料的管理：快速报告的定义与标准》，SUSAR 主要有以下三个判断标准：

（1）该个例报告为可疑的药物不良反应：应明确该个例报告为可疑的药物不良反应，即该反应为任何剂量下发生的、有害的、与用药目的无关的药物反应，且与试验药物可能相关。

（2）该个例报告为严重的不良反应：严重是指满足以下情形之一：①导致死亡；②危及生命；③导致住院或住院时间延长；④导致永久性或显著的残疾/功能丧失；⑤导致先天性功能异常/出生缺陷；⑥其他重要医学事件。

（3）该个例报告为非预期的药物不良反应。

2. 可疑且非预期的不良事件报告　目前国内 SUSAR 报告应按照国家药品监督管理局药品审评中心 2018 年 4 月 27 日发布的《药物临床试验期间安全性数据快速报告标准和程序》相关要求报告。在进行 SUSAR 递交的过程中，申办者应根据 SUSAR 的性质按以下时限进行快速报告，以确保 SUSAR 递交的及时性：

（1）对于致死或危及生命的可疑且非预期严重不良反应，申办者应当在首次获知后尽快报告，但不得超过 7 日，并应在首次报告后的 8 日内提交信息尽可能完善的随访报告。

（2）对于死亡或危及生命之外的其他可疑且非预期严重不良反应，申办者应当在首次获知后尽快报告，但不得超过 15 日。

（3）提交报告后，应当继续跟踪严重不良反应，以随访报告的形式及时报送有新信息或对前次报告的更改信息等，报告时限为获得新信息起 15 日内。

申办者作为临床试验期间药物警戒责任主体，需根据法规和管理规范完成报告的递交（各国家或地区适用的法律法规存在一定的差异)，申办者应根据相应要求，规范、完整地递交 SUSAR 报告。

总的来说，AE 范围最大，其中达到 SAE 标准的 AE，记为 SAE。与研究药物可能有关的，一般记为 ADR，在 SAE 及 ADR 交叉的部分，且是非预期的，则记为 SUSAR(图 16-1)。

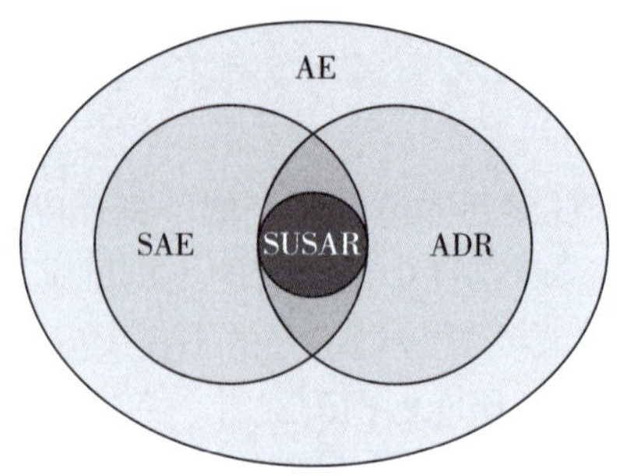

图 16-1 不良事件的分类

第三节 不良事件的收集和记录

临床试验中，对不良事件进行详细的记录是确保试验安全性和药物安全性评估的重要部分。研究者有责任完整地记录整个临床试验期间发生的所有不良事件，无论是否与研究药物相关。申办者也需要通过监查员确保所有的不良事件得到准确地记录。

一、不良事件的变量

不良事件的收集通常从签署知情同意书开始至整个治疗阶段和随访阶段，记录不良事件应作为病例报告表(CRF)中重要的一部分，见表 16-2，每一个不良事件均需收集以下变量：

1. AE 的诊断 / 描述。
2. AE 开始和停止日期。
3. CTCAE 分级(包括最大的程度和任何在程度上的改变)。
4. AE 严重程度符合严重不良事件与否。
5. 研究者因果关系判断。
6. 对研究药物采取的措施。
7. 是否因 AE 采取治疗及治疗措施。
8. AE 是否导致研究参与者退出研究。
9. AE 的转归。

对于 SAE，还需收集其他的变量，包括针对 SAE 的治疗等。

表 16-2 不良事件记录表示例

序号	不良事件名称	开始日期	严重程度 CTCAE 分级	与研究药物相关性	对研究药物的处理	合并用药	不良事件的转归	结束日期	是否是 SAE	是否因此退出试验	备注
1	腹泻	2023-08-26	2	可能有关	继续用药	蒙脱石散	痊愈	2023-08-27	否	否	

二、基于临床症状的不良事件

研究人员负责记录本研究过程中发生的所有不良事件。在每次随访中，研究者应尽可能详细地询问研究参与者自上次随访以来发生的任何不良事件，并关注既往发生的不良事件的变化，包括是否有缓解或加重等情况。同时，需要仔细评估这些不良事件与研究药物是否存在相关性。不良事件信息将通过向研究参与者进行非引导性提问引出，例如："自我们上一次提问 / 您上一次访视起，您是否发生了任何症状或出现任何症状变化？"不良事件应记录于研究参与者的原始文件及电子病例报告表的相应页面。收集不良事件时，相对于记录一系列的临床迹象和症状，推荐记录明确的诊断（如果可能），而不是一系列的体征和症状。如果有明确诊断，但有一些临床迹象和症状并没有包括在诊断中时，诊断、临床迹象和症状都需要分别记录。

三、基于体检和检测的不良事件

对于方案规定的实验室检测值、生命体征和心电图相对基线的恶化情况，只有在其符合任何 SAE 或 DLT 标准、终止研究药物治疗的原因或根据研究者判断认为具有临床意义（包括但不限于是否需要进行治疗或非计划访视，或对研究治疗采取其他措施，如剂量调整或给药中断）的情况下，才报告为 AE。例如，研究参与者参加某抗肿瘤新药临床试验，筛选期血常规显示血红蛋白值 115g/L（正常范围 115～150g/L），首次用药后复查血常规显示血红蛋白值 110g/L，该检测值较基线没有明显恶化，且不符合 SAE、DLT 标准，未导致研究药物的治疗暂停，且研究者判断无临床意义，则不需要报告为 AE。若该研究参与者首次用药后复查血常规示血红蛋白值 90g/L，较基线水平明显降低，且符合轻度贫血标准，应报告为 AE。

如果实验室检测值或生命体征的恶化与临床体征和症状相关，那么应将该体征或症状报告为 AE，同时将相关的实验室结果或生命体征视为补充信息。例如，一位非小细胞肺癌研究参与者参加免疫治疗抗肿瘤新药临床研究，用药后出现咳嗽、呼吸困难、气促、发热，同时 C 反应蛋白明显升高，胸部 CT 提示双肺多发间质性炎症改变，研究者诊断为免疫性肺炎，因此应报告免疫性肺炎的 AE，而不应单独报告咳嗽、呼吸困难、发热、C 反应蛋白升高等 AE。此外，研究者在报告时尽可能使用临床术语，而非实验室术语，例如采用"贫血"，而非"血红蛋白值降低"。

因疾病进展而导致的实验室检查指标明显异常不应报告为 AE 或 SAE。

与基线评估结果相比，体格检查时出现的任何新的或加重的具有临床意义的异常结果将报告为 AE，除非明确认为其与研究疾病相关。

第四节　不良事件与严重不良事件的评估和随访

一、严重程度的评估

临床试验中常见的 AE 分级标准主要有 2 种。

（一）根据严重程度分类

根据 AE 的严重程度，将 AE 划分为轻度、中度、重度 3 级，该分级方法通常用于非肿瘤学研究或类型相对简单的研究。每种 AE（包括 SAE）的严重程度经判断后可归入以下类别之一：

1. 轻度　较轻或一过性的不适，容易耐受，不需要治疗或需要很少治疗，且不影响研究参与者日常活动的事件。

2. 中度　症状或体征的不适，对研究参与者的日常活动导致轻微的不便或需要给予治疗措施。

3. 重度　需要全身性药物治疗或其他治疗，不能进行正常的日常活动，且可能致残的事件。

（二）根据不良反应事件评价标准分级

采用如美国国立癌症研究所常见不良反应事件评价标准（National Cancer Institute Common Terminology Criteria for Adverse Events，NCI CTCAE）、世界卫生组织等分级标准，根据 AE 的严重程度进行 5 级划分。该分级方法除了在肿瘤药物临床试验中普遍应用，也在其他各类药物临床试验中广泛应用。

1 级：轻度；无临床症状或有轻微临床症状；或仅有临床或实验室检查异常；不需对症处理，不需停药，且/或不影响研究参与者日常活动。

2 级：中度；需要较小的、局部的或非侵入性的治疗；与年龄相当的工具性日常生活活动受限。主诉不适，需对症处理，不需停药。

3 级：严重或者具有重要医学意义但暂时不会危及生命；导致住院或延长住院时间；致残；自理性日常生活受限。主诉明显不适，需对症处理，并需暂停用药。

4 级：危及生命；需要紧急干预。

5 级：与 AE 相关的死亡。

工具性日常生活活动指做饭、购买衣物、使用电话、理财等。自理性日常生活活动指洗澡、穿脱衣、吃饭、盥洗、服药等，并未卧床不起。

二、因果关系的评估

在所有的临床试验中，均要求研究者评估试验用药品与各 AE 之间的因果关系。对于 SAE，还需要评估 SAE 是否与其他药物或研究程序之间具有因果关系。因果关系判定是一个复杂的过程，涉及对患者信息、药物使用历史以及不良反应发生的时间和模式等多方面的综合考虑。我国 AE 因果关系评价方法基本与 WHO-UMC 评定法一致。2012 年由国家药品监督管理局药品安全监管司和国家药品不良反应监测中心发布的《药品不良反应报告和监测工作手册》中规定，ADR/AE 分析方法主要遵循以下 5 条原则：

1. 时间关系　用药与 ADR/AE 的出现有无合理的时间关系，如果在药物使用后迅速发生，可能增加因果关系的可能性。

2. ADR/AE 是否符合该药已知的不良反应类型。

3. 剂量依赖性　停药或减量后，ADR/AE 是否消失或减轻。

4. 再暴露效应　再次使用可疑药品是否再次出现同样反应事件。

5. 排除其他因素　ADR/AE 是否可用并用药的作用、患者基础疾病或病情的进展、其他治疗的影响来解释。

依据以上 5 条原则，将关联性评价分为肯定有关、很可能有关、可能有关、可能无关、待评价、无法评价 6 级。上述方法又称“六分法”。其评定标准如下：

肯定有关：事件或实验室检测异常与药物有明确的时间关系，不能用疾病或其他药物来解释，对撤药有合理的临床反应（去激发），重新使用研究药物后不良反应再次出现（再激发），且事件在药理学上能够合理地解释。

很可能有关：事件或实验室检测异常与药物有明确的时间关系，不太可能用疾病或其他药物来解释，对撤药有合理的临床反应。

可能有关：事件或实验室检测异常与药物有明确的时间关系，可以用疾病或其他药物来解释，撤药信息缺乏或不清楚。

可能无关：事件或实验室检测异常发生在药物摄入之后，但时间关系强度不够（亦不是不可能），疾病和其他药物提供了合理的解释。

待评价：是作为不良反应报告的临床试验（包括实验室检测值异常），但要做适当评价尚需更多的数据，或者额外的数据正在检测或实验中。

无法评价：建议作为不良反应报告，但因为信息不足或相互矛盾而无法作出评价，且其信息也不能补充或证实。

根据临床试验方案和目的不同，国内常用的其他因果关系评判方法还包括：①七分法：肯定、很可能、可能、可疑、不相关、待评价、无法评价/判断；②五分法：肯定相关、很可能相关、可能相关、可能无关、肯定无关，该方法是 1994 年我国国家药品不良反应监测中心参照 WHO-UMC 评定法制定的因果判断方法；③二分法（新药研究的申办者后台数据统计时 AE 因果关系分类方法）：相关、不相关。

通常来说，在个例报告中完全排除药物在导致不良事件中的作用几乎是不可能的，因此必须具有证据、事实等来合理地支持“相关”的因果关系。需要强调的是，因果关系判定是一个综合性的过程，通常需要医疗专业人员在考虑多个因素时作出判断。即便如此，一些特殊情况下，因果关系可能仍然存在不确定性。因此，ADR/AE 因果关系的评估应该是谨慎和系统的。

三、未缓解的不良事件或严重不良事件的随访

任何在研究参与者进行临床试验最后一次访视后未缓解的 AE 或 SAE，研究者根据临床需要进行跟踪随访，直至不良事件消退、稳定或达到慢性状态或撤回知情同意或失访或死亡。随访至研究结束时将报告任何与治疗相关 SAE，直至病情稳定或不良事件另有解释或失访或撤回知情同意或死亡。如有必要，申办者有权要求任何在研究结束时还存在 AE/SAE 的研究参与者提供更多信息。如果研究者在研究参与者完成研究后获知了任何 SAE（包括死亡），且考虑该事件有可能与研究药物相关，同样需告知申办者。

第五节 其他安全性事件

一、剂量限制性毒性

剂量限制性毒性是指在临床试验中，在特定药物剂量下发生在一定观察期且与研究用药相关的且满足 CTCAE 某等级及以上的 SAE 或 AE，这些事件可能限制了进一步提高药物剂量的可能性。在肿瘤的Ⅰ期临床试验中，常观察 DLT 来进一步认识产品在人体中的安全性和耐受性，从而确定 MTD。

DLT 通常被定义为在试验药物剂量下出现的以下情况之一：

1. 生命威胁性事件 临床试验中的剂量限制性毒性可能包括生命威胁性事件，例如严重的过敏反应、严重的心律失常等。

2. 严重的器官损害 剂量限制性毒性也可能涉及严重的器官损害，如肝功能异常、肾功能损害等。

3. 不可耐受的毒性 如果某个剂量下的不良事件过于严重，以至于患者难以忍受，可能会被视为剂量限制性毒性。

4. 药物相关性 DLT 通常与试验药物有关，而非与疾病本身或其他因素相关。

（一）剂量限制毒性定义

临床试验中对于 DLT 的定义包括但不限于以下内容：

1. 非血液学毒性

（1）天门冬氨酸氨基转移酶/丙氨酸氨基转移酶（AST/ALT）和/或胆红素异常，3 级持续 7 天以上或 4 级异常持续任何时间。按基线分以下两种情况：①基线 AST/ALT 为 1 级（1 × ULN～3 × ULN）的

研究参与者，AST/ALT > 7.5 × ULN 被认为达到 DLT；②基线 AST/ALT 为 2 级（3 × ULN～> 5 × ULN）的研究参与者，AST/ALT > 10 × ULN 被认为达到 DLT。

（2）≥ 3 级非血液学毒性，不包括：① 3 级恶心、呕吐或腹泻，经充分支持治疗后持续< 72 小时；② 3 级疲乏持续< 7 天；③≥ 3 级电解质紊乱持续< 72 小时，无临床并发症，可自行消退或经常规医疗干预后消退；④≥ 3 级血淀粉酶或血脂肪酶升高< 72 小时，不伴有胰腺炎的表现。

（3）符合海氏法则标准（即 ALT 和 / 或 AST ≥ 3 × ULN，总胆红素≥ 2 × ULN，碱性磷酸酶< 2 × ULN），除非患者患有先天性高胆红素血症。

2. 血液学毒性反应

（1）中性粒细胞减少：① 3 级持续> 7 天；② 4 级持续任何时间；③发热性中性粒细胞减少：中性粒细胞绝对值< 1.0×10^9/L 伴单次口腔温度> 38.3℃（101℉）或连续两次口腔温度≥ 38℃（100.4℉），至少间隔 1 小时测量。

（2）血小板减少症：① 3 级血小板减少症伴 2 级以上出血；② 4 级血小板减少症或血小板减少症需血小板输注；③重度贫血危及生命。

3. 其他

（1）任何 5 级毒性。

（2）任何其他有临床意义或持续性毒性，经科学审评（scientific review committee，SRC）审查确认为 DLT。

在临床试验中，尤其是 I 期剂量爬坡阶段，确定剂量限制性毒性是非常重要的，因为它直接影响到药物的推荐剂量范围。如果在某个剂量水平下出现 DLT，通常会减少或不再增加该剂量。接受给定剂量水平治疗的研究参与者均未出现与药物相关的 DLT，则继续进行递增剂量研究，将入组研究参与者进入下一个剂量水平。DLT 的观察有助于确保患者的安全，同时为后续试验提供了更合理的剂量范围，平衡药物的疗效和安全性。

二、药物过量

任何意外或故意的药物过量（超过研究方案规定的用药频率或用药剂量），误用或滥用，不管是疑似还是确认，无论是否与研究参与者的不良事件有关，均须在 24 小时内报告给申办者或指定人员。研究者需给以密切的观察，并给予相应的对症治疗和跟踪，必要时给予相应的解毒剂。只有符合严重性标准或研究参与者故意为之的用药过量才被视为 SAE。任何与研究药物过量相关的临床后遗症均应报告为药物过量的 AE 或 SAE，同时报告体征或症状、临床处理和结局的详细信息。

三、妊娠（母亲父亲暴露）

在临床试验中，“母亲暴露”通常指的是孕妇在临床试验中接受治疗药物或药物干预时，可能对胎儿产生的潜在影响。这个概念非常重要，因为药物的安全性需要在所有人群中进行评估，包括孕妇和胎儿。由于伦理和安全考虑，孕妇通常被排除在临床试验的范围之外，特别是在药物的早期阶段。这是因为药物对胎儿可能产生未知的影响，而孕妇往往是医学研究中最弱势的人群之一。然而，在某些情况下，临床试验可能会招募孕妇，特别是在疾病治疗的必要性高于潜在风险的情况下。

对于育龄期的女性研究参与者，临床试验通常会要求她们采取有效的避孕措施，以确保在试验期间不会怀孕。如果在试验中出现怀孕，通常会立即停止药物治疗，并进行进一步的评估和处理，以确保母婴的安全。同时研究者必须在知晓该事件后 24 小时内提交给申办者的药物警戒部门妊娠报告，同时对妊娠随访直至妊娠结束，以确定妊娠的结局，即使研究参与者已经退出临床研究。妊娠本身不认为是不良事件，除非研究药物有可能影响了有效的避孕措施。先天异常 / 出生缺陷以及流产须按照 SAE 报告。无任何并发症的自愿终止妊娠不视为 AE。总之，在临床试验中，母亲暴露的问题是一个十分重要且敏感的议题，需要研究人员和医疗专业人员共同确保孕妇和胎儿的健康与安全。

临床试验中男性研究参与者伴侣妊娠通常不认为是不良事件。然而，在一些特定情况下，父亲的暴露也可能具有一定的重要性，尤其是涉及生殖细胞、基因传递等方面的研究。在某些研究中，可能会涉及父亲的生殖细胞或基因，例如对某些遗传性疾病的研究。此外，在某些药物治疗中，也可能涉及父亲的暴露，尤其是与生育相关的药物。在这些情况下，研究人员可能需要考虑父亲暴露对研究结果的影响，以及是否需要特别的措施来保护研究对象的健康和权益。因此，临床试验中通常会要求男性研究参与者参与临床试验期间采取有效的避孕措施。

四、死亡

临床试验中的死亡事件是指试验期间参与试验的研究参与者因各种原因而死亡的情况。这些原因可能包括与试验药物有关的因素，也可能是与基础疾病、其他治疗或外部因素有关。在临床试验中，死亡事件通常需要严格记录、监测和报告，以确保试验的安全性和伦理性。以下是与临床试验死亡事件相关的关键考虑事项：

1. 记录和报告 对于每位研究参与者，试验人员都需要记录他们的死亡时间，并详细描述死亡的原因。这些数据通常会在试验报告中进行详细说明。

2. 严重不良事件 死亡通常被视为最严重的不良事件。在临床试验中，任何与试验药物可能相关的死亡事件都被归类为严重不良事件，研究者需要立即报告给监管机构和伦理委员会。明确因疾病进展所致的死亡不应报告为 SAE，但应在下一次监测访视时向研究监查员 / 医生报告，并应记录在电子病历报告表中。原因不明的死亡应始终报告为 SAE，还应在电子病历报告表中记录。尸检可能有助于评估死亡原因，如果进行了尸检，应在常规时限内将一份尸检结果副本发送至申办者及监管机构、伦理委员会。

3. 评估与因果关系 对于死亡事件，研究人员通常会评估其与试验药物之间的因果关系。这可能涉及对患者的病史、基础疾病、药物使用等进行详细的分析。

4. 数据监测和审查 死亡事件数据通常会受到数据监测委员会（Data and Safety Monitoring Boards，DSMB）或数据安全监测委员会的定期审查。他们会评估死亡事件的频率和特点，确保试验的安全性和数据的完整性。

5. 伦理审查和报告 死亡事件需要及时报告给伦理委员会，以确保能够对试验的安全性和伦理性进行审查和监督。

总的来说，临床试验中的死亡事件需要进行特别关注，以确保试验的安全性和数据的准确性。死亡事件的监测、评估和报告是试验过程中的重要部分，也是保护研究参与者权益和确保科学研究的关键环节。

第六节 不良事件的处理

临床试验中不良事件的处理是确保研究参与者安全和权益的重要方面。当研究参与者出现不良事件时研究者应首先将不良事件严重程度、与试验药物之间的因果关系进行评估。这可能需要考虑患者的病史、其他药物使用等。严重不良事件和其他重要不良事件应立即报告给监管机构和伦理委员会，以确保及时地审查和干预。此外，根据不良事件的性质和严重程度，可能需要进行医疗干预治疗，此时需要注意试验方案中的禁忌用药，若研究参与者必须用方案中的禁忌用药，则需从研究中退出并在病例报告表中进行记录。若试验方案允许该合并用药的使用，则需详细记录用药的起止时间、用药剂量、途径、用药理由等。除了合并用药之外，通常 3 级以上与药物有关的不良反应还可能涉及暂停试验药物的使用或进行剂量调整，以旨在保护试验参与者的健康。在所有情况下，均需对不良事件进行严密的监测和随访，以确保研究参与者健康状况得到及时和适当的管理和治疗，同时对不良事件进行详细的记录。一些试验会设立 DSMB，负责定期监测试验数据，包括不良事件数据。

DSMB 可以提供建议，确保试验的安全性和科学性。试验结束后，不良事件数据会被纳入试验报告中，包括对每个事件的详细描述和处理过程。监管机构和伦理委员会可能会对不良事件进行调查和审查。

总之，处理临床试验中不良事件的过程涉及多个方面，包括获知后即时报告、停药或调整剂量、医疗干预、因果关系评估等。这些步骤旨在确保试验参与者的安全，同时也有助于保护试验的科学性和伦理性。

（罗　柱、高　歌）

第十七章 临床试验的数据管理

临床试验的目的是评估新药或其他医疗手段的疗效和安全性，为医学实践提供可靠的依据，试验数据的准确性和可靠性直接关系到研究结果的科学性和推广应用的可行性。因此，临床试验数据质量管理对确保科研结果的可靠性和准确性至关重要。良好的数据质量应遵循 ALCOA+CCEA 标准，源数据应满足临床试验数据质量通用标准 ALCOA（attributable，legible，contemporaneous，original，accurate），分别表示数据应满足可归因性、易读性、同时性、原始性、准确性。CCEA 标准是表示数据应具有完整性（complete），一致性（consistent），持久性（enduring），可获得性（available when needed）。高质量数据是评价试验结果的基础，而数据管理是保障数据质量的关键。数据管理工作涉及源数据的录入、传送、进入临床试验数据库，以及后续的数据库创建、数据输入、核查、质疑、修改、编码、盲态审核、数据库锁定等。在临床试验的计划和实施过程中，数据管理必不可少，且必须贯穿始终。数据管理同时也需要数据管理相关人员在各阶段与各部门密切配合完成。本章节主要介绍数据管理相关人员及其职责，并从临床试验数据管理工作流程出发，阐述数据管理内容、数据管理计划和报告。

第一节 数据管理相关人员及职责

临床试验数据管理工作的高效完成离不开项目团队各司其职和通力合作。临床试验中与数据管理相关的人员包括申办者、研究者、监查员、数据管理员以及合同研究组织等。

一、申办者职责

申办者是临床试验的主要组织者和负责人，负责确保试验的合规性和质量，提供足够的资金支持，并招募和培训研究者及其他相关人员。此外，申办者还要确保试验数据的准确性和完整性，并提供必要的设备和资源支持数据管理工作。

项目开展前需制定数据质量管理评价流程、管理计划和操作指南，并设立稽查部门，在必要时自行组织稽查，由与试验不直接相关的人员定期就质量体系的依从性开展系统性检查。申办者还要监督数据管理过程的合规性，若项目委托给第三方组织，如合同研究组织，则应监督其相应工作的合规性和数据质量，从而确保临床试验数据完整性。

二、研究者职责

研究者是临床试验的执行者，严格遵守试验方案和相关法规要求，确保按照规定的流程和时间表进行试验。需正确、及时地收集试验数据，积极参与数据管理培训并掌握相关技能，及时报告试验进展和发现的问题，配合数据管理员进行数据清理和验证工作。病例报告表上的信息应来源于研究中产生的源数据，两者之间如有任何差异，都需要给出解释。需避免违反研究方案，审核填写病例报告表的人员是否具备相应资质，确保原始病历完整记录、无缺失、不全等问题，规范化填写病例报告表，不良事件记录完整，实验室数据、影像学检查结果、心电图等检查结果可溯源等。

三、监查员职责

监查员是独立于申办者和研究者的第三方机构或个人，对临床试验的执行过程进行监督和审查，确保试验过程符合法规和伦理要求，审查试验数据的准确性和完整性并提出改进建议和监查报告。

四、数据管理员职责

数据管理员负责根据临床试验方案要求进行数据管理和维护。参与病例报告表设计、临床试验数据库管理、逻辑检验程序建立及测试等工作。并协助制定数据管理计划和数据清理规程。数据管理员还负责进行数据录入、清理和验证工作，确保试验数据的安全性和保密性，并与其他相关人员协调合作，以确保数据管理工作的顺利进行。数据录入后，数据管理员需要利用逻辑检验程序对数据有效性、一致性、正常值范围、缺失等进行检查。若发现问题，要及时向研究者发起数据质疑，直至问题解决。数据管理员还要参加临床研究者会议，并提出有效措施改善并提高数据质量。数据管理员常见的失责行为包括：设计的 CRF 不符合方案要求，逻辑检验程序不正确，描述质疑时有诱导成分，根据质疑结果修改数据库数据等。

五、合同研究组织职责

合同研究组织是由申办者委托负责管理试验执行的独立机构或个人。主要职责包括协助申办者招募和培训研究者及其他相关人员，协助制定试验方案和相关文件，并监督和管理试验的执行过程。合同研究组织还参与数据管理和质量控制工作，以确保试验的顺利进行和数据的准确性与完整性。选择合同研究组织时，需从合同研究组织及既往业绩和合同履行能力，质量保证和质量控制流程，数据管理系统验证及设施条件，数据管理 SOP 及遵守 SOP 的证明材料，员工资质及对 SOP 掌握情况和培训记录，文档修改控制过程记录，文件保管系统等方面对其资质和能力进行评价。

第二节　临床试验数据管理系统要求

临床试验数据管理是由计算机软件、硬件、运行环境、操作人员和操作管理程序等组成的临床试验计算机化系统（computerized system）。

一、系统可靠性

临床试验数据管理系统必须具备高度的可靠性，确保数据的完整性和安全性，在规定的条件下和时间内，系统具备规定功能的能力。基于风险的考虑，减少因系统或过程问题所产生错误的可能性。计算机化的数据管理系统需要严谨的设计和验证，数据备份与恢复机制，系统稳定性，并有可以证明管理系统可靠性的验证总结报告，以备监管机构核查。

二、临床试验数据可溯源性

临床试验数据管理系统要具备临床试验数据可溯源性的功能，以满足监管机构和审计部门的要求。临床试验数据的稽查轨迹从首次数据录入到每次修改、增加或删除，数据访问记录，临床试验数据库系统都要留有痕迹。稽查轨迹内容有：数据更改时间、更改人、更改原因、更改前数据值、更改后数据值等。该稽查轨迹应为系统保护，不允许任何人为修改或者编辑。

三、数据管理系统权限管理

临床试验数据管理系统应具有严格且完善的权限管理机制，确保不同用户的权限分级管理，以保护试验数据的安全和隐私。采取有效的身份验证方式,如用户名和密码、双因素认证等,确保只有授权用户可以访问系统。根据用户的角色和职责分配相应的权限,包括数据录入、修改、查看和导出等权限,确保数据的安全性和完整性。记录用户的操作行为,包括登录、数据访问和修改等,以便审计跟踪用户的操作活动,并及时发现和处理异常行为。制定 SOP 进行权限控制与管理。数据管理系统中,不同人员或角色授予的权限不同,只有经过授权的人员才能在相应地方进行记录、修改等操作,并要采取适当方法监控、防止未获得授权人员的跨权限操作。电子签名是电子化管理系统权限管理的常见手段,对于电子化管理系统,系统内每个用户要建立个人账户,登录系统操作前要先登录账户,完成相应操作后要退出系统。每个用户要设置自己账户的专用密码并定期更改,不能共用密码,并要防止其他人员登录访问。退出系统后,要及时终止与主机的连接,可以设置计算机长时间空闲则实行自行断开连接的功能。短时间暂停工作应当设置自动保护程序,防止未经授权的数据操作,比如输入密码前采用屏保措施。

第三节 数据管理工作主要内容

一、病例报告表设计与填写

(一)病例报告表设计

临床试验中,CRF 是按照临床试验方案要求设计的临床试验文件,是收集、记录、保存研究参与者数据的载体,应考虑到试验的具体目的和研究问题,确保收集到的数据能够回答研究假设,包含了研究参与者在试验过程中的有效性、安全性数据。完善的 CRF 设计需要确保临床试验过程中所收集数据的完整性和准确性,需要详细说明每个字段的含义和填写规则,以避免数据填写错误或遗漏。从内容上讲,CRF 要完整准确采集研究方案以及临床研究报告中所要求采集的全部数据,同时也要考虑临床研究相关法律法规对数据的要求,例如不良反应、不良事件和严重不良事件等。从结构上讲,CRF 设计要方便数据管理工作,比如要提升数据库的设计水平,提高数据输入的准确性,减少数据的质疑率等。

CRF 设计要满足但不限于以下原则:①遵循药政监管要求:数据采集要满足数据隐私性和保密性,并应记录研究参与者是否知情同意及药物安全性信息;②符合临床试验方案要求,清晰知道主要终点和次要终点采集目标,避免数据点的缺失,做到既不漏项也不重复收集;③了解研究报告要求,根据试验方案、适应证特点、研究药物属性、监管要求收集必要数据点;④明确收集数据指标定义,尽可能采用标准化选择模式收集数据点,例如终点指标尽可能采用客观指标,并有明确定义或临床意义,避免引起误解误读,提供 CRF 填写指南及相应数据单位等。尽可能做到计算机化、程序量化和衍生数据结果,例如,年龄通过出生日期和知情同意书签署日期计算,体质指数通过体重和身高计算等;⑤内容全面、完整且简明扼要。通常情况下,CRF 表只包括与研究目的有关的信息,尽可能避免收集不必要的信息;⑥避免诱导性问题,尽量以中性方式提问;⑦便于使用者填写和录入,尽可能采用选择式问卷,减少文本答复,降低出错率。

CRF 有纸质版和电子版两种形式。按照临床试验方案监查要求,对填写完成的纸质 CRF 数据记录,监查员要进行源文件核查,并将核查完成的纸质 CRF 回收后,交给数据管理部门进行数据录入和逻辑核查。随着信息化技术的快速发展,EDC 系统技术已经普及,电子 CRF 使用日渐增加。电子 CRF 是根据临床试验方案设计的可用于稽查的电子记录,是 CRF 中的数据项与之相关联的注释、注解与签名形成的电子化链接。与纸质版 CRF 比较,电子 CRF 具有实时数据存取性强、在线同步数据管理以及无纸化等优点。

CRF 设计、制作、批准、版本控制过程都要有完整的记录。CRF 设计、修改及最后确认涉及包括申办者、申办者委托的 CRO、研究者、数据管理和统计人员等在内的多方人员。通常,CRF 初稿由申办者或者 CRO 完成，修改和完善由上述各方人员共同参与，终稿由申办者批准。

（二）CRF 填写指南

CRF 填写指南在临床试验中不可或缺，它是指导完整且准确填写 CRF 的重要文件，也是监查员审查 CRF 数据的主要参考资料。CRF 填写指南是依据临床试验方案要求，对 CRF 每页表格和各数据点进行具体的填写说明。CRF 填写指南有纸质版和电子版两种形式，适用于不同类型 CRF 或其他数据收集工具。纸质版 CRF 填写指南应该作为 CRF 的一部分或一个单独文档打印出来。电子版 CRF 填写指南可以是针对表单的说明、联机在线帮助系统、数据录入时跳出的系统提示或者产生的对话框。CRF 填写指南要站在使用者的角度去撰写，力求完整、简洁、合乎逻辑。在临床研究机构的研究参与者入选之前，CRF 填写指南要确定下来。如有可能，CRF 填写指南应与 CRF 相应条目放在一起，方便填写者填写 CRF 时及时看到该页填写指导原则。临床研究者根据研究参与者临床原始资料信息，及时、准确、完整、规范地填写 CRF。CRF 数据的修改要保留痕迹。

（三）注释 CRF

注释 CRF 是对空白 CRF 的标注，主要用于记录 CRF 各数据项的位置，及其在相对应数据库中的变量名和编码。CRF 的所有数据项都要标注，即便不录入到数据库的数据项，也应标注为“不录入数据库”。注释 CRF 可以帮助数据管理员、统计师、程序员以及药物评审机构工作人员清晰地了解数据库。注释 CRF 可手工标注，也可电子化技术自动标注。

二、数据库设计

数据的收集在临床试验中极为关键，其过程严格遵循临床试验的具体方案。为确保数据完整性，建议在创建临床试验数据库时，参考已有的标准数据库架构及其设定，包括但不限于变量的命名和定义。特别针对某一特定的临床试验，其数据库的构建应基于 CRF，并在注释型 CRF 中详细列明数据集名称、变量的命名、类型及其规则。数据库构建完毕之后，需由负责数据管理的专业人员进行彻底的数据库测试，确保数据能够准确无误地被录入、储存及导出。此外，数据库的最终确认应由数据管理的主要负责人通过签署文件来完成。

三、数据接收与录入

信息的传递可采取多种安全手段，包括但不限于使用安全的快递服务、传真、监察人员直接交付或通过网络平台进行上传。一旦数据被接收，必须验证其来源，并确保有相应的签字认证的文档记录。发送至数据处理中心的信息需配套严格的流程，以保护研究参与者的敏感资料不被泄露。数据输入方法可能包括多种程序：双重数据输入、经过手动核实的单一数据输入或采用 EDC 系统。所有的数据输入方法应在临床试验的方案文档中提前定义和阐述。

四、数据核查

负责数据管理的团队需对输入的资料进行细致的审查和对比工作，以确保所收集数据的一致性与准确性。数据核查前要制定一个全面的核查计划，内容涵盖但不局限于以下方面：①数据库完整性核查：确认原始资料是否被完整、准确地迁移到数据库中，进行遗漏数据查询，删除重复输入数据，验证研究对象 ID 等关键信息的唯一性；②随机化程序核查：在随机对照试验中检验入组对象的随机化过程是否按规定执行；③方案偏离核查：依据临床试验方案，审核研究参与者的入选 / 排除条件、用药计划以及合并疗法的遵守情况；④时间序列核查：检查入组日期与后续随访日期，以确保时间顺序正确，评估参与者的遵循度；⑤逻辑一致性核查：通过分析事件间逻辑关系来辨识潜在的数据错误；⑥值域核查：标识出生理上不可能发生的数据，或那些超出正常变异范围的异常极端值；⑦一致性核查：对于出现的严重不良事件，需对安全数据库和临床数据库中的信息进行比对，确保信息一致性。外部数据与 CRF 中收集的数据也应进行此类对比，以及执行医学核查等过程。

确保临床试验方案中确定的主要疗效评价指标、次要疗效评价指标和重要的安全性指标得到充分且准确地验证，保障这些关键数据的准确性与完整性。在数据执行核查时，工作人员不应知晓研究参与者分组情况，以保证数据查询表达中立，避免提出带有偏颇或暗示性的问题，因为这类问题可能会误导试验结果。数据核验可以通过手工检查或电脑程序的方式实现。数据核验过程的多样性要求所有参与临床试验的相关人员，都以责任和义务的心态，利用不同的工具，从各自不同的视角对数据库中的疑问进行澄清。对于那些在临床试验方案里已经被明确定义的错误，并且这些错误在逻辑上简单明了，可以明确判断的情况下，数据管理员在取得研究人员的同意后，可以根据预先设立的规则对数据进行修正，并将修改的过程记录在稽查轨迹中。

五、数据质疑的管理

数据核查中引发的疑问将通过纸质或电子方式传递给研究者或监察人员。研究者回应这些疑问后，数据管理人员会依据研究者提供的答案调整数据。若疑问仍未得到解决，则会以新的质疑再次发出，直到彻底解决所有数据上的疑虑。

六、数据更改的记录

在数据清理阶段，任何错误数据的更正均需通过质疑及回应来实现，包括那些在电话会议中认可的数据修改也不例外。在整个数据管理流程中，质疑的过程必须被详细记录，并且相关文档应妥善保存。

七、医学编码

医学编码是将临床试验中收集到的不良反应、药品名称和疾病名称与标准词典中的术语匹配并进行编码的过程。这一步骤应在数据库锁库前完成。进行医学编码的人员需要掌握临床医学背景知识和对标准词典的深入了解。当遇到某些术语不能直接和词典中的术语对应时，可以人工进行编码。若医学编码员无法确定某一术语，他们有权限通过数据质疑流程与研究人员交流，以便获取更多信息后进行准确编码。

常用的标准词典包括用于监管活动的医学词典 MedDRA、世界卫生组织药品词典 WHO Drug 以及世界卫生组织不良反应术语 WHO ART 等。数据管理团队需要及时更新这些词典，确保在医学编码和药物编码各版本之间可以保持一致。在数据管理计划中，必须明确注明所使用的词典名称和版本信息，确保其准确性。

八、试验方案修改时 CRF 变更

在特定情况下，调整临床试验计划可能是必要的，但这不自动导致需要修改 CRF。决定 CRF 是否需改动须遵循特定的操作规程。即便 CRF 需进行变更，这些调整也仅在获得相应机构或伦理审查委员会认可后方可执行。

九、实验室及其他外部数据

临床试验中，部分所需数据无法直接从研究者所属机构获得，这类数据被称为外部数据，通常来源于第三方服务提供者，如中央实验室等。外部数据的典型例子包括但不限于实验室分析结果、药物动力学 / 药效学数据、生物标志物的测试数据，以及通过外部设备进行的检测数据，如生命体征监测、心电图、血液化学分析、影像学检查等。在处理这些外部数据时，选择合适的关键识别变量进行识别和管理至关重要。缺乏有效的识别变量可能会导致患者信息、样本、访视记录和结果数据之间的匹配错误。如果临床试验同时收集了中心实验室和外部实验室的数据，需要特别注意比较和统一这些数据的测量单位和正常值范围，以保持数据的一致性。通常，中心实验室的数据采用电子形式传输，临床试验开始前，数据管理人员需为此制定详细的数据传输协议。同时，也需针对外部数据的格式、内容、传输方式、时间和工作流程等制定详细的技术方案。数据管理人员应通过逻辑验证等手段定期检查外部数据的准确性，并在发现问题后及时发起数据质疑流程。无论是中心实验室数据还是外部数据，一旦发现数据问题，都应对原始数据进行核查。

十、盲态审核

对于采用设盲方法的临床试验，相关人员包括申办方、研究人员、数据管理员及统计分析专家，在最终锁定数据库之前，应保持盲目状态，并复核未解决的数据问题。他们需按照试验方案确定用于统计分析人群，并且要审查关于严重不良事件的记录与管理情况。针对双盲试验，还须对紧急揭盲相关文件及临床试验的整体盲态保密性进行检查。如果试验中曾发生紧急揭盲，那么必须记录下发生紧急揭盲的详细原因和相应的处理措施。

十一、数据库锁定

数据库的锁定是数据管理流程的收尾阶段，同时也标志着临床试验关键阶段目标的达成。锁定数据库实质上是取消对数据库编辑权限的操作，其主要目标是避免数据被未经授权或非故意地修改。一旦数据库锁定，意味着所有数据收集工作已全面完成，随后数据将通过特定流程导出，以便开展统计分析。锁定的过程及时间必须被严格记录，并以正式文件的形式予以保留。对于采取设盲方式进行的临床试验，仅在数据库锁定完成后才可进行揭盲操作。

（一）数据库锁定清单

数据库锁定前，数据管理员需预先编制一份锁定清单，建议的清单内容通常包含但不限于以下几点：①已收到全部临床试验数据，并已准确无误输入至数据库中；②所有关于数据问题的质疑已被充分回应，并已将更正后的数据更新至数据库；③所有病例报告表均经主要研究者核实并签名确认；④所有非 CRF 数据（主要指外部来源的数据）已全部纳入临床试验数据库，并且已完成一致性核查；⑤已完成医学术语编码工作；⑥已经完成最终数据的逻辑和一致性验证审查；⑦对明显错误或异常数据的审核已完成；⑧已进行医学审核；⑨数据质量审核完成，且质量审核中发现的错误率已在相应文档中记录；⑩根据标准操作程序，所有与试验相关的文档已得到更新和保管。

完成上述清单内容后可书面批准数据库锁定，试验团队中的关键成员包括数据管理人员、生物统计师、监查员代表和主要研究者等，需在特定的文件上签名并注明日期。获得书面批准后，应立即取消对数据库进行编辑的权限，并在相关记录中明确标注取消数据编辑权限的具体日期。

对于需要进行期中分析的临床试验，应严格遵循临床试验方案，在规定的时间点或事件点进行期中分析。期中分析阶段的数据库锁定流程可能会与最终分析阶段的略有区别，但是锁定的基本要求和执行步骤都应该被详细记录在专门的文档中，并报告期中分析的数据点、时间节点以及关键事件的情况。

（二）数据库锁定后发现数据错误

数据库锁定后，将终止数据录入和修改的操作，以确保试验数据的完整性和可信度，并防止任何后续的数据篡改或误操作。若在此阶段发现数据错误需要处理，要详细记录，同时评估这些错误可能对有效性和安全性分析所带来的影响。需要注意的是，并不是所有发现的数据错误都需要在数据库中更正。数据错误也可记录在统计分析报告和临床研究报告中。有些申办方会选择修正数据库中的所有错误，而其他申办方或只针对那些对有效性或安全性分析产生重要影响的错误进行更改。不论选择哪种更正方法，申办方都应该预先拟定一个明确的修正程序指导文件。

若需对已锁定的数据库进行解锁以更正错误，这一行为必须在严格控制下进行，并且每一步的细节都要记录详细。重新开启数据库权限时，应当通知整个临床试验团队，并明白界定需更正的数据错误内容。每项更改的原因与日期都应被详细记载，并且主要研究者、数据管理人员、统计分析师等相关人员需签名确认。数据库的重新锁定过程应与初次锁定持相同的严格标准和过程。

十二、数据备份与恢复

数据管理过程中应定期备份临床试验数据。需一台独立计算机上进行备份操作，该独立计算机具有相应的防病毒设置，如防火墙、杀病毒软件等。根据工作进度，定期同步更新备份文件。制定有效的数据恢复机制。最终数据集以只读光盘形式备份。如果数据库发生不可修复损坏则使用最近一次备份数据库恢复，并对相应数据补充录入。

十三、数据保存

确保数据的保存符合相关法律法规，以保障数据的安全性、完整性和可访问性。数据保护措施包括防止数据受到物理损坏，如在受控环境中保存 CRF 和电子数据，控制好存储空间的温湿度，并采取适当的消防措施，如使用防火锁定的文件柜进行存储。所有资料的保存期限应遵守特定的法规要求。同时，应完整保留数据的内容、数据录入时间、录入人员及数据库中数据修改的历史。确保数据可访问性意味着需要数据时能够方便地登录数据库进行检索和传输。

对于使用纸质 CRF 的临床试验，机构应保存所有 CRF 的副本。若仅使用电子数据，临床试验数据管理系统的供应商应向临床研究机构提供所有电子病例报告表的 PDF 格式文件，以便备份和记录。

第四节　临床试验数据管理计划和报告

一、数据管理计划基本内容

临床试验数据收集前，依据临床试验方案，由数据管理人员撰写数据管理计划，规范试验数据管理工作，确保获取真实、准确、完整、可靠的高质量数据。根据实际操作，及时更新与修订数据管理计划。临床试验数据管理计划包括但不限于以下要点：试验概述；数据管理计划目的；数据管理流程图；相关人员职责；数据采集 / 管理系统和工具；外部数据管理；注释 CRF/ 或数据库设计说明；数据库的测试；数据安全管理；数据录入说明；数据核查与质疑管理；医学编码；严重不良事件的一致性核查；数据质量控制；数据管理过程稽查；数据库锁定；数据和数据管理文件归档等。

二、数据管理报告基本内容

数据管理报告全面且详细描述与数据执行过程、操作规范及管理质量相关的内容，包括参与单位和部门的职责、主要时间节点、CRF 及数据库设计、数据核查和清理、医学编码、外部数据管理、数据质量保障、重要节点时的数据传输记录、关键文件的版本变更记录，描述与数据管理计划的偏离。包括但不限于以下主要内容：参与单位和部门的职责；数据管理主要时间节点；CRF 及数据库设计；数据核查和清理；医学编码；外部数据管理；数据管理质量评估；重要节点时数据传输记录；关键文件版本变更记录；报告附件等。

（刘润菡、冯　萍）

第十八章 临床试验统计学原理与应用

新药经临床前研究后，其有效性和安全性需要通过人体临床试验进行最终的评估和验证。这类临床试验，涉及以人作为研究对象，旨在探索或确认新药物在临床医学、药理学或其他药效学领域的作用、不良反应。此外，这些试验还包括了对药物吸收、分布、代谢和排泄等方面的研究，以此确保药物的疗效和安全性。执行这些试验时，不仅需要遵循《药物临床试验质量管理规范》，还必须运用统计学的原则，提前合理且高效地安排试验相关的各种因素。这是为了最大程度地控制干扰因素和偏差，降低试验误差，从而提升试验的质量。同时，对试验数据进行科学的分析和合理地解释，既保证了试验结果的科学性和可靠性，又力求达到高效、迅速且经济的目标。因此，在临床试验的设计、执行和分析过程中，统计学扮演了一种关键且不可替代的角色。

本章以统计学在临床试验各阶段的主要工作为主线，主要阐述统计学原理在临床试验过程中的应用，旨在为药品 / 器械申请人和临床试验研究者针对临床研发中如何进行设计、实施、分析和评价提供技术指导，以保证临床试验的科学、严谨和规范。

第一节 临床试验设计基本原则

临床试验设计必须遵循三大基本原则：随机、对照和重复。有条件的情况下临床试验应尽可能遵循盲法原则。

一、随机原则

随机是指采用随机方式确保每位参与者都有相同的机会被选中，并分配到不同的处理组中。随机可以使试验组和对照组中难以控制的非处理因素（无论是已观测到的因素还是未观测到的因素）对试验结果的影响相当；随机也是所有统计分析方法利用样本数据推断总体的理论基础。在临床试验的每个阶段，始终贯彻随机原则是至关重要的，以保证试验的有效性和可靠性。随机原则主要包含以下三个方面：

（一）随机抽样

随机抽样（random sampling）是指从符合纳入标准且不符合排除标准的研究参与者中，随机抽取一定数量的研究参与者，即每个研究参与者均有同等机会被抽取进入到临床试验。通过随机抽样，可以确保抽取的样本有代表性，并以此得到的临床试验结论有普遍性。

（二）随机分组

随机分组（random allocation）是指将抽取进入到临床试验的研究参与者随机分配到各处理组别，即确保每位研究参与者都平等地有机会被分配到不同的组别中，这一过程完全独立于研究者或参与者的主观偏好或意愿。临床试验中很难做到随机抽样，因此重点关注随机分组。通过随机分组，可以均衡各处理组间除了处理因素以外的非处理因素，无论观测到的还是未观测到的、对疗效和安全性有影响或者没有影响的因素在组间分布达到均衡可比。常用的随机分组技术包括简单随机分组、区组随机分组和分层随机分组等方法。

1. 简单随机　是指除了对研究参与者的数量和组间分配比例有要求外，对随机序列不附加任何限制的随机过程。简单随机常见操作方法有抽签法、掷硬币法、随机数字表法和计算机程序产生。抽签法和掷硬币法操作简便，但难以确保随机过程的可重复性，因此不适用于临床试验。随机数字表法依赖于统计学家根据随机算法编制的表格，在临床试验中较少使用。临床试验往往通过事先设定参数后采用计算机程序产生伪随机数进行随机，这也是目前临床试验最常选择的随机分组方法。

2. 区组随机　是指将研究参与者划分为多个区组，再将研究参与者在每个区组内按事先确定的分配比例进行随机分配的过程。与简单随机相比，可以确保整个临床试验期间进入每组的研究参与者数量基本相等，避免分配进度存在时间上的快慢差异，将整个偏倚减少到最小。区组随机是临床试验最常用的随机方法。

3. 分层随机　是指将研究参与者按照某些特征分为不同的层，然后在每个层内进行随机分组。这种方法的主要优点是促进每个层中的均衡性，确保关键变量在各组中均匀分布。在选择分层因素时，需要考虑它们对研究目的和结果的潜在影响。例如，在跨多个研究中心进行的试验中，不同的中心本身经常被作为一个重要的分层因素。同样，如果某些特定变量，如疾病的亚型或严重程度，可能影响治疗效果，它们也应被考虑作为分层因素。

然而，分层因素的数量应有限，以免增加临床试验的复杂性和执行难度。特别是在参与者数量有限的情况下，过多的分层可能导致每个子群体中的参与者数量不足，这可能对试验的实施和有效性造成不利影响。

（三）试验顺序随机

试验顺序随机是指经过随机分组后的研究参与者，接受处理的先后机会相等。通过试验顺序的随机可以均衡试验顺序对组间效应的影响，进而消除试验顺序不同造成的试验误差。

二、对照原则

临床试验过程中，在研究参与者身上观察到效应或结果是包括处理因素以及其他非处理因素在内多种因素共同作用的综合效应，为了控制其他非处理因素对试验结果的影响，从而分离出处理因素的真实效应，在设置试验组的同时，还应设立对照组。通过比较试验组和对照组的效应差异，可以将研究参与者因接受处理因素所导致的症状、体征或其他病情改变的效应与疾病自然进程或者其他非处理因素所导致的效应区分开，从而科学地区分接受处理因素与不接受处理因素造成的效应。若未设立对照，可能会错误地将非处理因素导致的效应归因于处理因素导致的效应，导致研究结论偏差。例如，欲研究某新药对上呼吸道感染的临床疗效，由于上呼吸道感染有自愈倾向，如果不设立对照，即使该药物没有疗效或者较差疗效，也有可能得到疗效好的结论。

临床试验在设立对照组时，还需注意，对照组除了处理因素与试验组不同以外，其余一切非处理因素均应保持组间均衡，即对照组与试验组同质、可比。

针对不同的研究目标和内容，临床试验通常采用以下几种对照方式。

（一）安慰剂对照

安慰剂（placebo）是一种没有药理作用的“模拟”药物，这种安慰剂不含有任何试验药物的有效成分，其外观、剂型、尺寸、颜色、重量、气味和口感等都与试验药物一样，确保研究者及参与者无法从外观上区分安慰剂和实际的试验药物。安慰剂对照（placebo control）主要用于临床试验，常与盲法相结合使用，目的是控制研究参与者和/或研究者心理因素导致的偏倚，并可以提高研究参与者的依从性。安慰剂对照试验可以直接测量试验药物与对照药物之间的疗效差异，从而证明试验药物的有效性。同时，安慰剂对照试验还可以控制疾病自然进程对试验结果的影响，正确区分试验出现的不良事件是因试验药还是其他潜在因素所致。安慰剂对照试验结合盲法使用，可以有效减少研究参与者和/或研究者的主观期望效应和评价偏倚。但是，以人为研究对象的临床试验，如果研究的疾病已经有了有效的治疗药物，且该药物已经确认可以使该特定人群获益，却仍然要使用安慰剂对照，可能会引发伦理问题。因此，安慰剂的使用需要考虑伦理学方面的问题，应以不损害研究参与者的健康为前提。当所研究的疾病目前尚无有效治疗药物时，可以采用安慰剂对照。使用安慰剂对疾病的病情、临床过程、预后无明显影响或者不利影响较小时，也可以使用安慰剂对照。对于一些病情危重、病情进展迅速或器质性疾病的患者，则不宜使用安慰剂对照。

（二）空白对照

空白对照（black control）是指对照组未给予任何处理措施，又称无治疗对照。空白对照主要体现处理措施以外的其他因素的效应。将空白对照组效应与试验组效应进行比较，可将两组间的效应差别归因于处理措施的作用。空白对照不同于安慰剂对照，它是公开而非盲态的。因此，空白对照难免受到研究者、研究参与者以及参与评价处理效应的工作人员等心理因素的影响，从而造成结果评价的不准确，临床试验中较少采用。此外，以人为研究对象的临床试验中，如果不给研究参与者任何处理措施可能涉及伦理问题。在某些情况下，当治疗方法极为特殊，使得实施安慰剂盲法试验不可行或者执行起来极具挑战性时，例如外科手术或放射治疗等，此时可以考虑使用空白对照。同样，若试验组的不良反应具有特殊性，或者治疗方法具有明显的毒性，使得研究参与者和研究者难以进行盲法处理，那么采用安慰剂对照将失去其实际意义。在这种情况下，选择空白对照会更为合适。然而，包含空白对照的临床试验需要精心地设计和严格的质量控制，以确保研究的准确性和可靠性。通过这样的方法，试验可以更有效地评估治疗的真实效果，同时控制潜在的偏倚。

（三）标准对照

标准对照（standard control）是指对照组采用已知的标准药物、有效药物或者治疗方案作为对照，常用于新的检验、治疗方法是否可以替代传统方法的临床试验。临床试验中，标准对照可以较好地解决安慰剂对照或者空白对照中不给患者任何治疗的伦理学问题。标准对照必须是疗效得到肯定、临床得到公认的药物，若存在多个可选的标准对照药物，应优先选择那些对于特定适应证已知且被公认为最为安全和有效的药物。在使用这些标准对照药物时，其剂量和给药方案必须是该药物最优剂量和最优方案，不得随意改动其原有用法用量。以标准药物作为对照时，应做到随机、尽可能达到双盲状态。

具体到临床试验的目的，如果选择以标准药物作为标准对照的目的是证明试验组的治疗效果与已知的阳性对照组相当，那么该试验被视为等效性临床试验。如果目的是证明试验组的治疗效果虽然不如阳性对照组，但差异在临床上可接受，这样的试验被定义为非劣效性临床试验。如果试验的目的是证明试验组的治疗效果优于阳性对照组，则这种试验被称为优效性临床试验。

（四）量效对照

量效对照（dose-response control）是指将试验药物设计为几个剂量组，研究参与者被随机分配到不同剂量组，以观察不同剂量效果。量效对照的主要目的是研究药物剂量与其疗效及不良反应之间的关系，或者用于证明药物的疗效。量效平行对照常用于探讨用药方案中哪一剂量是最佳剂量。安慰剂组（即零剂量组）可有可无，视具体情况而定。设置安慰剂对照有以下优势：①可以帮助区分不同剂量所产生的效果，避免出现所有剂量均显示相似效果，从而无法评估或解释是否所有剂量都同样有效或无效的情况；②安慰剂组有助于估计不同药物作用的绝对效果大小。剂量探索和选择是新药研发过程中十分重要的步骤，量效对照常用于寻找新药有效的证据，确定剂量-效应关系，并确定合适的剂量，主要适用于Ⅰ期和Ⅱ期临床试验。

（五）外部对照

外部对照（external control）是指将一组接受试验药物的研究参与者的试验结果与该试验以外的一组研究参与者的试验结果进行比较，可以是既往接受过治疗的一组研究参与者，或者是在同一时间但在另一条件下的一组研究参与者。历史对照（historical control）是一种特殊的外部对照方法，其中研究者将当前临床试验的结果与过去的研究结果进行比较。这种比较不是在同一时间内的，并且通常涉及研究者本人或其他研究者在以前进行的研究。外部对照与前面所述的安慰剂对照、空白对照、标准对照及量效对照相比，其试验组研究参与者与对照组研究参与者来自不同患者总体，为非随机、非盲态下的临床试验，可比性较差，应用有限。外部对照常用于探索性研究或新型医疗器械研究。当所研究的疾病严重威胁人类健康且目前尚无十分理想的治疗方法（如艾滋病、狂犬病、某些恶性肿瘤）时可使用外部对照。

三、重复原则

重复（replication）是指在一致的试验条件下对多个研究参与者重复进行相同的试验程序，或对单一参与者进行多次相同的观测，以增强试验结果的信度，确保其可靠性。一般而言，重复包括以下几个方面：①研究本身的重复：在相同的研究条件下通过重复试验，确保研究结论可以重复观察到，提高试验的可靠性，增加试验的科学性；②研究参与者的重复：对一定数量的研究参与者进行试验，确保试验结果的稳定性，使假设检验达到预定检验效能。通过对多个研究参与者重复测量，可以避免错误地将孤立事件视为普遍现象，或将随机的或偶发的情况误解为固有的规律。一定数量实际上就是样本量（sample size）；③观测的重复：在同一条件下对同一研究参与者重复观测，以确保结果的精度，使测量值与真实值更接近。例如，对于血压的测量一般测量3次并取平均值。

四、盲法

盲法（blind methods）是指为了保持临床试验的研究参与者不知晓“随机化分组信息”而采用的方法和手段，目的是确保临床试验的各方人员在整个试验期间对随机处理分组保持“盲态”，从而控制心理因素对效应观察的影响。根据设盲程度不同，盲法可以分为双盲、单盲和非盲或开放。

双盲是指研究者方和研究参与者方在整个临床试验期间均不知道研究参与者接受的是何种处理。单盲是指仅研究者方或者研究参与者方中的一方处于盲态。非盲或开放是指整个试验处于开放状态，研究者方和研究参与者方均知道研究参与者采用的是何种处理。

临床试验的设盲程度应结合应用领域、评价指标及可行性等综合判断。当主要指标是主观指标或者以安慰剂为对照的临床试验，应尽可能采用双盲试验，例如神经、精神类药物的临床试验采用量表评价效应、用于缓解症状（如疼痛或过敏性鼻炎等）的药物或者以“研究参与者自我评价”为评价指标的临床试验。当双盲难度大、可行性较差或者双盲无法实施（如不同医疗器械；手术与药物治疗的对比研究；不同药物在剂型、外观或者用法上存在很大差异；因中药组方不同导致气味上较大差别等），可考虑单盲临床试验，甚至是开放性试验。目前可以接受的开放性临床试验中，主要集中在以客观指标为主要终点指标的试验，这些终点指标的取值由不参与临床试验的“独立的终点委员会”进行判断，如抗肿瘤药物的临床试验中以影像学评估为基础的“疾病进展”作为主要指标时，需要终点委员会成员在盲态下独立评估。

双盲临床试验中要求试验药和对照药（包括安慰剂）在剂型、形状、颜色、气味等外观上要一致。当试验药与对照药外观不一致时，为了保证试验的双盲性，可以采用一种特殊的技术：为试验药物和对照药物分别设计相应的安慰剂。这种方法确保试验组和对照组在药物的外观和给药方式上保持一致，称为双盲双模拟技术。

双盲、单盲临床试验，盲法原则应贯穿临床试验始终。在双盲临床试验中，从随机数的产生、试验用药物的编码、研究参与者入组用药、试验结果的记录和评价、试验过程的监查、数据管理直至统计分析，都必须保持盲态。监查员必须自始至终处于盲态。

第二节　临床试验避免偏倚的技术

偏倚（bias）是一种系统误差，它会高估或者低估处理因素的效应，从而歪曲处理因素的真实效应。临床试验过程中，许多非处理因素都会对试验结果造成偏倚，因此必须严格控制。根据偏倚的来源大体可以分为三类：①选择偏倚（selection bias）：是指由于纳入研究参与者的方法不正确而产生的偏倚。纳入标准和排除标准规定不明确或者不正确都可能造成选择偏倚；②测量偏倚（measurement bias）：临床试验过程中对研究参与者进行观察或测量时产生的偏倚。研究者或者研究参与者的主观或者客观原因都可能产生测量偏倚；③混杂偏倚：在数据分析阶段发现且由于与处理因素同时影响试验结果的某些非处理因素导致的偏倚。

临床试验过程中，各种偏倚有时候同时起作用，选择偏倚和测量偏倚分别在研究参与者选择和试验过程中产生，但是两者都有可能在统计分析阶段表现为混杂因素对试验结果的干扰。随机和盲法是控制偏倚最重要的两个措施。但是某些情况下，由于影响试验结果的因素太多、太复杂，即使十分完善的试验设计，也很难保证试验结果不受混杂偏倚影响，此时就需要在统计分析阶段通过标准化法、分层分析、协方差分析以及多重回归分析等统计分析方法加以调整或控制混杂偏倚。

第三节　临床试验设计类型

研究者可根据研究目的、处理因素的多少并结合专业选择合适的临床试验设计类型，最基本的三种临床试验设计类型为平行设计、析因设计、交叉设计。

一、平行设计

平行设计（parallel design）是指将研究参与者按照事先指定的概率或者算法算得的概率随机分配到两个或多个独立的处理组中，每个组接受不同的干预措施，不同组间的研究参与者在试验期间保持相互独立，彼此不受影响，各组同时进行、平行推进。平行设计是临床试验最常见的试验设计方法之一，属于随机对照试验的一种，通常用于比较不同干预措施或治疗方案的效果。以两个处理比较的平行设计为例，先确定研究参与者总体特征，制订研究参与者纳入及排除标准，筛选符合标准的研究参与者入组，随后按照明确的随机方法将研究参与者分配到各组（图 18-1）。例如，一项研究想要比较两种降压药物的效果，研究参与者被随机分为两组，一组接受药物 A，另一组接受药物 B。两组研究参与者在试验期间分别接受不同的治疗，其血压变化被用于比较两种药物的效果。

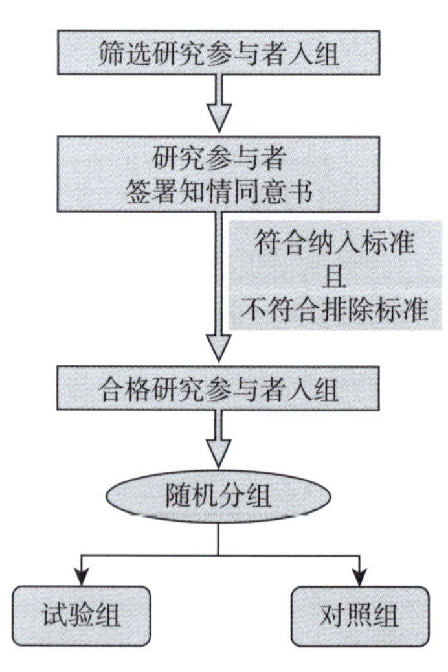

图 18-1　平行设计示意图

平行设计优势在于设计简明，研究周期相对较短，便于实施，出现缺失数据时仍可以进行统计分析。缺点是小样本时基线资料均衡性较差。

二、析因设计

析因设计(factorial design)是指通过将两个或者多个研究因素的各个水平全面组合,以评价各种组合处理的效应。析因设计不仅可以检验每个因素各水平间的差异,以及各因素间的交互效应,同时还可以通过比较各因素不同水平间的平均效应和因素间不同水平组合下的平均效应,寻找最佳组合。以最简单的 2×2 形式的析因设计为例,一项药物临床试验同时研究了两种药物(A 和 B)以及两种剂量水平(高剂量和低剂量)。研究设计包括 4 个处理组:高剂量 A 与高剂量 B 组合、低剂量 A 与高剂量 B 组合、高剂量 A 与低剂量 B 组合、低剂量 A 与低剂量 B 组合。通过分析各组的效果,可以了解每种药物和剂量对结果的影响,以及是否存在交互效应(图 18-2)。

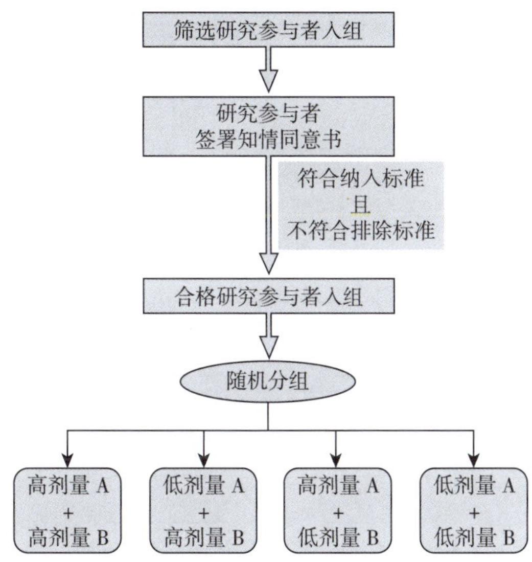

图 18-2　析因分析设计示意图

析因设计是一种全因素分析设计,可以均衡地对各因素的不同水平进行全面组合,分组进行试验,具有全面性和高效性,获得的信息丰富。其主要优势有:①可以知道每个因素不同水平的主效应以及不同水平之间是否有差异;②各因素之间是否有交互效应;③通过比较各种组合,以寻求最佳组合。

析因设计同时也存在一定局限:①涉及的因素越多或水平数越多,析因设计临床试验实施和管理要求也越高;②相对于主效应的检测,交互作用的检测对样本量的要求更高。因此,如果需要分析交互作用,尤其是多因素设计中的高阶交互作用,样本量的估计必须基于交互作用而不是主效应,以保证有足够的把握度检测交互效应。

三、交叉设计

交叉设计(cross-over design)是一种特殊的试验设计,是一种将自身对照和组间比较相结合的设计方法,每个研究参与者在整个试验的不同阶段均分别接受不同处理,相比平行设计,交叉设计具有更高的试验效率,适用于非自愈性慢性疾病治疗效果评价,以及药物的生物利用度、生物等效性研究等。研究参与者在试验期间接受不同的干预,通常是干预和对照,或不同治疗周期的干预。

交叉设计中,每个研究参与者在试验期间接受不同的治疗或干预,这有助于消除个体差异对试验结果的影响。交叉设计中每个研究参与者充当自己的对照组,可以直接比较不同治疗期间的效果变化。交叉设计产生时间序列数据,可以追踪治疗效果的动态变化,对于评估长期干预效果尤为重要。而且,同一组研究参与者在不同时间点接受治疗,需要的样本数相对较少,有助于减少研究成本。例如，一项针对哮喘患者的临床试验采用交叉设计，研究参与者首先接受新药治疗一段时间，然后再接受常规药物治疗一段时间，通过比较同一研究参与者在两个治疗期间哮喘症状和肺功能数据，可以评估新药的效果。以针对哮喘患者的 2×2 交叉设计为例，设有 A 和 B 两种处理，将研究参与者随机分为两组，第 1 组在阶段 1 接受 A 处理，在阶段 2 接受 B 处理，试验顺序为 AB；第 2 组则相反，试验顺序为 BA。这是 2 种处理 2 个序列、2 个阶段的交叉试验。这里每个研究参与者均接受两种处理，但是试验顺序是随机的。也可以理解为将研究参与者随机分配 AB 顺序组和 BA 顺序组（图 18-3）。

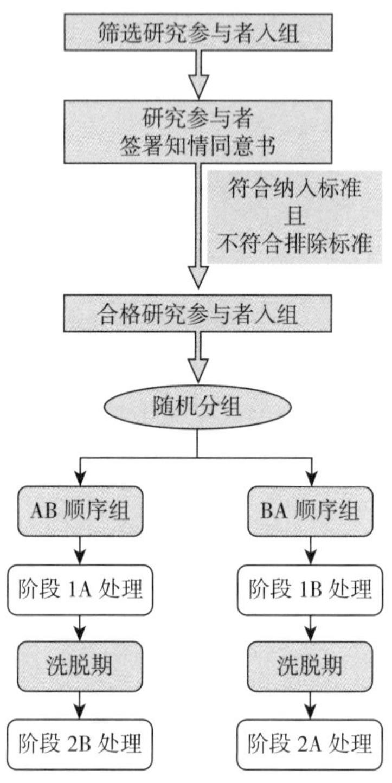

图 18-3　交叉设计示意图

交叉设计实施过程中应注意剩余效应（carry-over effects），即某些治疗可能会对前一治疗产生的影响。因此不同试验阶段的间隔清洗期要足够长，以确保前一阶段的干预措施不影响后一阶段临床试验的效果。药物临床试验中，该清洗期的长短取决于药物在血清中的衰减程度，一般要求不小于药物的 5 个半衰期。此外，不同时间点的治疗效果可能会受到时间顺序的影响，需小心设计以避免其干扰。交叉设计需要较少的样本数，但也需要注意确保样本的代表性和合理性。

运用交叉设计的一个基本前提是每个阶段试验开始前，研究参与者状态是一样的，大大限制了其在临床试验中的应用范围，交叉设计在疾病疗效研究中多适用于慢性病。对于具有自愈趋势，或有治愈可能，或在短期内可好转或恶化的急性病，交叉设计不适用。交叉设计在生物等效性试验，生物利用度研究中被推荐为标准方法之一。

交叉设计主要优势在于：①它能有效减少所需样本量，从而降低整体成本；②此设计允许更好地控制个体间和时间序列上的差异，从而提高研究的效率；③由于每位研究参与者都接受了不同的治疗，这种方法确保了对每位研究参与者利益的均等考虑。

然而，交叉设计也有其局限性：①每种治疗的应用时间不能过长，否则可能导致整个试验周期延长，增加了研究参与者中途退出试验的风险；②若研究参与者在试验过程中出现状态的根本变化（如治愈或不幸去世），则后续阶段的治疗可能无法进行；③如果研究参与者在某一阶段退出试验，那么该阶段以及后续阶段的数据将丢失，这会给统计分析带来额外的挑战。因此，在选择交叉设计时，需综合考虑这些因素，以确保试验的可行性和结果的准确性。

第四节　临床试验比较类型

干预性临床试验的主要目标是评估临床干预措施的效能。为了有效地评估这种干预效果，常采用对照研究的方法。这些临床试验根据其研究目标，可分为三种类型：优效性试验（superiority trial）、非劣效性试验（non-inferiority trial）和等效性试验（equivalence trial）。

优效性试验旨在证明试验药物的疗效超越对照药物，这可能包括试验药物与安慰剂的比较、试验药物与已知有效的阳性对照药的比较，或不同剂量间效果的比较。非劣效性试验的目标是证明试验药物的疗效虽然可能低于阳性对照药，但差异在临床上是可接受的。等效性试验则旨在证明两种或多种治疗方法之间的效果差异在临床上无显著意义，即试验药物与阳性对照药在疗效上相当。生物等效性试验是等效性试验的一种特殊形式。

一、等效性和非劣效性试验

临床试验中，等效性试验和非劣效试验是评估新治疗是否与已有治疗等效或非劣的重要方法。

等效性试验旨在确定新的治疗方法是否与已有的治疗方法在治疗效果上具有类似的效果。等效性试验中，研究者需要定义一个等效性的边界，即效果差异的可接受范围。临床实践中，即表现为两组药物疗效差值的最大允许值，这两个方向上的临床最大允许值被称为等效性界值（δ）。等效性界值包括上界值和下界值两个，等效性界值在试验设计阶段需确定。有了等效性界值，等效性的统计学推断问题也就更容易理解。即在“好”（对应上界值）和“差”（对应下界值）两个不同的方向上分别进行两次统计推断，若“不好于”和“不差于”能同时满足，则可获得等效的结论。试验将研究参与者随机分配到新治疗组和已有治疗组，评估两种治疗方法在主要终点指标上的效果差异，如果新治疗组的效果差异在等效性界值边界内，就可以得出新治疗与已有治疗在临床上是等效的结论。

非劣效性试验关注的是新治疗组得的治疗效果是否不劣于已有治疗组或者非劣于已有治疗，无须考虑试验药好于对照药的情形。在非劣效性试验中，同样需要设定一个非劣效的界值，非劣效界值只有一个，与等效性界值一样需要事先确定，非劣效性试验的统计推断只需进行一次即可。试验将研究参与者随机分配到新治疗组和已有治疗组，然后评估两种治疗方法在主要终点指标上的效果差异，如果新治疗的效果差异在非劣效界值边界内，就可以得出新治疗在临床上不劣于已有治疗的结论。

二、生物利用度及生物等效性试验

在药物开发和临床试验中，许多药物研发企业对专利过期的原研药物进行仿制或者改变原研药物剂型。该类仿制药虽然化学成分与原研药相同或相似，但在组织和血液中的药物浓度是否有差异尚不清楚。生物利用度（bioavailability）和生物等效性（bioequivalence）试验主要评估药物在体内吸收、分布、代谢和排泄过程中的性质和特点，是评价仿制药与原创药之间或者同一药物的不同剂型间是否等效的主要手段。

生物利用度描述了药物活性成分从制剂中释放出来并被身体吸收的过程及其速率。通常，药物的吸收程度可以通过血浆中药物浓度随时间变化的曲线 AUC 来量化。AUC 的数值越大，表示药物的吸收越完全。而药物的吸收速度则主要通过用药后血浆中达到的 C_{max} 和达到这一最高浓度所需的时间（即 T_{max}，达峰时间）来衡量。除了血药浓度外还可采用尿中药物浓度 - 时间曲线表示。AUC、C_{max}、T_{max} 三个动力学参数是生物利用度最重要的指标，有时为了评价制剂的吸收速率，还会进一步计算 C_{max}/T_{max}、$C_{max}/AUC_{0\to T_{max}}$ 以及由剩余法算得吸收相的斜率来比较。生物利用度主要分为两类：绝对生物利用度和相对生物利用度。绝对生物利用度是以静脉制剂为参比制剂获得的药物活性成分吸收进入体内循环的相对量；相对生物利用度是以非静脉途径给药的制剂为参比制剂获得的药物活性成分吸收进入体循环的相对量。生物利用度试验通常采用单剂给药的交叉设计。参与者随机分配到不同药物治疗组，每个治疗组接受药物的一次给药，并通过监测血浆中药物浓度的变化来评估药物的吸收程度和速度。

生物等效性试验是指利用生物利用度试验的方法，以药代动力学参数 AUC、C_{max}、T_{max} 为终点指标，比较同一种药物的相同剂型或者不同剂型的制剂在同一条件下，其药物活性成分吸收程度和速度是否具有生物等效性的人体试验，这些制剂在药物的活性成分、剂量和给药途径上相同，但可能在制剂特性上存在差异，如溶解度、释放速率等。生物等效性试验通常采用两期交叉设计，每期中，研究参与者随机分配到接受测试药物和参比药物的不同顺序，以获得两种制剂的生物利用度数据。生物等效性评价的三种常见统计学方法如下。

（一）平均生物等效性

平均生物等效性是生物等效性评价的一种方法，它主要通过比较试验制剂和参比制剂的生物利用度参数（如 AUC）的平均值来进行。当两种制剂具有生物等效性时，它们相应的概率分布函数的平均数（或中位数）相同。通常，如果试验制剂与参比制剂的生物利用度参数（如 AUC）在把握度为 90% 时的均数比值在 80%～125%，则可认为试验制剂与参比制剂具有生物等效性。平均生物等效性是生物等效性研究应用最广的方法。但也存在缺点：①未考虑所研究的生物利用度参数的分布类型；②未考虑试验制剂与参比制剂的生物利用度参数在个体测量中的变异，而只考虑生物利用度参数在群体测量中的平均值；③无法确保所有个体之间的生物利用度相近。此外，对于变异性低和高的药物，这种方法采用相同的生物等效性标准，可能无法准确反映不同药物之间的差异。

（二）人群生物等效性

人群生物等效性涉及试验制剂与参比制剂相关的概率分布函数的一致性。在假设这些分布服从正态分布的前提下，试验制剂与参比制剂的分布特征相同意味着它们的均值和方差是等价的。人群生物等效性的评估不仅要考察两种制剂均值之间的差异，还需要对比这两种制剂在群体层面上的变异性。这种评价方法旨在确定仿制药在整个人群中的效果，强调了对比较制剂在群体中表现的全面分析，这包括不仅仅是平均效果的比较，也包括了群体内变异性的考量。通过这种方法，我们能更全面地了解仿制药在不同人群中的效果，确保其安全性和有效性。

（三）个体生物等效性

如果试验制剂与参比制剂的生物利用度在大多数个体中都十分相近，那么这两种药物具有个体生物等效性。评估个体生物等效性时，不仅涉及比较两种制剂均值之间的差异，还需要考虑个体内的变异性及个体与制剂间的相互作用。

在生物等效性评价的三种主要方法中，个体生物等效性的判断标准最为严格，其次是人群生物等效性，平均生物等效性相对较为宽松。若两种制剂具有个体生物等效性，则也具有人群生物等效性和平均生物等效性；若两种制剂具有人群生物等效性，则也具有平均生物等效性，反之则不一定。三种生物等效性评价的设计和检验方法不同，是否需要人群生物等效性和个体生物等效性评价应根据研究目的和临床需要具体确定。因为目前对人群生物等效性和个体生物等效性的评价方法和经验有限，而且目前大多数药物运用平均生物等效性评价方法可以满足法规要求，因此我国的生物等效性研究暂未对个体生物等效性和人群生物等效性提出要求。

第五节　样本量估算

样本量估算是临床试验设计的重要组成部分，也是确保研究具有合理性、准确性、可靠性、完整性、科学性的重要手段。样本量估算是指为满足统计需求的准确性和可靠性而计算出的研究所需样本量。样本量的确定是临床试验设计中至关重要的一步，它直接影响研究结论的可靠性、可重复性以及整体研究的效率。理想的样本量应足够大，以确保对研究假设提出的临床问题给出可信的答案，但同时应避免过大，以免造成资源的不必要浪费。样本量估算涉及多种因素，当估算样本量的相关参数设置缺乏依据或者依据不充分时，可为样本量估算带来很多不确定性，从而增大试验失败的风险。本节主要介绍影响样本量估算的常见因素。

一、研究目的和试验设计

（一）研究目的

在确证性临床试验中，研究的核心目的通常集中在评估治疗的有效性和安全性。在这种类型的试验中，样本量的估算通常着重于有效性评价的需要。这是因为确保有足够的研究参与者来显示治疗效果的显著性对于得出可靠的结论至关重要。而对于安全性评价，虽然样本量同样重要，但其估算方法可能与有效性评价略有不同，考虑到安全性问题可能需要更大的样本量以识别较少出现的不良反应。因此，在设计确证性临床试验时，样本量的精确估算对于确保研究的有效性和安全性是关键。

（二）比较类型及其假设检验

在非劣效性试验和等效性试验中，阳性对照药疗效以及相应的非劣效性试验和等效界值是样本量估算的关键参数。对于单臂设计，当采用目标值对照时，需设定合理的目标值，基于整群随机设计的样本量估算需要考虑群内相关性。适应性设计在样本量估算时需考虑适应性决策可能引起的总Ⅰ类错误的膨胀问题。采用分层随机设计时需考虑各层比例与自然人群保持一致以及分层因素导致的某个或某些层上研究者例数稀疏等问题。组间样本量的分配比例也是样本量估算中考虑的重要参数，临床试验常采用平衡设计，即各组样本量相同，此时所需样本量最少。当出于伦理考虑或者具他合理理由需要降低某组或某些组的样本量的分配比例时，可采用非平衡设计。

二、检验水准和检验效能

检验水准和检验效能是样本量估算中考虑的基本参数。设置合适的检验水准 α 可以达到控制总Ⅰ类错误的目的。对于确证性临床试验，总Ⅰ类错误通常要求控制在单侧 0.025、双侧 0.05 以内。当涉及多重性问题时，名义检验水准的设置另行考虑。对于检验效能，通常用 $1-\beta$ 表示，β 代表Ⅱ类错误概率。检验效能越高表明发现差别的可能性越大，但是同时所需样本量也越大，通常设定不低于 80%，当进行样本量调整时，建议调整后的检验效能也不低于 80%，当涉及多重性时，需考虑多重性对检验效能的影响。

三、统计分析方法

恰当合理的统计分析方法是科学估算样本量的基础和前提，样本量估算前须确保所选择的统计分析方法与研究设计相匹配。统计分析方法应适合研究设计的设计类型、比较类型、随机方法、决策策略（如期中分析）以及变量类型等。临床试验方案中需明确给出样本量估算所基于的统计分析方法，且原则上应与主分析方法相一致，否则需有合理的理由认为所依据的方法能满足主要估算目标所需的样本量，即不会导致样本量低估。

四、预期治疗效应

在基于给定的统计分析方法进行样本量估算时，需在原假设和备择假设成立的情况下对各参数进行合理设置，各参数的设置须有充分依据，一般应基于历史数据（前期研究结果或已发表的数据等），并注意其临床意义与合理性。预期治疗效应可基于最小临床意义差别或基于试验药的预期疗效，不应低于最小临床意义差别。不建议出于减少样本量的目的，设置激进的参数。当参数设置无依据（无历史数据）或参数设置依据不充分（历史数据过少）时，建议开展探索试验获得所需参数。对于所参考的历史数据，应充分评估当前拟开展研究的估计目标与历史数据相关研究估计目标之间的差异，尤其是在人群、治疗（处理）、变量（终点）等方面的差异。当历史数据的相关研究与当前研究的估算目标相同或相近时，所提供的参数较为可靠；当差异较大时，建议进一步开展探索性试验。

五、脱落率

样本量的统计学估算提供了在特定条件下，达成临床试验目的所需的最小样本量。然而，在实际的试验执行过程中，可能会遇到如病例流失或排除、参与者依从性差等问题，这些因素都可能导致有效的评价样本数减少。因此，基于初始样本量估算，通常需要适当增加样本量，以确保即便出现这些情况，有效样本量仍能满足最小要求。在临床试验中，对样本量的调整通常考虑的病例流失率不超过 20%。这一比例的确定应依据具体的研究项目而定，可以基于专业判断或参考类似先前研究的数据来做出。这样的调整确保了即使在面对不可预见的样本减少情况时，试验仍能保持足够的统计效力。

第六节 观察指标

药物临床试验的有效性和安全性是通过对研究参与者的测量来评价的，为准确评估研究参与者对试验的反应，通常会选用能够全面反映有效性和安全性的一整套指标，并通过病例报告表或基于网络的电子数据采集系统，记录在临床试验过程中的结果。每个临床试验都旨在解答一个核心的科学问题，这就需要选择合适的指标来衡量临床试验的成果。这些专门为达成试验目的而设定的指标被称为终点指标。终点指标可以根据其性质和用途的不同而有多种形式，包括临床终点（如治愈、有效性、死亡率、心血管事件等）、替代终点（如生物标志物或短期效果指标等）、药物动力学或药效学参数、安全性指标，或是特定的不良反应等。

在选择终点指标时，关键在于其能够准确和客观地反映药物的效果和安全性。优选的指标应该是可量化的、具有强客观性、重复性好，并且在相关研究领域得到广泛认可。终点指标的恰当选择对于确保临床试验的科学性和实用性至关重要，它们是评估药物疗效和安全性的关键。

一、主要终点指标与次要终点指标

在临床试验设计中，终点指标分为主要终点指标和次要终点指标两类。主要终点指标直接关联于临床试验的核心目标，是能够直接反映药物有效性或安全性的关键观察指标。在多数确证性试验中，由于主要目的是评估药物的有效性，主要终点指标通常是针对有效性的。然而，在某些试验中，药物的安全性和耐受性也可能成为主要终点指标，特别是在药物安全性成为关注焦点的情况下。此外，生活质量的提升和卫生经济学方面的指标也可能作为主要终点指标被纳入考量。选择主要终点指标时，应基于该领域公认的准则和标准，或依据先前研究中已经验证的、经验丰富且有效的指标。

选定的主要终点指标应有足够证据表明其能在符合入选标准且不符合排除标准的研究参与者群体中有效且可靠地反映临床疗效。样本量的估算也是基于主要终点指标进行的，一般而言，一个临床试验仅设定一个主要终点指标。若确有必要设定多个主要终点指标，则需制定合适的Ⅰ类错误率控制策略，并在样本量估算中予以考虑。主要终点指标在试验进行中原则上不得更改，任何必要的修改都应基于充分的论证，谨慎决策，并且必须在揭盲前完成，绝不允许在揭盲后对主要终点指标进行修改。

次要终点指标则与临床试验的次要研究目的相关，并起到支持主要目的的作用。次要终点指标应与试验中待解答的问题紧密相关。在一个临床试验中，可以根据需要设计多个次要终点指标，但数量应适度，以满足试验目的为准。过多的次要终点指标可能导致数据分析和解释的复杂化。

二、复合指标

在某些情况下，在多个可能的指标中难以选定单一的主要终点指标，可以考虑使用一种预先确定的方法将多个指标结合起来，形成一个综合性的复合指标作为主要终点指标。这种方法在临床实践中尤其常见，例如在神经学、心理学或生活质量研究中所使用的各类量表就属于这种复合指标。在将多个测量结果合成为一个复合指标时，其计算方法需事先明确定义，并且要清楚地阐述其临床意义。

当复合指标被用作主要终点指标时，构成这一复合指标的各个单独指标若具有临床意义，有时也可以进行独立的分析。在进行药物疗效评估时，如针对精神类药物、中药或民族药，应采用国际认可或在相关领域内公认的量表。这样的做法可以确保研究结果的普适性和可比性，同时也增加了试验结果的信度和效度。

三、全局评价指标

将客观指标和研究者对研究参与者的状况或者状态的改变情况结合起来的一个综合指标，用来评价某项处理总的安全性、有效性和（或）实用性。该指标是客观指标与调查者主观评价的有机结合，通常是一个有序的等级指标。

例如，神经精神类临床试验中，常用的“临床大体印象量表（CGI）”为一个全局评价指标，分别对疾病严重程度（CGI-S）、总体进步（CGI-I）进行评估，均为7个等级。

疾病严重程度：1= 正常、完全无病，2= 边缘性精神病，3= 轻度有病，4= 中度有病，5= 明显有病，6= 严重有病，7= 疾病极严重。

疾病总体进步：1= 显著进步，2= 进步，3= 稍进步，4= 无变化，5= 稍恶化，6= 恶化，7= 严重恶化。

当选择全局评价指标作为临床试验的主要终点指标时，需在试验设计阶段就细致考虑如下几个关键因素：①全局评价指标与研究的主要目的之间的临床相关性需要被明确界定，以确保其能有效反映临床试验的核心关注点；②必须评估该指标的信度和效度，以保证其作为测量工具的可靠性和测量准确性；③明确等级评价的标准，并在设计阶段预设如何处理可能出现的单项数据缺失情况的估计方法。这样的全面考虑有助于确保全局评价指标能够有效、准确地反映治疗效果，并为最终分析提供坚实的基础。

四、替代指标

替代指标是在直接终点指标难以获取或短期内无法直接评估临床效益的情况下使用的观察指标。它们被用来间接表示临床效益，尤其是在需要较长时间才能观察到直接终点指标变化的研究中。在注册临床研究中，替代指标常选择能体现药物近期疗效的指标。例如在乳腺癌的临床试验中，用无进展生存期（progression-free survival，PFS）代替总生存期（overall survival，OS）；在预防心血管事件的临床研究中，以“血压降低值”或“血压达标率”替代“心血管事件”等。由于大部分替代终点的出现要早于直接终点，从而可以缩短试验周期，尤其适用于罕见病、进展缓慢的疾病、危及生命但又无药可治的疾病等。替代指标是用于预测临床获益的（或损害），其选择应该基于流行病学、治疗学、病理生理学或其他科学依据。

判断一个指标是否能作为临床获益的合适替代，首先需要评估该指标与临床获益之间的关联性和生物学的合理性。此外，重要的是考察该指标在流行病学研究中对临床结局的预测能力，以及临床试验中所显示的药物对该指标的作用是否与其对临床结局的影响程度相一致。理想的替代指标还应具备灵敏性、易于测量和解释的特点。虽然选择替代指标作为主要终点可以减少临床试验所需的时间，但它也带来了一定的风险，尤其是在使用“新”替代指标时。需要注意的是，药物在替代指标上的表现并不能总是直接反映其对研究参与者的长期临床获益。同样，药物在某一替代指标上的不佳表现也不必然意味着它在临床上无效。因此，在选择和使用替代指标时，需要进行综合和谨慎地考虑，确保其有效地反映了药物的真实临床效果。例如，在抗肿瘤药物早期临床试验中，“无进展生存时间”等指标被作为“总生存时间”的替代指标被广泛使用，但其与总生存时间的关联性在不同的肿瘤临床试验中程度不一，因此仍需强调Ⅲ期临床试验中，采用临床终点的重要性。

五、定性指标

在一些临床试验中，我们时常需要根据特定标准将定量指标转换为等级指标，或者将等级指标转化为定性指标。例如，将用药后的血压下降至“140/90mmHg”以下的情况，或将糖化血红蛋白降至 7% 以下的比例，作为达标率的衡量。进行此类转换时，所依据的标准应当在临床上具有明确的意义，同时也应得到相关医学领域的广泛认可。此外，这些标准应在临床试验的设计方案中被清晰地界定和详细说明。由于将定量指标转换为定性指标会损失部分信息导致检验效能的降低，在样本量估算时需加以考虑。如果事先已经定义主要指标为定量指标转化的定性指标时，则研究结论应主要依据该定性指标，而不是其所源于的定量指标。

第七节　数　据　集

一、数据集定义

为尽可能保证原随机分组，避免由于破坏随机分组造成选择偏倚的发生，主要分析应遵循意向性分析（intention-to-treat，ITT）原则。意向性分析是指在临床试验过程中，有些研究参与者未能按照原试验计划进行，但是在试验结果分析时，依旧将未能依从的研究参与者归类到原计划的分组中。在临床试验的实际操作中可能面临一定的执行挑战，为了更好地实施这一原则，提出了全分析集（full analysis set，FAS）的概念。全分析集旨在尽可能地接近于理想中遵循意向性治疗原则的参与者群体。这个数据集是从所有接受随机化的研究参与者中经过最少且合理剔除后得到的。在临床试验中，常用的分析数据集还包括符合方案集（per protocol set，PPS）和安全性数据集（safety set，SS）。其中，全分析集中反映了意向性治疗原则的实现情况，符合方案集聚焦于严格遵守研究方案的参与者，而安全性数据集则用于评估治疗的安全性。符合方案集（PPS）也称为“有效病例”，是按照符合方案原则，从全分析集的研究参与者中，剔除有重大方案违背、使用违禁用药、依从性差及主要指标数据不完备的研究参与者后得到的。

临床试验确定统计分析集，通常采用两个原则，一是意向性原则，另一个则是符合方案原则，即申办者、研究者、研究参与者的一切行为符合方案。但实际情况中，完全符合方案的病例比较少，所以我们在构建符合方案集的过程中，一般来说，可以适度容忍一些轻微的违反试验方案的情况，并将这些病例包含在内。纳入符合方案集的研究参与者通常应满足以下几个关键标准：①需要达到试验方案中预定的最低药物暴露量。这意味着方案中应明确规定参与者的用药依从性要达到何种程度，以被认为是接受了有效的治疗；②对于试验中的主要终点指标，参与者应有完整可用的数据记录；③参与者在试验过程中没有严重违反试验方案。

安全性数据集通常包括所有接受过一次研究药物治疗的研究参与者。安全性分析集不使用上述的意向性原则和符合方案原则，只遵循“暴露”原则。根据研究具体目的，对数据集的定义需进行明确和详细地描述。在这一过程中，有两个核心原则需要被严格遵循：首先，应采取措施尽可能减少数据解读过程中的偏倚。这意味着在选择数据集和分析方法时，需要考虑到所有可能影响结果准确性的因素。其次，为了保护研究的有效性，应采取相应策略以防止Ⅰ类错误（即错误地拒绝了正确的零假设）的概率增加。

二、不同分析集的作用

在确证性临床试验中，一般需要对全分析集和符合方案集进行分析。这种做法能够清晰地揭示并讨论这两种数据集之间可能存在的任何差异。在某些情况下，分析研究参与者集的选择对研究结论的敏感性成为关键议题。当全分析集和符合方案集得出的结论基本一致时，这增强了试验结果的可信度。然而，需要注意的是，如果符合方案集中排除了大量研究参与者，这可能会对试验的整体准确性产生疑问。

值得一提的是，意向性分析 / 全分析集与符合方案集在优效性试验和等效性或非劣效性试验中的作用是不同的。在优效性试验中，通常建议使用意向性分析 / 全分析集作为主要的分析集，因为它包括了那些依从性较差的参与者，可能会低估疗效。这样的分析结果是较为保守的。而符合方案集则展示了药物在严格遵循试验方案下的效果，但可能相对于实际上市后的情况高估了疗效。在等效性或非劣效性试验中，使用意向性分析 / 全分析集得出的结果并不总是保守的。在这类试验的统计分析中，将符合方案集和意向性分析 / 全分析集作为分析人群是一种常见做法，两个数据集得出的结论通常应该是一致的。如果存在差异，应当对这些差异进行分析，并提出合理的解释。

第八节　数据分析中需考虑的问题

一、缺失值和离群值

缺失数据在临床试验中是一种常见且可能导致偏倚的问题。虽然尽可能地遵循试验方案和数据管理的规定是减少缺失数据的关键，但实际上，几乎所有试验都不可避免地会面临一定程度的数据缺失。然而，如果缺失数据的数量相对较少，并且在临床试验方案或统计分析计划中已预先定义了合理的处理方法，那么临床试验的结果仍然可以被视为可信的。在盲审期间，统计分析计划可能需要更新，以更精确地界定这些处理方法。

需要强调的是，目前并不存在一个普遍适用且被推荐的缺失数据处理方法。因此，当缺失数据比例较高时，对所采用的处理方法进行敏感性分析尤为重要，以评估这些处理方法对最终结果的影响。

同样地，对于离群值的影响也应采取类似的探索性方法。由于离群值的统计定义在一定程度上是主观的，因此在分析中对它们进行合理处理是评估试验结果完整性的一个重要环节。只有从医学上和统计上都认为是合理的，把某一特定值明确地确定为异常值最具说服力，而且医学方面通常会定义适当的操作程序。在临床试验中制定的离群值处理程序应确保公正性，不偏向任何一个治疗组。此外，在盲审阶段，这些处理程序可以根据需要进行有效地更新和完善。如果试验方案中没有预先规定对离群值的具体处理方法，那么在进行实际数据分析的同时，至少应进行一次旨在排除或减轻离群值影响的分析。随后，需要对比这两种分析方法得出的结果，讨论它们之间的差异。这种方法有助于识别离群值对试验结果的潜在影响，确保试验分析的全面性和结果的可信度。特别是在离群值可能对研究结论产生显著影响的情况下，这种对比分析显得尤为重要。

二、数据转换

在进行临床试验数据分析之前，决定是否对关键变量进行变换是一个重要步骤。这一决策最好是基于以往类似的临床试验数据，并在试验设计阶段就明确确定。同时，应在试验方案中详细说明所采用的数据转换方法，例如平方根转换或对数转换等。变换的目的在于确保数据能够符合统计分析方法所依赖的假设。选择数据转换的原则应基于通用且公认的实践。

在许多特定的临床领域，已经形成了对特定指标进行常用转换的标准做法。在决定对一个变量是否进行转换，以及选择何种转换方法时，应考虑到哪种方式能够更便于临床解释和理解。

三、参数估计、置信区间及假设检验

为满足临床试验主要目的，应事先详细说明待检验的假设和 / 或待估计的处理效应。用于完成这些任务的统计方法应当针对主要指标（以及优选的次要指标）进行描述，并明确指出所采用的统计模型。在可能的情况下，对处理效果的估计应包含置信区间，并应明确其计算方式。同时，还需说明是否使用基线数据来增强精度，或者利用潜在的基线差异来调整估计值，如通过协方差分析进行校正。

在选择统计检验的类型时，重要的是明确阐述将采用单侧检验还是双侧检验。如果决定使用单侧检验，必须事先提供充分的合理性说明。另外，如果认为常规的假设检验不适用于某个特定情境，那么应提出一个可行的替代统计结论推导过程。

值得注意的是，关于单侧或双侧推断方法的选择存在一定的争议。因此，在决定使用哪种推断方法时，应充分考虑这些观点，并根据试验的具体情况和目标做出合适的选择。这样的方法选择对于确保统计分析的准确性和研究结论的有效性至关重要。在监管背景下，更可取的方法是将单侧检验的 I 类错误设置为双侧检验中使用的传统 I 类错误的一半，这样就保持了与双侧置信区间的一致性。双侧置信区间通常适合于估计两种处理间差异的可能大小。

所选择的统计模型应当反映人们对待分析指标以及试验的统计设计在医学和统计方面的目前认识状态。应充分说明在分析中待拟合的所有效应。例如在方差模型分析中，应解释根据初步结果对这些效应进行修改的方式。在选择适用于临床试验的统计方法时，例如参数性或非参数性方法，关键在于考虑主要终点指标和次要终点指标的统计分布特性。分析的结果应详细包含对治疗效应量的统计估计及相应的置信区间。同时，应明确区分针对主要指标的主要分析和对主要或次要指标的支持性分析。

在试验方案的统计章节或统计分析计划中，除了对主要和次要指标的分析外，还应阐明数据的汇总和报告方式的大纲。

对于已知的药理学参数、单个研究参与者的方案依从程度或其他生物学基础数据，整合这些信息的建模方法可以洞察实际或潜在有效性的价值，特别是对于处理效应的估计。应始终清晰地确定这些模型所依据的假设，并仔细描述任何结论的局限性。

四、显著性及置信水准的调整

当存在多重性时，在临床试验数据分析过程中，可能需要对 I 类错误进行调整。多重性问题常常出现在临床试验中，特别是当涉及多个主要终点指标、多重处理比较、随时间的重复评价或进行期中分析时。为了应对这种情况，若条件允许，避免或至少减少多重性的策略通常是更为合理的选择。

例如，当面临多个潜在的终点指标时，可以优先考虑确定一个关键的主要终点指标。在进行多重处理比较时，选择一个主要的处理比较作为焦点。对于重复测量的数据，可以采用整合性的度量方式，如计算整个观察期内的"曲线下面积"。在确证性分析中，除采取此类步骤，对多重性的其余任何解决办法也应当事先确定。应始终考虑多重性的调整，应在分析计划中交代任何调整程序的细节，或者解释不必调整的理由。多重比较方法大体可以分为以下三类：①基于 P 值的方法或非参数方法，如 Bonferroni 方法、Holm 方法、Shaffer 方法、Simes 全局检验、固定顺序的检验方法、Hommel 检验等；②参数方法，如 Dunnett 及其逐步法；③基于再抽样的方法，如 Bootstrap 再抽样法、Permutation 检验等。各种方法有其自身适用条件及情形，需根据数据分布假设选择合适的校正方法。

五、亚组分析、交互作用和协变量

在临床试验中，除了处理效应本身，主要指标往往也与其他影响因素，如年龄、性别等协变量，或多中心试验的中心间差异等存在系统性关联。在某些情况下，对这些协变量的影响进行调整，或对亚组效应进行分析，成为分析计划的重要组成部分。因此，这应在临床试验方案中被明确指出。在临床试验设计阶段，应仔细考虑这些协变量及其他可能对主要指标产生重要影响的因素，并在分析中考虑如何处理它们，以提高分析的精确度和补偿不同处理组间的潜在不平衡。

如果临床试验采用了基于一个或多个因素的分层设计，那么在分析中应当考虑这些分层因素。在不确定调整的潜在价值时，建议主要关注未经调整的分析，而将调整后的分析作为支持性分析。同时，应特别关注中心效应和主要指标的基线值。通常不推荐在主要分析中对随机化后测量的协变量进行调整，因为这些协变量可能会受到处理的影响。

处理效应本身也可能因亚组或协变量的不同而有所变化。例如，处理效应可能随年龄的增加而减少，或在特定诊断类别的研究参与者中表现得更为显著。在预期存在交互作用或对其特别感兴趣的情况下，亚组分析或包含交互项的统计模型可以成为计划的确证性分析的一部分。然而，在大多数情况下，亚组分析和交互作用分析应被视为探索性的，即用于探索所有处理效应的一致性。通常应首先在所讨论的统计模型中添加交互项进行分析，然后再对相关亚组内或由协变量定义的层进行额外的探索性分析。对于这些探索性分析，应谨慎解释其结果，避免仅基于探索性亚组分析得出治疗有效性或安全性的结论。

第九节　统计分析计划和报告

统计分析计划（statistical analysis plan，SAP）是对一个临床试验中统计学方面的思考和预定的数据分析方法的全面且精细地阐述。这一计划通常以独立文档的形式存在，作为整体试验方案的补充附件。SAP 详尽地覆盖了试验涉及的所有统计学方面的内容，体现出高度的技术性和实操性。内容包括试验的设计类型、比较类型、随机化和盲法的实施、主要和次要终点指标的定义和测量方法、检验假设和相关参数、数据集的定义、疗效与安全性评价标准，以及详细的统计分析方案等。

此外，临床试验的方案中通常也包含 SAP 或统计学考虑部分，作为其核心内容之一。SAP 的初稿应在试验方案和病例报告表确定之后形成。在临床试验进行过程中、数据盲审时，SAP 可以根据需要进行修改、补充和完善。不同时间点的 SAP 版本应有明确的标注和日期，最终的正式文档应在数据锁定和揭盲前完成并签署。

为了有效控制分析中的偏倚，确保临床试验结论的科学性，应在临床试验设计阶段就规划最终的统计分析策略。数据锁定前，统计分析计划应已确定，并在数据锁定后根据该计划进行统计分析。这一过程的严谨性对保证临床试验结果的可靠性和有效性至关重要。

一、统计分析计划内容

1. 临床试验概述 主要应包括研究目的，及该临床试验的主要目的及次要目的。

2. 临床研究设计 包括研究设计类型、对照类型、比较类型、随机化方法及实施措施、盲法及设盲措施、样本量及其估计方法。

3. 疗效指标 对主要疗效指标及次要疗效指标进行详尽且明确地描述。这包括它们的具体定义、观察和测量的方法、观察的具体时点，以及指标的具体属性。如果这些指标是通过计算得出的，那么相应的计算公式应被清晰地列出。此外，对于主要疗效指标的数据，如果出现缺失情况，应提前明确并解释所采用的数据填补方法。

4. 数据集定义 明确全分析集（意向性分析）、符合方案集、安全性数据集的概念。

二、统计分析方法

1. 统计分析软件 临床试验的统计分析应采用公认的、可靠的统计软件。统计分析计划中应明确指出将要使用的软件名称及其版本，以保证分析的一致性和可重复性。

2. 描述性统计分析 通常用于分析病例筛选情况、人口学特征、参与者分布、基线特征、依从性和安全性数据。这包括对主要和次要指标的描述性统计分析。

3. 参数估计、置信区间和假设检验 这些统计方法是对临床试验中的主要和次要指标进行评估和估计的关键工具。在进行假设检验时，应清楚地说明是采用单侧检验还是双侧检验，并在选择单侧检验的情况下提供充分的理由。通常，单侧检验的第一类错误（Ⅰ类错误）的概率设置为双侧检验的一半。在分析主要指标的效应时，还需指明是采用固定效应模型还是随机效应模型。选择统计分析的方法时，应考虑指标的特性及数据分布情况。不论是采用参数方法还是非参数方法，都应尽可能提供处理效应的大小、置信区间和假设检验的结果。

对于主要和次要指标以外的其他指标，以及安全性数据的分析方法，也应在统计分析计划中进行简要说明。在确证性临床试验中，只有在试验方案或统计分析计划中预先规定的统计分析结果，才能作为确证性证据的依据。其他未预先规定的分析则应被视为探索性的，并且应当谨慎对待其结果。

4. 基线与协变量分析 在评估药物的有效性时，除了药物本身的效应，还常常存在其他因素的影响，比如研究参与者的基线状况和不同治疗中心间的差异。这些因素可以在统计分析中作为协变量来处理。在试验开始之前，应当细致考虑那些可能显著影响主要指标的协变量，并决定适合的处理方法（例如采用协方差分析）来抵消处理组间因协变量不平衡可能产生的影响。

在进行确证性分析时，应在试验方案中预先明确哪些协变量将在统计模型中进行调整，以及进行调整的具体理由。如果试验采用了分层随机化设计，那么分层因素应被作为协变量纳入并进行相应的校正。对于事先未规定进行校正的协变量，通常建议不进行后续校正。另外，可以考虑采用敏感性分析方法，将校正后的结果作为一个参考点，但这不应替代预先设定的分析模型。

5. 中心效应 在多中心临床试验中，由于研究参与者的基线特征和各治疗中心的临床实践可能存在差异，这可能导致中心间的治疗效应出现不同，我们将这种差异称为中心效应。根据中心效应的表现，常见的情形分为三类：

（1）无中心效应：在这种情况下，所有参与中心的试验组和对照组的效应是一致的，即在所有中心，治疗效应是均质的。

（2）有中心效应但无交互作用：尽管各中心之间存在一定的效应差异，但这种差异并不依赖于治疗组别。也就是说，各中心试验组与对照组之间的效应差异是一致的。

（3）有中心效应且存在交互作用：在这种情况下，中心效应不仅存在，且与治疗组之间有交互作用，表现为不同中心间试验组与对照组的效应差异是不同的。

在进行多中心临床试验的统计分析时，理解和识别这些中心效应的类型对于正确解读试验结果至关重要。这有助于评估试验结果的一致性和可推广性，同时也指导着后续的临床决策和实践。中心与处理组间的交互作用，又分为定量的交互作用(各中心试验组与对照组效应之差方向一致)和定性的交互作用(至少一个中心的处理组与对照组的效应之差与其他中心方向不一致)。

6. 多重性问题 多重性问题指的是在临床试验中由于涉及多个主要指标、不同的比较组、多个评价时间点、期中分析、亚组分析以及多个分析集等因素，而进行的多次假设检验可能导致第一类错误(Ⅰ类错误)概率的增加。特别是当试验包含了重要的次要指标结果作为关键性证据，或者主要指标和重要次要指标共存时，这些情况下的假设检验也需要考虑多重性问题。

对于以复合指标作为主要指标的试验，若基于复合指标中的某一部分或几部分成分来验证疗效，这些成分应事先定义并纳入考虑多重性的确证性分析策略中。控制假阳性率(即Ⅰ类错误率)在预先设定的水平内是一个至关重要的原则，对确保确证性临床试验结果的科学性和准确性具有重大意义。

在试验方案或统计分析计划中，应预先阐明如何处理多重性问题，包括控制Ⅰ类错误概率的原因和方法。需要注意的是，在控制Ⅰ类错误的过程中可能会增加第二类错误(Ⅱ类错误)的风险，这在估计样本量时应被适当考虑。

7. 安全性与耐受性分析 安全性主要关注药物对研究研究参与者的风险，在临床试验中，安全性的评估通常涵盖了实验室检查结果(如生化和血液学指标)、生命体征、临床不良事件(包括疾病、体征和症状)以及其他专门的安全性检测(例如心电图、眼科检查)。耐受性则关注研究参与者对显著不良反应的承受能力。在大多数临床试验中，对于安全性和耐受性的分析通常采用描述性统计方法，并在需要时配合置信区间进行详细说明。图表也常被用来直观展示治疗组之间及个别研究参与者之间不良事件的发生模式，包括其时间、地点、人群和性别分布等特征。不良事件的发生率通常以出现不良事件的病例数占总暴露病例数的比例来计算。在各个阶段的临床研究过程中，应考虑对安全性评价指标定义的一致性，应考虑采用统一的不良事件编码词典。

用于安全性和耐受性分析的数据集通常包含所有至少接受过一次治疗并进行了安全性评估的研究参与者。在制定统计分析策略时，可以采用多种方法，这应在试验的方案和统计分析计划中明确，并结合临床专家的判断进行分类。

(1)对于重要性相对较低且与治疗方法关联性不强的安全性指标，通常采用描述性统计方法来进行分析。这种方法适用于评估普遍性或轻微的安全性问题。

(2)对于重要性中等且与治疗方法有一定关联性的安全性指标，建议在描述性统计分析的基础上加入置信区间分析。这有助于提供关于这些指标变化的更多定量信息。

(3)对于重要性高且与治疗方法紧密相关的安全性指标，应提供相应的统计检验 P 值。这类分析对于识别治疗相关的严重不良事件尤为重要。

三、统计分析图表模板

统计分析的结果通常通过表格和图形进行呈现。这些表格应采用清晰、简洁的格式，并以精炼的文字描述所有相关的信息。在统计分析计划中，对于结果呈现的相关表格，应预先设计其内容、格式和布局。此外，利用统计分析图表模板可以帮助明确统计分析报告中结果的结构和形式。

在统计分析计划中，所有分析的考虑事项都应清楚地标明，包括所用的数据集、分析的指标(包括单位)、访视时间、处理组别和分析方法等。为了方便阅读、更新和管理，统计分析计划应明确标注版本号、创建日期、页码和引用的参考文献。

设计统计表格时，应确保其结构清晰、层次分明、内容简洁明了，并保持格式一致性，以便于读者阅读和理解。过长或过于复杂的表格应避免，必要时可以将内容分散到多个表格中。表格中的信息应根据指标的重要性进行排序，将最关键的信息放在前面。

四、统计分析报告

（一）概述

统计分析报告是临床试验中不可或缺的一部分，它为临床试验的统计设计、分析过程及结果提供全面总结。报告应详细描述临床试验的概况，包括临床试验设计的类型、试验目的、主要和次要指标等。此外，报告还应包括所采用的统计分析方法的详细说明，如数据处理方式、假设检验的类型、模型选择等，并展示分析结果和得出的结论。结果的展示通常通过表格和图形来进行，以增强信息的清晰性和可理解性。

（二）统计图表

1. 参与者分布 报告应详细记录包括筛查、排除和随机化参与者的数量，以及每个阶段的具体原因。使用流程图可以直观地展示这一过程，便于理解试验的整体架构。

2. 脱落 / 剔除情况 详细列出试验过程中脱落或被剔除的参与者，包括脱落 / 剔除的具体原因、时间点和持续时间，这有助于评估试验的质量和数据的完整性。

3. 数据集分布 清晰定义每位参与者所属的数据集，如全分析集、符合方案集等，并说明未纳入各分析集的原因。

4. 依从性分析 对于试验依从性较差的参与者，详细描述其依从性差的原因，以及这些参与者是否被纳入最终的分析数据集。

5. 基线可比性 对人口学资料、既往病史、基线指标等进行统计描述，评估不同治疗组间的可比性。这有助于确定治疗效果的可靠性。

6. 疗效分析 针对主要和次要指标，进行统计描述和推断分析。应包括指标的基线情况、治疗后的变化、组间差异的统计量、置信区间和 P 值等。对主要指标，采用预定的统计模型进行综合分析，考虑基线协变量、中心效应等因素的影响。

7. 安全性分析 安全性评价的数据来源广泛，如不良事件、实验室检查结果等。对于每个不良事件，应详细记录其发生频率、严重程度、与治疗的关系等。同时，进行组间比较，以评估药物的安全性。

在撰写报告时，应注意清晰的逻辑结构、准确的统计术语和易于理解的表述方式。报告的每个部分都应有条理、清晰，确保信息的完整性和准确性。报告的设计应考虑易于阅读和理解，避免过于复杂或冗长的表格和图形。此外，统计报告应包含版本信息、编制日期、页码和参考文献，以便于文档的管理和追溯。通过这种细致且周全的方法，可以确保统计分析报告在传达关键信息的同时，也保持了其专业性和可靠性。

（秦笛源、冯　萍）

第十九章 药物代谢动力学与临床试验

第一节　药物代谢动力学概念和发展历程

一、药物代谢动力学概念

药物代谢动力学(pharmacokinetics)亦称药动学,系应用动力学(kinetics)原理与数学模型定量地描述药物在吸收(absorption)、分布(distribution)、代谢(metabolism)和排泄(excretion)过程的共同作用下,药物在机体内的暴露水平随时间动态变化规律的一门科学。药动学与临床药学(clinical pharmacy)相结合,产生了临床药动学,旨在研究临床给药后药物在人体各种体液、组织和排泄物中原形药物及其代谢产物的暴露水平随时间变化的过程,并通过数学模型对上述变化进行定量分析,为给药途径、用药剂型、用法、用量、给药间隔的设定提供依据,从而制定安全、有效的药物治疗方案。

二、药物代谢动力学发展史

药动学的发展历史最早可追溯到20世纪初期。1913年,Michaelis和Menten提出了Michaelis-Menten方程用于描述酶动力学,这一方程解释了乙醇、水杨酸、苯妥英钠等药物的消除动力学。瑞典Widmark在1919年利用数学公式对药物的动态规律进行了科学分析,并于1924年与Tandbery共同提出了单室开放模型方程。瑞典科学家Torsten Teorell于1937年提出了循环系统、药物处置、液体体积、肾脏消除和组织失活的五房室模型,其在国际药效学杂志*International Archives of pharmacodynamics*上发表的两篇文章后来被认为是药动学学科发展的起点。1949年,美国科学家Gaudino提出了两室开放模型方程。在20世纪60年代,由于电子计算机的重大发展和分析化学重大突破以及许多科学家的远见卓识,使得药动学有很大发展。1969年首次有文献将概率论和数理统计学中统计矩方法运用到药动学研究,后续发展为药动学研究的非房室模型分析方法或统计矩方法。进入70年代后,药动学研究在理论、实验方法和实践应用中都有了飞速发展。1972年,由国际卫生科学研究中心(International Center for Advanced Study in Health Sciences)的J. E. Fogar发起,在美国马里兰州波兹大国立卫生科学研究所召开了药理学与药物动力学国际会议,在这次具有历史性意义的会议上,药动学首次被正式确认为一门独立学科。近年来,人们致力于发展一类生理学上逼真的药物动力学模型,这种模型利用人或其他动物已知的解剖学与生理学情报以及掺入生理、解剖及生化测定数据,能更清晰地表征药物在体内的分布状况,因此该模型在某些方面优于经典的房室模型。总之,在过去数年中,国内外在药动学领域开展了大量研究工作,取得了很多的成果。这些研究成果在指导新药设计、优选给药方案、改进药物剂型、提供高效、速效、长效、低毒、低副作用的药剂等方面发挥了重要作用。此外,药物动力学的原理与方法也已经渗透到药学领域的多个学科中,包括药理学、毒理学、药剂学等,推动着这些学科的蓬勃发展。

第二节　临床药物代谢动力学的主要内容

一、药物的体内处置过程

药物动力学主要研究药物在体内处置过程中动态变化的规律，包括药物的体内吸收、分布、代谢和排泄过程，即通常所说的ADME过程。

（一）吸收

吸收是指药物从给药部位进入全身循环的过程。生物利用度是药物经吸收后进入体循环的程度和速度，是一个衡量药物可利用性的重要指标，取决于药物的性质和给药方式。口服药物是最常见的给药方式，药物通过各种跨膜转运机制经胃肠道黏膜上皮细胞进入血液循环，其主要吸收部位是小肠。口服药物的吸收受到诸多因素的影响，包括药物的理化性质、剂型（如片剂或溶液）、是否形成复合物、胃肠排空的快慢、给药部位和胃肠血流量大小，以及首过效应（first pass effect）等。

首过效应是指某些口服药物透过胃肠道黏膜后，由肝门静脉输送至肝脏，在进入全身循环前在肠道、肝脏中发生代谢转化，使体内药物量减少的现象。通常，首过效应引起的原形药物浓度减少会显著影响药物的生物利用度，从而降低药物的治疗效果。静脉和动脉注射是药物直接进入全身循环的给药方式，能够迅速起效，因此通常认为其生物利用度为100%。肌内注射具有吸收过程，药物经结缔组织进行扩散，由毛细血管进入血液循环，因而起效比动脉或静脉注射稍慢。经皮下注射的药物也有吸收过程，由于皮下血管较少，且血流速度比肌肉组织慢，因此皮下注射的吸收较肌肉注射更加缓慢，可以维持稳定的药效。此外，肺部给药、经皮给药、鼻腔给药、直肠给药等肠外给药方式，尽管都涉及一定的吸收过程，但由于是对药物作用的特定部位进行给药，控制了药物的吸收途径，从而减少了首过效应对治疗的潜在影响。

（二）分布

药物的分布是指药物从血液循环转运至组织和器官的过程，这取决于药物的理化特性以及机体的生理、病理状况，如药物的分子大小、脂溶性、膜扩散速率、组织和器官的血流速率、血浆蛋白结合率等。药物在体内的分布，关系到药效的起效快慢、持续长短，以及药物蓄积和毒副作用的产生。分布的目标是使靶器官、靶组织、靶细胞或受体等靶点能够达到药物的有效浓度。表观分布容积（apparent volume of distribution，Vd）反映了当达到平衡状态后，药物在体内分布的程度，表示为体内药量与血药浓度的比值（$V=D/C$，其中D表示体内的总药量，C表示血药浓度），其单位通常是L或L/kg。表观分布容积描述了一个理论上的区室（由细胞内液、细胞间液和血浆组成）溶解体内全部药物所需的总体积，它代表了药物在体内的扩散情况，而不是实际上药物分布到了哪些组织。一般来说，如果表观分布容积较小，说明药物主要分布在血液中；如果表观分布容积较大，说明药物在组织中的分布较广泛。对表观分布容积的了解是医生制定给药方案需要考虑的一个重要因素。例如，患有严重感染的患者可能需要万古霉素负荷剂量以迅速达到所需的治疗浓度。负荷剂量与表观分布体积直接相关，可以通过万古霉素的表观分布体积乘以所需血浆浓度，再结合生物利用度来进行计算。许多药物在体内会与血浆蛋白发生可逆性的结合，而结合型药物很难穿过细胞膜向靶组织转运，只有游离型药物才能透过细胞膜和血管壁，分布到目标部位发挥药理作用。因此，游离型的药物浓度与药物的体内处置过程以及药理作用和毒性密切相关，具有重要的临床意义。

（三）代谢

药物代谢是指药物在体液环境下，通过各种酶的催化反应发生化学结构上的变化，形成代谢产物的转化和清除过程。并非所有进入体内的药物都一定经过代谢过程，一些药物以原形排出体外，或仅一部分经过代谢。通过代谢，一些药物会由药理活性物质转变为低活性或非活性的代谢产物。同时，一些无活性或活性较低的药物在代谢过程中会产生具有活性或活性更高的代谢产物，从而发挥更强的药理作用。此外，药物的代谢过程还可能生成具有毒性的代谢产物，从而引发不良反应。因此，药物的代谢与药效作用和治疗安全性是紧密相关的。药物代谢分为两个主要类型：Ⅰ相代谢和Ⅱ相代谢。Ⅰ相代谢包括药物氧化、还原和水解等反应，通常导致药物化学结构的官能团发生改变。Ⅱ相代谢是原形药物或Ⅰ相代谢生成的代谢产物与体内的葡萄糖醛酸、甘氨酸等内源性物质发生的结合反应。这个过程产生更易于通过尿液或胆汁排泄的水溶性代谢产物，以便排出体外。

药物的代谢酶主要存在于肝脏和肠道中，细胞色素 P450 酶（cytochrome P450 enzymes，CYP）是Ⅰ相代谢中最重要的酶系统，其中 CYP1、CYP2 和 CYP3 家族的亚型负责约 80% 临床药物的代谢，而 CYP3A4 则参与了 50% 以上的药物代谢过程。Ⅱ相代谢酶主要包括谷胱甘肽 -S- 转移酶、葡萄糖醛酸转移酶、N- 乙酰化转移酶、甲基化转移酶等，这些酶催化产生的代谢产物通常没有活性，且具有较大极性和水溶性，便于从体内排出，是药物“解毒”的重要步骤。

影响药物代谢的因素主要有生理因素、病理因素、药物 - 药物相互作用等。生理因素包括种族、年龄、性别、妊娠等因素，它们造成了代谢酶在基因表型、表达水平或活性等方面的差异。一些病理变化，如肝脏病变、癌症、感染或炎症反应，可能导致肝血流量、血浆蛋白结合率以及代谢酶的表达和活性发生异常。在联合用药时，某些药物作为酶诱导剂或酶抑制剂会对其他作为酶底物的药物的代谢产生影响。如苯巴比妥作为 CYP3A4 酶的强诱导剂，当与华法林、口服避孕药、地塞米松等药物合用时，会促进它们的代谢，降低体内浓度，可能会导致这些药物的疗效降低。反之，当药物与酶抑制剂（如异烟肼、香豆素等）合用时，由于酶的活性降低，导致药物代谢减慢，从而使其体内浓度升高，并且作用时间延长，产生药物中毒的风险。因此，在制定药物治疗方案时，特别是在需要联合用药的情况下，应全面了解药物的代谢机制，并根据患者个体化差异，合理调整用药方案，确保药物能够发挥最佳的治疗效果，同时最大限度地减少不良反应的发生。

（四）排泄

排泄是指药物或其代谢产物从体内排出的过程。肾排泄和胆汁排泄是药物的主要排泄途径，而某些药物也会通过肺、乳腺、皮肤或肠道排出体外。经肾脏随尿液排出体外的药物，最终的排泄量由肾小球滤过、肾小管分泌以及肾小管重吸收三个过程决定。肾清除率（renal clearancerate）是药物经由肾脏从体内清除的速率，即单位时间内，肾脏完全清除含某种物质的血浆的理论体积，单位通常是 ml/min。水溶性、小分子量的药物更容易被肾脏排泄。胆汁排泄是非肾排泄的主要的途径。在经过肝脏代谢后，药物或其代谢产物经肝细胞间隙的毛细胆管进入胆囊，最后随胆汁排泄进入十二指肠。胆汁排泄往往是主动分泌的过程，依赖于肝细胞的血管侧膜和胆管侧膜上的多种转运蛋白（如 P- 糖蛋白）。某些药物或结合型代谢产物随胆汁进入肠道后，可能会被重新吸收，并经过门静脉返回肝脏，这一现象称为肝肠循环（enterohepatic cycle）。具有肝肠循环的药物，可能会出现第二个血药浓度高峰，即双峰现象。因此，药物在体内的浓度下降减慢，药效作用维持时间延长，但同时也存在药物蓄积引发中毒的风险。

肾脏和肝胆的排泄能力存在相互代偿现象，如大鼠结扎肾动脉和肾静脉后，头孢唑林的胆汁排泄量增加了 4.5 倍；而对胆管进行结扎后，头孢唑林的肾排泄从 16% 增加到 50%。因此，利用肾脏排泄和肝胆排泄的代偿现象，能够在一定程度上指导肾功能或肝功能不全的患者的临床用药。

药物的排泄受到多种因素的综合影响，包括肾血流量、尿量、尿液的酸碱性、药物转运体、蛋白结合率等生理因素。此外，药物剂型、理化性质以及药物相互作用也与排泄密切相关。同时，肾脏和肝胆相关疾病也会导致机体药物清除能力的改变。

二、药物暴露水平的测定方法

药物的药代动力学特征需要根据给药后不同时间的药物浓度来进行分析计算。临床上用于药物浓度测定的生物基质主要包括血浆、全血、尿液等样本。实现药物浓度测定的真实可靠，需要严格控制和管理生物样本从采集到检测的全过程。

（一）生物样本的管理

生物样本的类型与编码：人类生物样本指的是从人体获得或衍生的任何物质，包括但不限于血液、尿液、皮肤、骨髓、肌肉、分泌物或内脏器官等。人类生物样本，根据生命科学研究领域的水平和发展状况，可按照样本类型和器官来源进行分类。

1. 按样本类型编码 人类生物样本代码也可根据生物样本的样本类型和器官来源进行编码。人类生物样本按样本类型分类的代码由一位大写英文字母和四位阿拉伯数字组成：第一位大写英文字母为一级代码，第二、三位数字为二级代码，第四，五位数字为三级代码。若获取样本为未经过进一步处理的样本，则在该级代码之后加两个或四个“0”，直至组成 5 位代码。例如，全血样本的代码为：C1000；基因组 DNA 的代码为：A1021。按照样本类型编码结构图如图 19-1 所示。

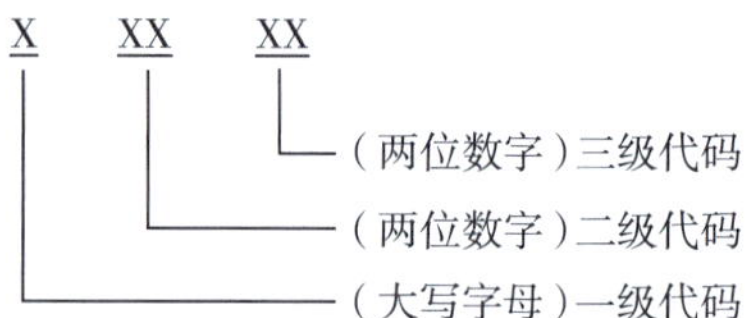

图 19-1　人类生物样本按样本类型编码结构图

2. 按器官来源编码 人类生物样本按器官来源分类的代码由一位小写英文字母和四位阿拉伯数字组成：第一位小写英文字母为一级代码，第二、三位数字为二级代码，第四，五位数字为三级代码。若获取样本无法在某级向下细分，则在该级代码之后加两个或四个“0”，直至组成 5 位代码。例如，运动系统 - 骨骼的代码为：a0000；面肌的代码为：c0101。按照器官来源编码结构图如图 19-2 所示。

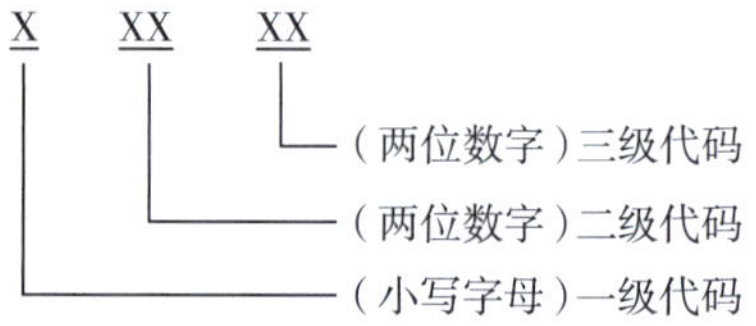

图 19-2　人类生物样本按器官来源编码结构图

（二）生物样本的管理流程与质量控制

生物样本分析是临床试验中非常重要的环节，药物代谢动力学以及安全性评价等各种临床数据或指标的准确性和可靠性直接依赖于生物样本的质量。因此，生物样本及其相关信息资源应进行规范化、标准化收集处理、保藏管理、运输分发等。临床试验中心的生物样本管理涵盖样本采集前准备、样本采集、样本处理、样本储存、样本转运等过程，应对生物样本进行全流程的质量控制。

1. 生物样本采集前准备 进行生物样本采集的人员应接受相应培训并取得授权。采集前应制定相应的 SOP，确定合理的时间窗，保证采集过程中各方面的规范化和合理化。在采集前准备好相关试剂耗材，并提前与研究参与者和样本采集人员确定时间、并嘱咐采集前相关注意事项。

2. 生物样本的采集　样本采集过程中，应严格按照SOP进行操作，相关记录表格需要及时填写，以保证样本采集时间的准确性及逻辑性。如有任何异常（体积不足、溶血、脂血、渗漏、条码异常等），应及时准确记录。

3. 生物样本预处理　采集后的样本根据成文的循证方法（如国际标准）或与生物样本提供者/接受者/客户协商一致的方法及时进行处理或保存。可考虑采用冰浴或其他方式以保证生物样本的稳定性。离心处理根据操作要求确定离心温度、速度、时间等参数无误，详细记录样本信息及预处理的时间、条件和异常情况（如时间超窗）。应定期核查离心机等相关设备的性能。

4. 生物样本的储存　生物样本经过预处理后，如不立即进行检测，应及时将样品存储在适当的温度和湿度条件下以防止降解。样本储存应遵守《生物样本库质量和能力通用要求》（GB/T 37864—2019）中7.7的要求。其中，冰箱是否受控、是否定期核查、是否合理分区等因素是需要特别关注的风险。禁止使用具有自动除霜功能的超低温冰箱，自动除霜会使样本反复冻融，从而破坏样本造成无法使用的严重情况。详细记录样本储存情况，包括存储时间、温度、冰箱编号、操作人员等，任何时候应确保每份生物样本和每次储存可被追溯。

5. 生物样本的运输　生物样本如需运输，应在运输前核对样本数量、编号、运输温度等条件，全程冷链控制。在接收生物样本时，应对样本的数量、编号、状态、运输温度等进行验收和详细记录。

（三）生物样本的测定

随着分析技术的发展，可用于生物样本药物浓度检测的方法主要有光谱法、色谱法、免疫法等。其中，光谱法如紫外-可见分光光度法、荧光法等方法具有经济、简便的特点，但由于灵敏度和特异性相对较低，通常仅用于对检测要求不高的药物含量测定。因此，在药物临床试验中，常用的生物样本药物浓度检测方法主要包括色谱法和免疫法两大类别。

1. 色谱法　色谱法起源于20世纪初，俄国科学家Mikhail Tsvet首次提出了色谱法的概念，通过利用各种物质在流动相和固定相之间的分配行为差异，将混合物中的成分分离并进行测定。其中高效液相色谱分离（high performance liquid chromatography，HPLC）法是现代色谱技术中的一个重要分支，通过高压液相系统与色谱柱对样品成分进行有效分离，提升了检测灵敏度和特异度。同时，可根据分析物的理化特性选择相应的检测器（如示差折光检测器、紫外-可见分光光度检测器等），对液相系统分离后的生物样本中的微量分析物进行准确测定。在20世纪80年代，液相色谱-质谱联用技术得到了飞速的发展，其结合了液相色谱的分离技术与质谱强大的分辨性能，目前已经成为药物检测，尤其是小分子药物检测的"金标准"。相比HPLC法，质谱通过测定分子的质荷比进行分析物的精确定量，这种高选择性有助于减少生物样本中内源性和外源性干扰，提高检测的准确性。同时，质谱的灵敏度通常比传统的光学检测器更高，因此液相色谱-质谱联用法可以检测到更低浓度的药物，对于为药物临床试验提供更准确的药代动力学信息尤为重要。尽管液相色谱-质谱联用技术具有许多优势，但也要考虑到样本处理较为复杂，仪器和维护成本相对昂贵，以及对操作人员的专业技能要求较高的实际问题。

2. 免疫法　免疫法基于抗原-抗体相互作用原理，将被测物与特异性抗体结合，并通过标记实现对目标分析物的高特异性检测。常见的免疫法包括酶联免疫吸附测定（enzyme-linked immunosorbent assay，ELISA）、放射免疫测定（radioimmunoassay，RIA）和免疫荧光法等，多用于大分子药物的检测。免疫法的样品处理过程简单，可通过标准化的试剂盒来进行药物含量测定，对于操作人员的技术要求不高，因此可实现大批量的快速检测。但由于其原理特性，免疫法检测的特异性相对低于液相色谱-质谱联用法，在检测过程中，容易与生物样本中的内源性物质、药物代谢产物等结构相似物质产生交联反应，从而影响检测结果的准确性。

在药物临床试验中，应根据药物的特性、检测成本等综合考虑，选择合适的检测技术对生物样本进行药物浓度测定，确保临床药代动力学数据的可靠性。

三、药代动力学的评价方法

（一）房室模型

房室模型是拟合药物在机体内处置过程的数学模型。在房室模型中，机体被视为一个或一系列的隔室，并非与生理或解剖部位相对应。房室的划分主要是根据药物在不同组织或器官中的转运速率而确定的。其中，一室模型是最简单的房室模型，它将整个机体描述为动力学上均一的单元（图19-3）。这意味着药物进入体内后可迅速在各组织或器官中达到动态平衡，并按照一级动力学过程（即药物的消除速率与体内浓度成正比关系）从体内消除，因而血药浓度的变化能够反映组织中药物浓度的变化规律。

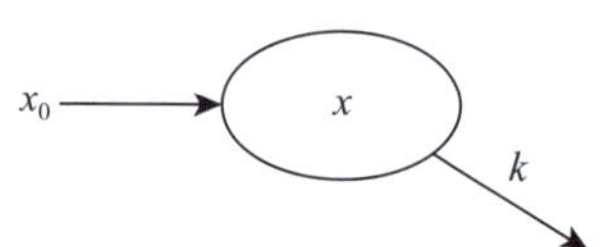

图 19-3　一室模型模型图

x. 体内药量；x_0. 给药剂量；k. 一级消除速率常数

二室模型是多室模型中最常见的模型，它假设机体由中央室（central compartment）和外周室（peripheral compartment）组成（图 19-4）。其中，中央室描述了膜通透性好、药物易于灌注的血流较为丰富的组织和器官，如心脏、肾脏、肝脏等。药物在中央室的分布较快，能够与血液迅速达到分布平衡。而外周室则由药物分布慢、血流灌注差的组织和器官构成，如肌肉、骨骼、皮下脂肪等，药物在外周室需要较长时间才能达到分布平衡。通过房室模型来简化药物在体内的处置过程，能够在一定程度上解释和预测药物在体内的动态变化，为给药方案的设计提供参考。

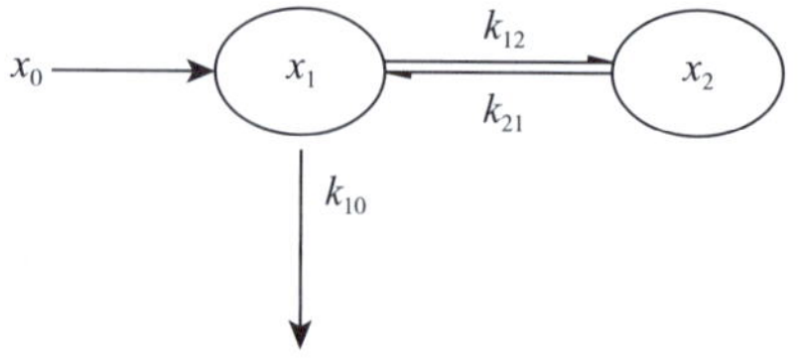

图 19-4　二室模型模型图

x_0. 给药剂量；x_1. 中央室药量；x_2. 外周室药量；k_{12}. 药物从中央室向外周室转运的一级速率常数；k_{21}. 药物从外周室向中央室转运的一级速率常数；k_{10}. 药物从中央室消除的一级速率常数。

（二）非房室模型

非房室模型（non-compartmental model）通过引入统计学中的统计矩（statistical moment）分析法来计算药代动力学参数，包括零阶矩、一阶矩和二阶矩。在药动学中，零阶矩为曲线下面积 AUC，和给药剂量成正比，是一个反映量的函数；一阶矩为平均驻留时间（mean residence time，MRT），又称为一阶原点矩，表示药物分子在体内的平均驻留时间，是一个反映速度的函数，但对于多剂量给药，因为有前面给药的残留，所以不能计算 MRT 值。同时，由于 AUC 和 MRT 的值都与消除速率常数 K 有关，因此如果药物的消除不符合线性药代动力学特征，也不能计算 AUC 和 MRT。二阶矩（variance mean residence time，VRT），又称为二阶中心矩，二阶矩由于误差较大，目前很少使用。

房室模型基于一系列假设，如药物在各个隔室之间的转移速率恒定等。这些假设可能不适用于某些特殊分布药物的动力学过程。而非房室模型可以更好地处理复杂的生物系统，使得药物动力学研究更接近实际情况，但是非房室模型的计算过程相对复杂。因此，房室模型和非房室模型各有优缺点。在实际应用中，应根据药物的特性、实验条件和研究目的选择合适的模型。对于某些特定情况，可能需要结合两种模型的方法进行综合分析，以获得更准确的预测结果。

第三节　特殊人群的药物代谢动力学

本节涉及伴随共病药代动力学的可变性，以及年龄、怀孕等的影响。通常情况下，在特殊人群中合理的药物剂量应该基于和正常人相比药代动力学行为的差异，以及研究参与者对治疗和毒性效应（即药效学）的敏感性差异。然而，在许多情况下，达到一定系统暴露水平（以血浆浓度 - 时间曲线下面积，或最大浓度为指标）以实现治疗相关性（即与正常人群在标准剂量下达到的相似水平），可以被视为确定在特殊人群中使用的剂量的合理依据。因此，有必要确定特殊人群中潜在的药物动力学变化，以指导处方策略。

一、疾病状态对药物代谢动力学的影响

易对药代动力学行为产生影响的疾病状态主要包括肝功能不全、肾功能不全、心功能不全、胃肠道功能障碍和肥胖。

（一）肝功能不全

肝脏是机体主要的代谢器官，药物的药代动力学在肝功能不全的情况下通常会发生改变，这种改变的程度根据受损的严重程度而异。肝功能不全的研究参与者首先根据 Child-Pugh 分级进行肝功能分级。此外，一旦研究参与者被选定并根据临床情况进行分级，应该通过使用代谢（固有）清除和肝血流的功能标准来表征肝功能。

（二）肾功能不全

肾功能不全主要改变经肾脏消除药物的药代动力学和药效学，以至于需要对某些药物的给药方案进行调整。肾功能不全引发的最直接的后果是肾脏排泄或药物代谢减少，但肾功能不全也可能与其他变化有关，涉及药物吸收、分布、代谢，以及蛋白结合率等变化。这些变化可能会对肾功能严重受损患者的治疗造成严重影响。因此，对于在肾脏功能受损患者中使用的大多数药物，应评估其在这类患者中的药代动力学特征，以提供合理的剂量建议。通常，不同程度的肾脏功能受损，即轻度、中度、重度和终末期肾脏病（end stage renal disease，ESRD）由肌酐清除率值表示，见表 19-1。

表 19-1　根据肌酐清除率对肾功能的分级

分级	肾功能	肌酐清除率 /($ml \cdot min^{-1}$)
1	正常肾功能	≥ 80
2	轻度肾功能损伤	51～80
3	中度肾功能损伤	31～50
4	重度肾功能损伤	≤ 30
5	ESRD	需要透析

（三）心功能不全

心功能不全通常与心输出量减少、交感神经活动增加后胃动力和血管收缩减少、中枢和全身静脉压降低以及钠和水交换改变有关。这些可能会潜在地影响药物的药代动力学。

（四）胃肠道功能障碍

胃肠道运动和灌注减少可能会减少和减缓药物吸收，交感介导的血管收缩改变了除脑和心脏外的大多数组织的灌注，这些组织受自我调节机制的保护。药物向组织的分布也因灌注不足而减慢，从而增加了初始血药浓度。这种血液浓度的增加尤其会影响大脑和心脏，因为它们从血管收缩的组织中重新分配了更多的血液流量。

（五）肥胖

超重和肥胖这两个术语指的是与给定身高、性别和年龄的研究参与者设定的标准相比，体重超标。与正常研究参与者相比，肥胖伴随着脂肪组织的过剩，已被发现与许多疾病的风险增加有关，并且影响药物的药代动力学行为。例如，肥胖患者的吸收过程可能会发生一些变化，其中一些预计会增加吸收（例如，由于心输出量增加而增加肠道灌注），另一些预计会降低生物利用度（例如，由于肝脏灌注增加而增加肝脏的首过提取）。肥胖研究参与者的组织灌注速度比正常研究参与者快，通常会导致化合物更快地分布到组织中。肥胖研究参与者的总体重、瘦体重和脂肪体重都较大，但由于瘦体重只占超重体重的 20%～40%（正常研究参与者的理想体重约占 80%），因此瘦体重相对于总体重的比例降低，脂肪（以占总体重的百分比表示）约增加一倍。因此，肥胖患者的分布体积通常比正常研究参与者大，但由于不同的组织组成，两种人群中每千克总体重表示的分布体积可能不同，因此以 mg/kg 为基础调整剂量可能不合适。

二、不同生理状态对药代动力学的影响

（一）儿童人群

儿童时期发生的许多生理变化可能对药物的药代动力学产生影响。因此，童年可以分为不同的年龄段，每个年龄段都应该被视为一个特殊的群体。将儿科人群按年龄分类在某种程度上是武断的。ICH E11 对儿童人群分类时采用了以下标准：

1. **早产儿** 出生时胎龄不满 37 周的新生儿。
2. **新生儿期** 出生至 28 天之前。
3. **婴儿期** 出生至 1 周岁前。
4. **幼儿期** 1 岁至 3 周岁之前。
5. **学龄前期** 3 周岁至 6～7 岁入小学前。
6. **学龄期** 小学开始（6～7 岁）至青春期前。
7. **青春期** 一般从 10～20 岁。

药物的吸收受到胃酸分泌、胆汁生成、胃排空时间、肠道运动、肠有效吸收表面、微生物菌群等因素影响，而这些因素都因年龄而异。当给 3 个月以下的婴儿服用肠内药物时，胃排空和肠道运动减少会增加达到治疗浓度所需的时间。幼儿肠道中存在的药物代谢酶是药物吸收减少的另一个原因。随着年龄的增长，药物的分布在儿童体内也发生改变。例如，低龄儿童由于体重中水的百分比更高，因此需要更高剂量的水溶性药物。

新生儿的酶代谢能力往往低于成人，在出生后的前 6 个月逐渐增加。一些药物（如苯妥英钠、巴

比妥酸盐、镇痛药和心脏强心苷类药物等）在新生儿中的血浆半衰期比成人长 2 至 3 倍，某些药物如（如巴比妥酸盐、苯妥英钠）在出生后 2 到 4 周可达到成人的代谢水平。此外，影响药物消除的主要因素，包括血浆蛋白结合、肾血流量、肾小球滤过率等都在出生至婴儿时期发生较大变化。因此，儿科患者用药应充分考虑不同生长阶段的生理和解剖差异，确保儿童人群的用药安全性。

（二）老年人群

衰老相关的人体器官和身体功能的下降是由多种生物机制变化引起的，包括氧化应激、脂质过氧化、端粒缩短、基因表达改变和细胞凋亡上调等导致线粒体和 DNA 损伤。这些变化也将改变许多药物的药代动力学特征。随着年龄的增长，胃肠道的生理变化（如肠道血流量和胃酸产生减少，肠道运动减少和胃排空延迟等）可能会影响口服药物的生物利用度。此外，通过皮下或肌肉注射途径给药的药物，从给药部位进入血液循环的吸收率可因组织血液灌注减少而降低。与年轻人相比，老年人的肝脏体积可能减少 30%，并且肝血流量也会逐年下降，对高提取率的药物清除率会产生显著影响。加之 CYP 和其他代谢酶活性的降低，肝脏首过效应对药物药代动力学的影响将随着年龄的增长而减弱。因此，经由肝脏代谢的药物，特别是治疗指数较窄的药物，应该注意避免在老年人群中的过量使用。

（三）孕妇人群

随着孕周的增长，孕妇人群的生理状况会发生一系列的变化，包括体重增长，身体含水量增加，血浆蛋白浓度降低，血容量、心输出量增加以及代谢酶活性改变等，可能会对药物的药代动力学特征产生影响。因此，了解药物在孕妇人群中药代动力学变化，密切监测孕期人群血药浓度并及时调整给药剂量，对于优化孕产妇和胎儿健康至关重要。

三、药物 - 药物相互作用

随着现代疾病谱的增加以及患者耐药性的升高，患者经常会同时使用多种药物，这些药物可能会产生 DDI，导致严重不良反应或改变治疗效果。药物相互作用按照发生机制可分为理化性质、代谢酶、转运体、靶点或疾病介导的相互作用，按照药物相互作用影响的指标可分为药代动力学相互作用和药效动力学相互作用。

DDI 是临床合理用药和上市后药物警戒中最重要的问题之一，因此要对 DDI 发生的可能性、严重性及其影响程度进行科学评估，并依据评估结果科学地制订患者临床试验的合并用药策略、入排标准和相应的剂量调整策略，以充分预防患者因合并用药而导致不必要的安全性风险，或预防潜在的疗效下降。

DDI 的主要研究内容包括但不限于：①在研药物是否可改变其他药物的药代动力学特征；②其他药物是否可改变在研药物的药代动力学特征；③评估药代动力学参数的变化程度；④评估在研药物 DDI 的临床意义；⑤临床严重 DDI 的防控策略等。

四、药物代谢动力学在给药方案设计中的应用

（一）给药方案设计的对象

1. 健康志愿者药物代谢动力学研究　药物临床试验的初期，为阐明新药制剂不同剂量水平的吸收、分布、代谢和排泄特征及进食状态对口服药物吸收过程的影响，以健康志愿者为受试对象进行的单次或多次给药的药动学研究和进食对口服药物药动学影响研究，是制定临床试验用药方案的依据。

2. 药物相关适应证的药物代谢动力学研究　结合药物对照性临床试验进行的研究，旨在初步明

确在相应疾病状态下的药动学特点。

3. 特殊人群药物代谢动力学研究 ①肝或肾功能损害患者的药动学研究，阐明患者在代谢或排泄功能障碍的病理条件下药动学的变化情况，为病理状态下用药方案的调整提供依据；②老年患者、孕妇或儿童患者的药动学研究，阐明老年患者、孕妇或儿童患者的药动学特征，为老年人群、孕妇或儿童患者的合理用药提供依据；③遗传因素对药物代谢动力学影响的研究，以阐明药物代谢的个体差异及种族差异为目的，以利临床实施个体化药物治疗及不同种族患者临床用药方案的调整。

4. 药物代谢动力学与药物效应动力学相关性的研究 该研究为探索药动学与药效学相关性的特征，确定有效血药浓度、中毒浓度范围。可以进一步提供安全有效的用药依据。

（二）给药方案设计策略

1. 制定给药方案 是指针对不同病情的患者，选择正确药物，同时确定最佳剂量和剂型、给药方式、给药时间与间隔、药物过量中毒的救治方法等的组合过程。进行科学的药物治疗方案设计可以使患者获得安全、有效、经济的药物治疗。药物治疗方案的制定应考虑以下几个方面：

（1）创造药物治疗条件，有些疾病在实施药物治疗前需采取一些非药物治疗措施（如手术治疗），从而提高药物治疗效果或减少药物治疗的不良反应。

（2）根据疾病确定治疗目标，选择合适的药物，以及合适的用药时机。

（3）根据患者的生理、病理状态，选择合适的剂型和给药方案。

（4）合并用药，应考虑药物相互作用。

（5）依据病情确定合适的疗程。

（6）药物与非药物疗法的结合，许多疾病的治疗都需要综合治疗，包括药物治疗、手术治疗、康复治疗、心理治疗等。

2. 根据药物代谢动力学参数设计给药方案 是最常用的给药方案设计方法，主要包括根据半衰期设计给药方案和根据平均稳态血药浓度设计给药方案。

（1）根据半衰期设计给药方案

1）半衰期小于 6 小时：为维持有效血药浓度，治疗指数低的药物一般采用静脉滴注给药，治疗指数高的药物可采用大剂量长间隔的方法，也可分次给药，但维持量随给药间隔时间的延长而增大，以保证血药浓度始终高于最低有效浓度。

2）半衰期在 6～24 小时之间：主要考虑治疗指数和用药的方便性。治疗指数高的药物可每个半衰期给药 1 次，而治疗指数低的药物，应加大给药频率并减少维持剂量。

3）半衰期大于 24 小时：一般每天给药 1 次，给药间隔应小于半衰期，如果需要立即达到稳态，可首剂加倍。

（2）根据平均稳态血药浓度设计治疗方案

通过调整给药剂量或给药间隔时间，达到所需平均稳态血药浓度。此方案通常是选平均稳态血药浓度和给药间隔时间而调整剂量。计算方式如下：

$$\overline{C_{ss}}=\frac{F\cdot D}{k\cdot V_d\cdot\tau}=\frac{F\cdot D}{Cl\cdot\tau}$$

$$D=\frac{\overline{C_{ss}}\cdot Cl\cdot\tau}{F}$$

$\overline{C_{ss}}$. 平均稳态血药浓度；k. 消除速率常数；V_d. 表观分布容积；Cl. 清除率；F. 生物利用度；D. 给药剂量；τ. 间隔时间

（何　华、李　璐、张梦雨）

第二十章 模型引导的药物早期临床研究

第一节 模型引导的药物研发基本概念

随着我国新药研发日益增多，模型分析技术在药物研发中的应用越来越广泛。为提高创新药物研发效率，引导基于模型的分析方法在药物研发中的合理使用，国家药品监督管理局药品审评中心于 2020 年 12 月 31 日发布了《模型引导的药物研发技术指导原则》，是我国药品审评中心颁布的第一个专项模型引导的药物研发（MIDD）的指导原则，对于推动我国药品研发主体采用建模与仿真技术开展药品研发具有重要意义。MIDD 旨在通过采用建模与模拟技术对生理学、药理学以及疾病过程等信息进行整合和定量研究，从而指导新药研发和决策。

一、发展历史

基于模型的分析方法在新药研发领域的应用历史可以分成三个阶段。

第一阶段是 1970 年之前，主要是各种 MIDD 概念的提出，如 1937 年 Theorell 首次提出了基于生理的药代动力学（PBPK）模型，建议使用多隔室模型模拟药动学的想法并在模型中纳入生理参数。在该阶段受限于计算机技术的发展以及药物底层数据的不足，MIDD 在真实世界的实践场景较少。

第二阶段是 1971—2000 年，该阶段是 MIDD 自下而上形成共识的时期。该阶段以 Lewis B. sheiner 提出完善的群体药代动力学（population pharmacokinetics，PopPK）模型为始，并以 1999 年美国 FDA 颁布全球第一个群体药代动力学技术指南作为重要标志。

第三个阶段是 2000 年以后，各种建模与模拟（modeling and simulation）、定量药理学（pharmacometrics）、模型辅助的药物研发（model-aided drug development）、基于模型的药物研发（model-based drug development，MBDD）、基于模型的药物发现与开发（model informed drug discovery & development，MID3）等研究概念层出不穷。

二、基本理念

为了方便描述，在国家药品监督管理局药品审评中心颁布的《模型引导的药物研发技术指导原则》中将这些建模与仿真的技术手段统称为 MIDD，用于描述基于模型的分析方法在药物研发及决策制定中的应用。MIDD 在药物研发及其全生命周期管理中的应用涉及多个方面，涵盖从非临床到临床研究以及上市后临床再评价的各个阶段（图 20-1）。

基于分析技术和应用场景的不同，常用的模型种类包括但不限于：群体药代动力学（PopPK）模型、药代动力学 / 药效学（PK/PD）模型、剂量 - 暴露量 - 反应关系（dose-exposure-response relationship）分析、基于生理的药代动力学（PBPK）模型、疾病进展模型（disease progression model）、基于模型的荟萃分析（model-based meta-analysis，MBMA）等。

1. 群体药代动力学 群体药代动力学主要采用非线性混合效应模型方法（nonlinear mixed-effects modeling approach）对药动学数据进行分析，在获得药动学参数群体典型值的同时，可识别并量化影响群体药动学参数的协变量因素。群体药代动力学分析可有效整合多个临床研究数据，在表述药物体内药动学行为的同时，获取药动学参数的群体典型值及其变异，并诠释和量化药物在个体间药动学差异的影响因素和随机效应等，是目前应用广泛的定量分析方法。

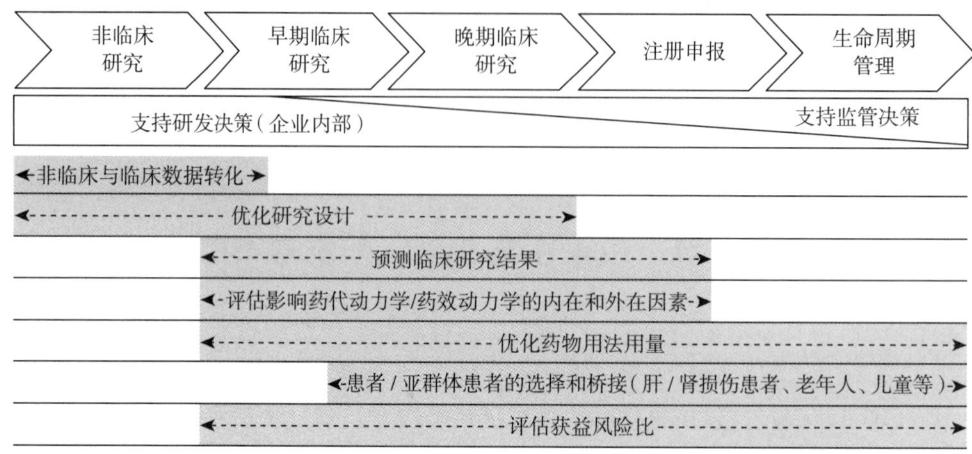

图 20-1 建模与模拟技术在药物研发生命周期中的应用示意图

2. 药代动力学 / 药效学模型和剂量 - 暴露量 - 反应关系

（1）药代动力学 / 药效学模型：一般是先建立群体药代动力学模型，之后再加上药效学数据构建药代动力学 / 药效学模型。以非线性混合效应模型的群体分析使同时推导药代动力学和药效学参数的群体平均值及其变异性成为可能。此外，可以评价多个相关内在和外在因素（协变量）对从具有广泛背景的大量研究参与者中获得的药物浓度和其他临床终点的影响，同时通过降低个体研究参与者的采样频率（最佳采样）而减少对研究参与者造成的压力。随着药物研发全球化的快速发展，群体药代动力学 / 药效学模型分析已成为评价患者药代动力学特征、种族差异分析以及合适的剂量和给药评估的一种有价值的分析方法。

但有时候在构建了群体药代动力学模型后，不足以构建群体药代动力学 / 药效学模型，此时可以进行剂量 - 暴露量 - 反应关系分析。

（2）药物暴露 - 效应关系研究：是指药物给药后剂量与效应之间的关系描述为剂量、以全身药物浓度或作用部位药物浓度观察到的暴露量与药物暴露引起的药效学效应与由此产生的有效性或安全性之间的关系。基于早期开发中暴露量与效应之间的关系开发模型，然后使用基于每个开发阶段获得的新数据和科学结果的更新模型进行暴露量 - 效应分析的结果预期将用于定量决策，有助于下一阶段开发的战略规划。因此，暴露量 - 效应分析被广泛应用于药物研发中。剂量 - 暴露量 - 效应关系常见的暴露量指标包括曲线下面积（AUC_{ss}）、平均浓度（$C_{avg,ss}$）、稳态时的峰浓度（$C_{max,ss}$）或谷浓度（$C_{trough,ss}$）等。

这些暴露量指标可以和疗效指标进行综合分析。临床研究中使用的定量数据如测量值、二进制数据（有效或无效等）、有序分类数据等定性数据也可作为疗效指标。对于应答指标，应根据分析目的选择表征有效性或安全性的观察值或终点。对于评价药物的有效性或安全性，使用临床终点或替代终点作为应答指标进行分析是有用的。然而，在临床开发的早期阶段，使用生物标志物作为应答指标的探索性分析也可能有助于临床开发的决策。此外，作为安全性应答的指标，偶尔将是否存在不良事件用作二进制数据。如果根据严重性、严重程度、是否为需特别关注的不良事件等进行分类分析，或者根据分析目的，使用临床实验室检查数据等定量数据进行分析，则不良事件的发生可以提供更有用的信息。原则上，疗效指标缺失数据的处理方式应与每项临床研究的疗效分析和安全性分析相同。需要注意的是，在进行暴露量 - 效应分析之前，准确理解数据的特征是充分进行分析的起点。关于暴露量 - 效应关系的评价，在分析前进行探索性图形分析，并获得观察数据的概述。这为分析中考虑的假设提供了信息。重要的是计算协变量候选者等各因素的汇总统计量，通过图示数据，了解分布的形状和特征。根据分析的目的，仅通过图形分析评价暴露量-效应关系可能足够。

3. 基于生理的药物代谢动力学模型 该模型通过整合生理特征、群体特征、药物活性成分以及制剂特征等进行建模，从机制角度描述药物的药代动力学行为，并支持药效动力学的预测。作为一种机制性模型，基于生理的药代动力学模型通过总结已有知识和数据，联合一个或多个相关联模型分析的证据，帮助综合分析决策。而基于模型的荟萃分析则是将已发表的文献数据采用建模思路进行荟萃分析，是模型引导的药物研发中证据级别较低的一种建模方法。

第二节 模型引导的首次人体试验

关于首次人体试验剂量的预测，国内外监管部门均颁布了相关技术指导原则并进行了详细论述，因此本文对于这些技术指导原则中具体的首次人体试验剂量预测方法不再赘述。仅对这些技术指导原则的一般考虑和要点进行介绍，具体方法可参考原文。

一、首次人体试验相关技术指导原则

（一）美国

针对健康成年志愿者首次临床试验的剂量设计，美国 FDA 早在 2005 年就颁布了 *Estimating the Maximum Safe Starting Dose in Initial Clinical Trials for Therapeutics in Adult Healthy Volunteers*（健康成年志愿者首次临床试验药物最大推荐起始剂量的估算）。该技术指导原则详细介绍了成年健康志愿者首次人体临床试验最大推荐起始剂量（MRSD）的推导过程，并重点介绍了 MRSD 推算的历史脉络，将一些在非临床研究阶段已经过时的方法和现有方法的内在逻辑进行了描述。此外，该技术指导原则在跨物种外推中纳入了一些非临床研究不常用的动物如仓鼠、白鼬、豚鼠等啮齿类哺乳动物以及兔、猪等非啮齿类哺乳动物，以使该技术指导原则更具有普适性。

（二）欧洲

欧洲 EMA 现行的首次临床试验剂量预测指导原则是 2016 年开始起草并于 2018 年实施生效的 *Guideline on strategies to identify and mitigate risks for first-in-human and early clinical trials with investigational medicinal products*（新药人体早期临床试验风险识别和风险控制策略的一般考虑）。该指导原则是基于 BIA10-2474 事件的深刻教训，对实施了接近 10 年的上一版本的修订版本。针对治疗情绪紊乱、焦虑症以及与神经退行性疾病相关运动机能障碍的患者，法国雷恩 Biotrial 实验室于 2016 年 1 月开展了一项葡萄牙药企 BIAL 研制的代号为 BIA10-2474 的脂肪酸酰胺水解酶（fatty acid amide hydrolase，FAAH）抑制剂的药物临床试验，引发重大事故，导致 1 人死亡 5 人入院。该事件引起了业界广泛关注和深入讨论。EMA 于 2016 年 7 月 21 日宣布更新其首次人体临床试验指南的计划，并于 2016 年 11 月 15 日发布了“首次人体临床试验指南修订征求意见稿”，于 2017 年 7 月 20 日更新发布了终稿，并宣布在 2018 年开始正式实施。该技术指导原则从非临床、剂量选择、质量控制、规划和实施等几个方面更强调风险识别和减轻风险的策略。

（三）中国

2012 年国家药品监督管理局颁布了《健康成年志愿者首次临床试验药物最大推荐起始剂量的估算指导原则》，该指南详细介绍了在健康成年志愿者中开展首次临床试验的 MRSD 的思路、策略和方法，并鼓励新药研发主体就药物首次临床试验最大推荐起始剂量的相关问题与药品监管部门进行讨

论。关于 MRSD 的预测，该指南介绍了体表面积剂量法、体重比例换算法、暴露量法等跨物种外推方法，并简单介绍了异速增长缩放法、Dedricks 等价时间曲线（Dedricks Plots）法、生理药动学模型法等相对更加复杂的经验或生理推算法。

2017 年 6 月中国正式加入人用药品技术要求国际协调理事会（ICH）。尽管 ICH 没有颁布首次人体试验剂量预测的专项指南，但在不少指南中都有专门章节进行论述。如在《M3（R2）及问答（R2）：支持药物进行临床试验和上市的非临床安全性研究及问答》中详细介绍了以健康研究参与者为对象的探索性临床试验起始剂量和最大剂量的五种推算方法。M3（R2）介绍的五种方法强调当确定推荐的人体起始剂量时，应对所有相关的非临床数据进行考虑，包括药理学剂量反应、药理学 / 毒理学特征和药代动力学。

二、模型引导的首次人体起始剂量推算

（一）起始剂量推算前准备

首次人体试验剂量推荐的基本原则是以临床前数据为基础，结合药物代谢动力学、药效动力学、安全性特征以及同靶点药物的信息推荐人体剂量。因此，在进行剂量设计之前，首先应该充分了解该药物的所有非临床研究信息，尽量全面地了解受试药物的全貌，针对性地选择合适方法进行首次人体剂量预测。研究者需要详细地阅读研究性新药（investigational new drug，IND）的各项申请临床试验资料，包括但不限于药学研究报告、药理学研究报告、药代动力学研究报告、药效动力学研究报告、毒理学研究报告、同类药临床前以及临床研究资料等。在阅读这些资料时，要从中提取关键信息，并进行整理和汇总，使之形成有机的整体。需要了解的信息如下所示：

1. **靶点信息和作用机制** 包括靶点的类型以及生物学效应，受试药物的作用机制（比如激活剂、抑制剂），方便选择合适的药效学模型进行描述。此外，靶点的组织分布与受试药物的有效性和安全性均相关，也需要进行了解。

2. **理化性质** 包括溶解度、渗透性、血浆蛋白结合率等。

3. **代谢特征** 明确该药物的代谢酶以及代谢产物，同时获取代谢动力学参数。

4. **转运特征** 明确该药物是何种转运体底物，同时获取转运动力学参数。

5. **药物相互作用** 通过体外试验确定该药物是否为常见代谢酶及转运体的抑制剂或诱导剂，以及是否存在时间依赖性抑制。

6. **体内药代动力学数据** 受试药物在不同给药方式和剂量下的血药浓度以及药代动力学。

7. **安全性数据** 包括细胞学数据、动物毒理学试验中的急性毒性和重复给药毒性数据（包括不良反应的类型、程度、频率、剂量相关性等）。

8. **药效学数据** 结合该药物的作用机制以及靶点分布，通过体外细胞实验或动物药效学实验了解该药物的药效学指标以及影响因素。

9. **同类药信息** 了解该药物同靶点的药物的临床安全性（不良反应类型，毒性靶器官、频率等）和同类药物的临床有效性指标、生物标志物，以及 PK/PD 模型等。

（二）起始剂量推算

在充分了解药物安全性和 PK 特征等信息之后，可按如下步骤逐步进行剂量推算。

第一步：基于临床前毒理研究确定未见明显不良反应剂量（NOAEL），一般以 mg/kg 表示。NOAEL 是指在该剂量水平下，动物毒理学研究中未观察到明显的不良反应。NOAEL 需要与未观察到反应的剂量（no observed effect level，NOEL）进行区分，后者是指未观察到任何反应的剂量水平。比如观察到可接受的药效学反应，且不会引起安全性方面的担忧时，此剂量水平应该定义为 NOAEL 而

非 NOEL。此外，在确定 NOAEL 中，需要考虑多方面的因素，包括在重复给药毒性试验中出现了哪些不良反应，这些不良反应的严重程度如何，出现不良反应的个体占比有多少，是否存在性别差异，是否可逆，是否存在剂量或者暴露量相关性，是否存在非线性等。NOAEL 不仅仅用于预测临床剂量，还可以指导临床方案的设计，比如不良反应在临床中是否可以监测，是否可以通过设定入排标准排除掉部分人群以规避特定不良反应等。举例来说，具有肾损伤不良反应的药物，则应该排除掉肾损伤人群，并在临床试验中加强对肾功能的监测。

第二步：将动物的 NOAEL 转化为人体等效剂量（HED）。这一步的转化方法很多，包括体表面积法，异速放大法以及基于 PK 的预测方法等。在这一步需要注意要选择合适的方法进行转化，要充分了解每种转化方法的前提假设，并结合药物的 DMPK 特征确定这种转化方法是否合适。

第三步：选择最合适的物种对应的 HED。小分子药物一般会使用至少一种啮齿类动物和一种非啮齿类动物进行毒理学研究，因此会产生至少两种不同的 HED。此时如何选择 HED 一般基于两个原则：首先选择最相关物种，可以通过体外代谢试验了解与人类代谢特征更接近的物种。在缺乏此类数据的情况下，或者考虑到人体内的代谢特征可能与体外不同时，也可以选择最敏感的物种，即 HED 更低的种属，以确保更高的临床试验安全性。在一些特定情况下，比如以往的同类药研究经验提示特定动物模型可以更好预测人体不良反应时，可以不用最敏感种属。

第四步：计算最大推荐起始剂量（MRSD）。前述选择 HED，除以安全因子（safety factor，SF）之后，可以获得基于安全性的 MRSD。安全因子一般默认为 10，可以根据药物的安全性进行调整。安全因子需要考虑要点包括是否为激动剂、靶点选择性是否高、是否可逆抑制、剂量暴露量曲线是否陡峭、代谢产物是否有活性、动物不良反应强度和频率如何、动物不良反应是否可逆等。安全性把握度差的药物，可以适当地调高 SF，以此获得更低的 MRSD，提高首次人体试验起始剂量的安全性。

第五步：基于药物产生药理学活性的剂量计算 MRSD。药效剂量可以使用药理学活性剂量（PAD）或最低预期生物效应水平（MABEL）进行计算。将各种方式推算出的 MRSD 进行比较，选择更低的剂量作为最终的 MRSD。

三、模型引导的首次人体等效剂量推算

无论是我国监管部门颁布的技术指导原则，还是 FDA 和 EMA 以及 ICH 颁布的技术指导原则，各种方法的核心在于如何通过非临床试验数据外推出首次人体试验药效学和最大安全剂量。外推是首次人体试验剂量选择的核心方法之一，包括跨物种外推和体外体内外推。基于不同的种属具有相似的受体活性这一假设，以及药动学基本公式（$dose=Cl \cdot AUC$），为达到与动物相似的暴露量（AUC），只需我们准确预测人体清除率（Cl），则人体的等效剂量也能简单算出。因此，人体等效剂量外推的关键在于人体清除率和其他 PK 特征的预测，图 20-1 展示了该过程一些重要步骤。其中，临床前资料的审阅和基于动物的安全性数据确定 NOAEL 的策略已在前一节“（二）起始剂量推算”进行讲述，在此不再赘述，此处将重点论述 Cl 的外推策略。

Cl 的外推策略是一个漫长的历史发展过程。自然界的生物大小横跨了 21 个数量级，从古至今人们一直在寻找各物种的内在联系。不同国家的研究者都将物种之间的内在联系不约而同地归一为身体大小的问题。例如，17 世纪伽利略・伽利雷（Galileo Galilei）在他的著作 *Discourses and Mathematical Demonstrations Relating to Two New Sciences* 中就详细讨论了哺乳动物的骨骼结构和身体大小之间的关系。1892 年德国学者奥托・斯奈尔（Otto Snell）首次将这种跨物种之间的关系称之为异速增长（allometry），并对物种间的异速增长规律做了详细阐述。简单地说，所谓异速增长是指不同大小的物种会在某个比率上有其共有维度，用数学关系式进行表示为：

$$Y=a(M)^b$$

该公式被称为异速增长缩放（allometric scaling，AS）方程，公式中 a 和 b 是常量，a 是经验系数，

其量纲由 Y 和 M 共同确定，b 是缩放指数，是一个无量纲的常量。M 是衡量不同物种大小的标准，如体表面积、体重、脑重量、最大预期生命值等。对于异速增长的研究目前已经成为生命科学的一个重要课题。就人体药代动力学参数预测而言，基于动物的 PK 数据和 AS 方法，可以对人体的清除率（*Cl*）和稳态分布容积（V_{ss}）进行预测。AS 方法可以综合利用动物体内的数据，是 PK 预测的重要手段。对于肾滤过清除和肝高抽提比代谢的药物来说，由于其消除的限速步骤为血流量，符合异速增长规律，因而预测准确度较高。但是，由于不同物种的代谢酶和转运体的丰度和功能可能存在显著差异，特定消除途径的低抽提比药物在预测时可能会出现巨大的偏差。除了基于动物数据之外，还可以基于人源重组代谢酶或肝微粒体的代谢动力学参数，使用体外 - 体内外推（in vitro-in vivo extrapolation，IVIVE）方法，利用体外与体内之间的理论定量关系估计人体清除率。IVIVE 准确估计的条件为完整理解药物消除的所有重要机理，包括代谢酶、转运体、代谢器官及其在器官内的分布特征，且需要高质量的试验数据。除了清除率和稳态分布容积之外，对于非静脉给药的药物来说，还需要预测吸收速率常数（absorption rate constant，Ka）和生物利用度（bioavailability，F）。其中生物利用度对于评估药物全身暴露情况和确定药物给药方案具有重要意义，对于创新药物首次人体试验的精准设计至关重要。高估生物利用度可能导致首次人体试验全身暴露量不足，而低估生物利用度可能导致首次人体研究中的首个剂量就出现不必要的副作用。药物在临床前研究中有比较理想的生物利用度绝不意味着在人体也一定会有比较理想的生物利用度，生物利用度的精准预测一直都是一个挑战。此外，在临床前研究中，动物的给药一般是灌胃，而人体给药一般是用特定制剂类型（如片剂、胶囊等），所以药物在人体的生物利用度还涉及药物在胃肠道的溶解度、溶出度以及药物的崩解和解聚。因此，人体给药相对于动物多一个吸收滞后时间（absorption lag time，T_{lag}）。此外，在动物研究阶段极少对药物的溶解度、溶出度以及体外 - 体内相关性展开系统研究。药物口服后在肠腔、肠细胞和肝细胞三个位置依次发生损失，口服给药的生物利用度主要由这三部分决定，用公示可以表示为：

$$F=F_a \cdot F_g \cdot F_h$$

F_a 是药物从肠腔吸收到肠细胞的部分，F_g 是药物从肠细胞到达门静脉的部分，F_h 是未被肝脏首通道代谢的部分。对人体生物利用度的外推，实际上就是对 F_a、F_g、F_h 的外推。

基于 AS 方法和 IVIVE 方法预测得到的人体 *Cl*，结合其他方法预测出的 *F*，可以预测人体表观清除率（*Cl/F*）。根据动物 NOAEL 下的药物暴露量，通过动物和人的游离药物分数进行矫正后，即可获得药物在 NOAEL 下的人体暴露量。假设药物在相同的暴露量下具备相同的药效和安全性，结合 *Cl/F*，即可预测出人体等效剂量，包括 MTD 和 PAD。

四、模型引导的首次人体药时曲线预测

除了清除率的预测，人体完整药时曲线的预测同样重要。通过建立房室模型，可以模拟不同给药剂量下的血药浓度随时间的变化，对首次人体试验中的剂量和采血点设计非常重要，有助于建立 PK/PD 关系。Dedrick Plots 法、稳态血药浓度 - 平均驻留时间（steady-state concentration-mean residue time，C_{ss}-MRT）方法和 PBPK 方法是预测人体 PK 曲线的常用方法。

Dedrick Plots 法和 C_{ss}-MRT 法均是基于临床前动物体内数据外推人体药时曲线的常用方法。Dedrick Plots 法主要基于异速增长缩放理论将药物的浓度按照体重进行归一化，将时间按照不同物种在生命周期的心跳或呼吸次数归一化为生理时间，这样不同物种在归一化后的浓度 - 时间曲线会叠加在一起。Dedrick Plots 法的不足之处是对浓度的归一化按照简单的异速增长缩放理论，不同研究者对时间的校正也有不同的意见，导致 Dedrick Plots 法预测的准确性不仅受所使用的异速增长缩放方法准确性的影响，而且选择不同的生理时间校正也可能导致不同的结果。

C_{ss}-MRT 方法的理论基础与 Dedrick Plots 方法类似，均是通过对药时曲线的浓度和时间进行归一化以抹掉物种之间的差异来实现人体药时曲线的预测。C_{ss}-MRT 方法的理论假设是：在静脉给药方

式下，当不同物种的药时曲线的时间除以平均驻留时间（MRT）浓度除以稳态浓度（C_{ss}）（$C_{ss}=dose/V_{ss}$）后能够叠加重合，这样就可以基于动物的数据得到这条重合曲线，然后基于这条曲线使用预测的人体 Cl 和 V_{ss} 反推出人体的药时曲线，进而获得人体的药代动力学参数。人体的 Cl 和 V_{ss} 是由包括异速增长缩放方法在内的多种推测出来的，因此 C_{ss}-MRT 法相对于 Dedrick Plots 法的预测不确定性更小、也更为可靠。

具体预测人体药时曲线的步骤为：

（1）首先使用动物的静脉给药数据计算药动学参数，获得动物的 Cl 和 V_{ss}。

（2）使用 Cl 和 V_{ss} 对动物的静脉给药途径的药时（Conc.-Time）曲线进行 C_{ss}-MRT 归一化，具体为浓度数据除以 C_{ss}，时间除以 MRT，得到不同种属最低静脉给药最低剂量下的 Conc./C_{ss}-Time/MRT 曲线。

（3）若归一化后的各物种药时曲线叠加重合较好，则对归一化后的数据进行曲线拟合，得到不同种属 Conc./C_{ss}-Time/MRT 曲线的静脉给药 PK 参数；若各物种药时曲线归一化后的曲线叠加重合较差，则对各物种的代谢和排泄数据进行分析，以跟人的体外数据相类似的物种的 Conc./C_{ss}-Time/MRT 曲线求算相应的静脉给药 PK 参数或分别进行拟合。

（4）人体静脉给药 Conc./C_{ss}-Time/MRT 曲线求算。根据第（3）步得到的 Conc./C_{ss}-Time/MRT 曲线参数，采用仿真模拟手段求得人体的静脉给药 Conc./C_{ss}-Time/MRT 曲线。

（5）之后使用预测的人体 Cl 和 V_{ss} 对人体药时曲线归一化曲线进行反推，得到人体的静脉给药药时曲线。

（6）最后根据人体的药时曲线得到药物在静脉给药时的人体药代动力学参数，并结合预测出的人体生物利用度、吸收速率常数，得到药物在人体口服给药的药时曲线。

前期的 Cl 和 V_{ss} 准确预测是 C_{ss}-MRT 的基础。而 PBPK 方法需要基于临床前体外 PK 数据、药学数据和理化性质数据等估计人体药时曲线。该方法有助于系统性地理解药物的代谢特征，可提高首次人体试验之后的晚期临床开发效率。因此，提早建立 PBPK 模型对于后期进行药物相互作用以及特定人群研究有很大帮助。

五、模型引导的人体安全性推算

如前所述，由于种属差异的存在以及某些毒性指标检测的难度，仅仅依靠动物安全性数据并不能充分地支持人体安全性判断。药物毒性的一个重要来源是其结构中的特定基团或结构特征。基于计算模拟的方法，可以对已知毒性的药物结构特征进行分析，建立分子结构与毒性的定量关系（quantitative structure toxicity relationship，QSTR）模型，可以用于预测未知毒性分子的潜在毒性。QSTR 方法经过多年的发展，目前已经可以支持多个毒性指标的预测，包括心脏毒性、肝脏毒性、肾脏毒性、皮肤毒性、遗传毒性。此外，目前有多个软件支持基于 QSTR 方法的毒性预测，包括 CASE Ultra（Amcs 遗传毒性、肝脏毒性、心脏毒性等），ADMET Predictor（心脏毒性、肝脏毒性等），Sarah Nexus（Ames 遗传毒性），T.E.S.T.（Ames 遗传毒性），DILIsym（肝脏毒性），QSAR Toolbox（皮肤毒性），Pred-hERG（心脏毒性）等。

QSTR 多使用回归方法（regression），假设结构和毒性之间的关系为线性，在预测中存在很多不足。除了 QSTR 之外，还有多种机器学习和深度学习的方法不断应用于毒性预测领域，提升毒性预测的准确度，包括支持向量机（support vector machine，SVM）、随机森林（random forest，RF）和递归神经网络（recurrent neural network，RNN）等方法。计算模拟方法可以作为基于动物安全性数据、药理学活性数据以及体外实验体系数据的补充，突破动物种属差异以及体内外差异的局限，从化合物结构特征的角度预测受试药物的安全性，更全面的支持临床试验的安全性评价。此外，随着毒性药物数据库规模的提高，以及机器学习能力和计算机算力的提升，计算模拟方法预测的准确性将可能在未来不断提升。

TGN1412 事故已经提示我们，受试药物过度的药理学活性也是人体安全性的一个威胁。如前所述，由于种属差异的存在，受试药物在动物试验中表现出的药理学活性可能与该药物在人体的药理学活性并不相同。基于药理学活性的 PAD 和 MABEL 方法也是决定首次人体剂量的重要因素。考虑到种属间在药效靶蛋白的表达、分布和功能方面的差异，可以通过人源细胞系开展体外试验支持基于药理学活性的人体安全性预测。通过测定体外试验中的受试药物浓度，靶蛋白表达水平等信息，可以获取受试药物在不同浓度水平下的受体占据率（receptor occupancy，RO）。结合预测的人体 PK 特征，假设人体体内和体外的受体分布一致，计算出达到一定的 RO 水平（比如 10%）时对应的药物浓度，再反推对应的剂量。在此剂量下，可以假定基于药理学活性的人体安全性较高，再经过安全因子的校正后，即可用于支持首次人体试验剂量设计。

六、模型引导的首次人体试验最高剂量确定

首次人体试验最高剂量的确定根据首次人体试验的研究内容和目的差异而不同。例如对于单次给药试验，在动物中观察到的所有相关毒性预期在人体可监测及可恢复的情况下，人体最高剂量的暴露量一般情况下不建议超过更敏感种属 NOAEL 的暴露量，其弹性程度可依据临床前安全性严重程度和同类药临床前与临床安全性特征而定。对于多次给药试验，如果在两种种属上均未观察到毒性，推荐临床最大剂量不能超过两种动物种属中在试验最高剂量时的较低暴露量（*AUC*）的 1/10。如果仅在一种种属上显示有毒性，临床最高剂量一般不建议超过显示有毒性的种属的 NOAEL 或者未显示毒性的种属最高剂量的 *AUC* 的 1/2 采用两者中较低者。如果在两种种属上都具有毒性，最大临床剂量应基于标准风险评估方法来确定而且，在此特殊情况下，可对临床 MTD 进行探索。如果在临床试验开始前，已经完成了至少一种啮齿类动物中进行一项 2 周毒性试验，以及至少一种非啮齿类动物中进行一项确证性毒性试验试验，则人体的最大剂量可以采用人体预期最大暴露不高于非啮齿类动物在 NOAEL 时的 *AUC*，或啮齿类动物在 NOAEL 时的 *AUC* 的 1/2 两者之中的较低者。

七、模型引导的肿瘤药物首次人体试验剂量推算

前面主要讲述了健康研究参与者中首次人体试验剂量推荐的原则和方法。与非肿瘤药不同，肿瘤药物需要在正常细胞能够耐受的条件下，尽量实现对肿瘤细胞的杀伤，因此经常伴随较高的毒性。此外，癌症严重危及患者生命，且往往缺乏有效治疗手段，因此在抗癌治疗中一般采用患者可以耐受的最大剂量。抗肿瘤药物一般在肿瘤患者中开展首次人体试验（非细胞毒性药物也可选择在健康人体内进行 FIH 研究），过低的剂量设置一方面使参与临床试验的肿瘤患者暴露于非药效剂量之下，违反伦理准则，另一方面也不利于充分探索药物的抗肿瘤活性，因此其剂量设置依据和原则也与前述的健康研究参与者首次人体试验不同。

不同于非肿瘤药物使用临床前毒理研究中的 NOAEL 作为剂量预测的起点，细胞毒类的肿瘤药物一般基于啮齿类动物的 10% 动物出现严重毒性反应剂量（severely toxic dose in 10 percent of animals，STD10）或非啮齿类动物的最高非严重毒性剂量（highest non-severely toxic dose，HNSTD）进行。根据 FDA 和 CDE 的指南建议，细胞毒类肿瘤药物的首次人体试验，建议使用啮齿类动物 STD10 的 1/10 或者非啮齿类动物 HNSTD 的 1/6。如果是非细胞毒类的药物，安全性相对较好，可以采用基于 NOAEL 的剂量推算方法。常规来说，非肿瘤药物一般选择 NOAEL 的 1/10 作为临床起始剂量，考虑到肿瘤患者的伦理学因素，应该采用更高剂量的换算因子，如 NOAEL 的 1/5 到 1/3。非细胞毒类药物有时也可以选择健康人进行首次人体试验，此时的剂量选择应该严格遵照非肿瘤药物的起始剂量选择方法，即 NOAEL 的 1/10 作为最大推荐起始剂量开展临床试验。

（王振磊）

第二十一章 数智化赋能临床试验

第一节 国内临床试验信息化建设现状

目前国内临床试验信息化建设相对滞后，尚存在多方面的不足。

一、临床试验信息化普及率

临床试验信息化的普及率较低。许多医疗机构和研究机构仍然采用传统的纸质文档和手工录入的方式进行试验数据管理，缺乏信息化系统的支持。这导致数据管理效率低下，容易出现数据丢失、错误和不一致等问题。

二、临床试验信息化的标准化

临床试验信息化的标准化程度有待提高。目前缺乏统一的试验数据标准和质量控制标准，导致试验数据的可比性和可信度不高。同时，试验过程中的流程和操作也缺乏统一的标准，导致试验结果的可靠性受到影响。另外技术应用较为分散，国内临床试验信息化建设缺乏统一标准和规范，许多机构和企业采用不同的技术应用和管理系统，导致信息孤岛和数据难以共享。

三、临床试验信息化的技术应用

临床试验信息化的技术应用还比较有限。虽然一些医疗机构和研究机构已经开始尝试使用信息技术支持试验数据管理和分析，但在大规模、复杂试验的设计和实施，以及个性化医疗的应用方面还存在较大的挑战。例如，如何有效地处理大规模的试验数据，如何利用人工智能和大数据分析技术进行个性化医疗等问题需要进一步研究和探索。

四、临床试验信息化建设

临床试验信息化建设在数据安全和隐私保护方面还存在不足。试验数据的安全性和隐私保护一直是临床试验信息化建设的重要问题。目前，尚缺乏完善的数据安全和隐私保护机制，容易面临数据泄露和滥用的风险。

解决这些问题需要政府、医疗机构和研究机构的共同努力，加大投入和支持，推动临床试验信息化建设的发展，提高试验数据管理和共享的效率和质量，促进临床研究的创新和个性化医疗的发展。

第二节 临床试验数智化管理平台整体构建

一、临床试验管理模块

在临床试验数智化管理平台的整体构建中，临床试验项目管理和实施管理模块是非常重要的组成部分。这两个模块的主要功能如下。

（一）临床试验项目管理模块

1. 试验执行管理 管理试验的执行过程，包括试验中心的选择、试验流程的执行和试验数据的采集等。

2. 试验监控管理 监控试验的进展和质量，包括试验中心的监督和数据的监测等。

3. 不良事件管理 管理试验中发生的不良事件，包括不良反应的报告、跟踪和处理等。

4. 质量控制管理 确保试验的质量和合规性，包括试验数据的准确性和完整性的审核和验证等。

5. 试验结果分析 对试验数据进行统计分析和结果解读，生成试验结果报告和研究论文等。

（二）临床试验实施管理模块

1. 试验计划管理 包括试验的目标、设计、样本大小、入排标准等信息的定义和管理。

2. 试验文档管理 管理试验相关的文档，如研究方案、操作手册、问卷调查等。

3. 试验任务分配 将试验任务分配给相关人员，并进行任务进度跟踪和管理。

4. 研究参与者招募管理 管理研究参与者的招募过程，包括研究参与者的筛选、入组和退出等。

5. 试验费用管理 管理试验的预算和费用支出，包括试验经费的申请、审批和结算等。

临床试验项目管理和实施管理可以帮助研究人员和试验管理者更好地组织和管理试验项目，提高试验的效率和质量。同时，这些模块也可以提供实时的试验进展和数据分析结果，帮助决策者做出科学的决策。

二、数据安全和保密模块

在临床试验数智化管理平台的整体构建中，数据安全、保密及痕迹管理起着至关重要的作用。这个模块的目标是保护临床试验所涉及的各种数据的安全性和机密性，包括研究参与者数据、试验结果、研究数据等痕迹管理。

（一）电子病历访问控制

该模块应具备高度严格的访问控制机制，只有获得明确授权的用户才能访问和操作敏感数据。特别是在处理电子病历数据时，确保只有经过授权的人员具备访问和修改的权限。为此，需要建立一个详细而精准的用户权限体系，以确保每位用户只能够访问其工作职责所需的信息，从而维护数据的安全性和隐私。

（二）数据加密

对于敏感的试验数据，采用数据加密技术是确保数据在传输和存储过程中安全性的有效手段。通过数据加密，可以有效防范未经授权的访问和修改，保障试验数据在传输过程中的机密性，防止其被未经授权的第三方获取。同时，在数据存储阶段，加密技术提供了一层额外的保障，确保即使在数据存储设备被物理或技术手段攻击的情况下，试验数据依然能够保持安全。因此，采用数据加密技术对敏感试验数据的保护具有显著的安全性增益。

（三）修改记录和审计跟踪

对于所有的数据修改，都需要详细记录修改前后的数值，并建立审计跟踪系统，能够随时追溯到数据的修改历史。这有助于确保数据的完整性和追溯性。

（四）时间戳

每次数据修改都应该有确切的时间戳，以确保数据的时效性和准确性。时间戳也是追溯数据修改历史的关键信息。

（五）自动化数据验证

利用自动化工具进行数据验证，确保数据的一致性和合规性。自动化工具可以在实时监测中自动发现潜在的问题，并提供及时的警告和修复机制。

（六）审计日志

该模块应当记录所有用户对敏感数据的访问和操作，以便进行审计和追踪。这有助于及时发现潜在的安全问题和违规行为，并采取相应的措施。通过详细的访问和操作日志，可以建立起对系统使用情况的全面了解，为安全性和合规性提供有效地监控。此举不仅有助于预防潜在的风险，还为处理已发生的问题提供了关键的数据依据，以保障系统运行的稳定性和用户数据的安全性。

（七）数据备份和恢复

为了应对数据丢失或损坏的情况，应该具备数据备份和恢复的功能。这可以确保数据的可靠性和可用性。

（八）安全培训和意识

该模块应该提供培训和教育资源，以提高用户对数据安全和保密的意识与理解，有助于减少人为错误和安全漏洞。

（九）合规性审查

定期进行合规性审查，确保电子病历痕迹管理符合相关法规和伦理标准。

总之，数据安全和保密模块的建立可以有效地保护临床试验数据的安全，防止数据泄露和篡改。这样可以确保临床试验研究的安全性和可靠性。

二、人工智能和大数据分析模块

在临床试验数智化管理平台的整体构建中，人工智能（artificial intelligence，AI）和大数据分析模块也是非常重要的组成部分。这些模块利用先进的技术和算法，帮助研究人员更好地理解和利用临床试验数据，提高试验的效率和准确性。

（一）数据整合和清洗

这个模块可以帮助将来自不同来源和格式的临床试验数据整合到一个统一的平台中，并对数据进行清洗和标准化，以提高数据质量和一致性。

（二）数据挖掘和模式识别

通过使用机器学习和数据挖掘算法，该模块可以发现隐藏在大量试验数据中的模式和关联性。可以帮助研究人员更好地理解试验结果和影响因素。

（三）预测和决策支持

基于历史试验数据和模型训练，该模块可以进行预测和模拟，帮助研究人员做出更准确的预测和决策。例如，预测研究参与者的治疗反应或试验结果的可能性。

（四）自动化

该模块可以将一些繁琐的数据、任务进行自动化分析和处理，提高试验的效率和准确性。例如，自动提取和分析研究参与者的临床数据，自动识别潜在的试验问题。

（五）数据可视化

该模块可以将试验数据以可视化的方式展现，例如图表、图像和报告。这可以帮助研究人员更好地理解数据，并向利益相关方传达试验结果。

（六）实时监控和反馈

该模块可以实时监控试验数据和进展，并提供及时的反馈和警报。这可以帮助研究人员及时发现问题和调整试验计划。

总之，人工智能和大数据分析在临床试验数智化管理平台的构建中可以提高数据质量和安全，优化数据分析和决策，并提高临床试验效率，有助于推动临床试验研究的进展。

第三节 信 息 安 全

一、数据隐私保护

临床试验数智化管理平台的数据隐私保护也是非常重要的，因为临床试验涉及研究参与者的个人隐私信息，包括病历、基因信息、生理数据等。以下是一些常见的数据隐私保护措施：

1. **数据加密** 对于存储在平台上的敏感数据进行加密，确保只有授权的人员可以解密和访问。

2. **访问控制** 建立严格的权限管理系统，只有经过授权的用户可以访问特定的数据。可以根据用户的角色和职责来分配不同的权限，防止数据被意外或恶意篡改。

3. **匿名化处理** 在存储和处理数据时，对研究参与者的个人信息进行匿名化处理，例如使用唯一标识符代替真实姓名和身份证号码。

4. **安全审计和监控** 建立安全审计和监控系统，对系统的访问和操作进行监控和记录，以便及时发现和应对任何异常行为。

5. **数据传输安全** 通过采用安全的传输协议和加密技术，确保在数据传输过程中的安全性，有效地防止数据被非授权方窃取或篡改。

6. **培训和教育** 对平台用户进行数据隐私保护的培训和教育，增强其对数据隐私保护的意识和能力。

临床试验数智化管理平台的数据隐私保护需要综合运用技术手段和管理措施，确保研究参与者的个人隐私信息得到有效保护。

二、数据完整性

临床试验数智化管理平台的数据完整性是指数据在存储、传输和处理过程中保持完整和准确的特性。以下是一些常见的保护措施：

1. **数据验证** 在数据输入和存储时，采用校验算法或校验规则对数据进行验证，确保数据的准确性和完整性。

2. **数据备份和恢复** 建立定期的数据备份和恢复机制，有效预防数据丢失或遭到破坏的风险。

同时确保数据的可恢复性，备份数据可用于恢复原始数据，确保数据的完整性。

3. 数据完整性检查　定期对数据进行完整性检查，发现并修复任何数据错误或损坏，确保数据的完整性。

临床试验数智化管理平台的数据完整性保护需要综合运用技术手段和管理措施，确保数据在存储、传输和处理过程中保持完整和准确，以保证临床试验的可靠性和结果的准确性。

三、合规性

临床试验数智化管理平台中信息的合规性直接关系到临床试验的质量和安全性。为了确保信息的合规性，平台应该从以下几个方面进行设计和实施：

1. 建立合规标准　平台应该建立合规标准，包括伦理、法规、标准等方面，并制定相应的操作流程和审核标准，以确保平台的信息管理符合规定。

2. 采用合规工具和技术　平台应该采用合规工具和技术，如数据加密、身份认证、访问控制等，以保护数据安全。

3. 加强监管和审核　平台应该加强监管和审核，包括建立更加严格的监管机制、加强监管人员的培训和认证等方面，以确保信息的合规性。

第四节　对临床试验数智化转型的展望

随着信息技术的快速发展和医疗行业的数字化转型，临床试验数智化转型将成为未来的趋势和重要发展方向。

根据国家药品监督管理局药品审评中心（CDE）2023 年 7 月 27 日最新发布的《以患者为中心的药物临床试验实施技术指导原则（试行）》（“《实施技术指导原则（试行）》”），去中心化临床试验（decentralized clinical trial，DCT）指以患者为中心的，不局限于传统临床试验实施现场，还包括场景可选的新型临床试验模式。利用先进的数字技术和信息管理系统，将传统的临床试验过程数字化、自动化，并引入智能化方法来提高试验的效率和可靠性。

以下是实现临床试验数智化转型的关键方面：

1. 电子数据采集（EDC）和电子临床报告（eCRF）　使用专业的软件和系统，取代传统的纸质记录，实现试验数据的电子化采集和管理，提高数据的准确性和实时性。

2. 患者数字参与　利用移动应用、在线平台等数字工具，使患者更主动地参与试验，报告症状、试验药品直达研究参与者、记录药物使用等信息，促进实时数据的获取和分析。

3. 远程监测和实时数据访问　采用远程监测技术，实现远程招募尤其是罕见病相关研究，患者数量少、地域分散，采用电子招募可以打破传统地域的限制，同时可以使研究人员和监察员能够实时监测试验进展和数据质量，从而更迅速地做出决策。

4. 智能算法和数据分析　引入机器学习、人工智能等技术，对大规模的试验数据进行智能化分析，发现潜在的模式、趋势和关联，为研究提供更深层次的洞察力。

5. 区块链技术　应用区块链确保试验数据的安全性和可追溯性，防止数据篡改，提高数据的透明度和信任度。

6. 虚拟临床试验　探索虚拟试验的可能性，利用数字技术实现试验的某些阶段或任务的线上进行，减少实地访问和物理活动，提高试验的灵活性和可及性。

7. 伦理和法规合规性　确保数字化试验的过程符合相关伦理和法规标准，保障研究参与者权益和试验的合规性。

8. 数据共享与协作平台　建立数字平台，促进研究机构、医疗机构和制药公司之间的数据共享和协作，以加速科研成果的传播和推动行业创新。

2020 年 7 月国家食品药品监督管理局药品审评中心发布的《新冠肺炎疫情期间药物临床试验管理指导原则（试行）》（2020 年第 13 号）中已经尝试着描述临床试验数字化技术的应用前景："可尝试选择远程智能临床试验方法，借助智能化临床试验管理平台及远程通讯技术，以研究参与者为中心开展临床试验。包括采用研究参与者远程访视、中心化监查、电子问卷和电子文件来实现研究参与者安全信息的实时监测；采用电子化患者招募，如在社交媒体或者招募平台发布试验信息进行患者招募；进行远程知情，研究参与者注册成功后完成电子知情同意书并获得研究参与者 ID；研究参与者通过具备药品第三方物流资质的企业在家接收试验药物以及所需的试验室试剂盒；应用智联沟通平台保证研究参与者与研究者及时沟通；利用验证过的传感器与医疗器械，并通过确定新型终点进行身体指标采集；选择上门护士及就近医疗机构参与远程临床试验；建立整合技术平台等各个业务和技术模块"。因此，临床试验数智化转型是医学研究领域的一项重要趋势，能够使试验更具效率、精准性和可持续性，为新药研发和医疗进步提供强大的支持，将临床试验引向数智化转型涉及整合先进的数字技术和智能系统，以优化研究过程、提高效率、降低成本、提升数据质量，以及推动医学科研的创新。临床试验数智化转型是医学研究领域的一项重要趋势，能够使试验更具效率、精准性和可持续性，为新药研发和医疗进步提供强大的支持，将临床试验引向数智化转型（clinical trial digital transformation）涉及整合先进的数字技术和智能系统，以优化研究过程、提高效率、降低成本、提升数据质量，以及推动医学科研的创新。

（徐伟珍、殷奇印、沈　奇）

第二十二章 真实世界研究

第一节 真实世界研究的背景与现状

国家药品监督管理局药品审评中心将“真实世界研究(real world study, RWS; real world research, RWR)”定义为:在真实世界环境下收集与患者有关的数据(real world data, RWD),通过分析,获得医疗产品的使用价值及潜在获益或风险的临床证据(real world evidence, RWE),主要研究类型是观察性研究,也可以是临床试验。真实世界研究,正日益成为各个研究领域不可或缺的一部分。这些研究利用了真实世界的数据。反映了药品在真实世界中应用的有效性及安全性。

真实世界研究开展时间还比较短,尚处于发展阶段,部分法规、法则还不尽完善,在目前药物和器械研发中,主要作为随机对照试验的补充。

一、提出背景

随机对照试验(randomized controlled trial, RCT)的缺陷:随机对照试验的目的之一是通过一系列入选与排除标准选取高度均一化的受试人群,但标准化的入排标准也使得试验人群不能充分代表目标人群,而且 RCT 所采用的标准干预措施也与临床并不完全一致,所以使 RCT 在临床实际应用时面临挑战。另外随机对照试验中对不良事件的发现也因为有限的样本量和相对较短的随访时间而略显不足。某些疾病领域,比如某些缺乏有效治疗措施的罕见病和危及生命的重大疾病,因为花费和时间问题,RCT 难以实施。

RWS 不同于传统的 RCT,真实世界研究通常是非干预的,通常不会人为对患者入组条件、年龄以及用药方案等进行限制,得出的结果更符合临床实际的情况,结果对临床具有相应的指导意义。但在某些情况下真实世界研究是干预性研究,有时可以是干预性和观察性研究同时存在。

RWS 是对临床常规产生的真实世界数据进行系统性收集并进行分析的研究,是对 RCT 的补充,并不对立。RWS 和 RCT 一样,都需要科学合理地研究设计,研究方案以及统计计划。

二、国内外发展现状

2016 年 12 月 7 日美国国会通过《21 世纪治愈法案》,明确 FDA 可以在合适情况下使用真实世界数据,2017 年 7 月 27 日美国药监局(FDA)发布《采用真实世界证据支持医疗器械的法规决策》草案,2017 年 8 月 31 日发布了最新版指南。2019 年 4 月 4 日,FDA 基于真实世界数据(RWD)批准了辉瑞的哌柏西利(Palbociclib)一项新适应证:与芳香化酶抑制剂或氟维司群(Fulvestrant)联合,可用于治疗患有 HR(+)、HER-2(-)转移性乳腺癌患者。

2018 年 8 月,第八届中国肿瘤学临床试验发展论坛上,吴阶平医学基金会和中国胸部肿瘤研究协作组携手发布《真实世界研究指南》(2018 版),这是中国首个 RWS 指南。2019 年 5 月 29 日国家药品监督管理局药品审评中心发布中国《真实世界证据支持药物研发的基本考虑(征求意见稿)》。2020 年 1 月 7 日,国家药品监督管理局的第一号文件、国内首个《真实世界证据支持药物研发与审评的指导原则(试行)》发布,国内药品的研发与评价就此进入一个新的阶段。随后国家药品监督管理局不断出台《用于产生真实世界证据的真实世界数据指导原则(试行)》《真实世界数据用于医疗器械临床评价技术指导原则(试行)》《药物真实世界研究设计与方案框架指导原则(试行)》等指导原则,不断完善和细化国内RWS的研究原则指导国内药品及器械的研发与评价。

第二节 真实世界数据与真实世界证据

一、真实世界数据定义

真实世界数据RWD是指来源于日常所收集的各种与患者健康状况和/或诊疗及保健有关的数据。并非所有的真实世界数据经分析后都能成为真实世界证据,只有满足适用性的真实世界数据才有可能产生真实世界证据。

二、真实世界数据的来源

在真实世界研究中,数据来源多种多样,主要包括以下几种:

1. **医院系统电子病历记录** 电子病历记录是医学研究的宝贵资源,提供了关于患者人口统计学、病史、诊断、治疗方案和结果的数据。

2. **保险理赔数据** 保险理赔数据可以提供关于医疗利用、成本和结果的信息,对于健康经济学和政策研究来说是宝贵的资源。

3. **公共记录** 政府记录,如人口普查数据、死亡登记数据、疾病控制中心登记数据等,提供了丰富的人口统计学、流行病学和社会经济数据。

4. **互联网设备** 互联网设备,如智能家居设备和可穿戴设备,产生了关于研究参与者生理体征指标、行为、不良反应以及环境条件监测的连续数据,与医院系统电子病历记录衔接可形成更完整的真实世界数据。

5. **数据库** 在美国有美国国立健康和营养检查调查(NHANES)、美国临床实践研究数据链(CPRD)、美国监测、流行病学和最终结果(SEER)项目、美国医疗保健成本和利用项目(HCUP)、MarketScan研究数据库等。

6. 医院信息系统数据、医保支付数据、登记研究数据、药品安全性主动监测、自然人群队列数据等为我国真实世界数据主要来源。我国有关的真实世界数据库也有待进一步完善和开发。

三、真实世界数据适用性评价及数据治理

适用性评价可分为两个阶段,第一阶段对源数据分析,判断其是否满足研究方案的基本要求;第二阶段判断经治理的数据是否适用于产生真实世界证据。

(一)源数据的适应性评价

满足基本分析要求的源数据至少应具备以下条件:①数据库处于活动状态且数据可及:在研究期限内数据库应是连续地处于活动状态的,所记录的数据均是可及的,即具有数据的使用权限,并且可被第三方特别是监管机构评估;②数据使用符合伦理要求和安全性:要求源数据的使用应符合伦理审查法规要求,应符合相关的数据安全与隐私保护要求;③源数据对关键变量的覆盖:源数据对关键变量的覆盖度通常是不完整的,但应具有一定的覆盖度,至少应包括与研究目的相关的结局变量、暴露/干预变量、人口学变量和重要的协变量;④样本量足够:应充分考虑和预判经数据治理后源数据例数明显减少的情况,以保证统计分析所需的样本量。

（二）真实世界数据治理

经初步适应性验证的真实世界源数据经过数据治理后，才能进一步适用性评价，从而形成真实世界证据。

在真实世界的研究中，数据治理是指管理、组织、增强和保存数据以供其持续和未来使用的过程。在真实世界的研究中，数据治理尤为重要，因为这些研究通常涉及来自各种来源的大型和多样化的数据集，例如电子健康记录、保险索赔、公共记录和互联网设备。以下是真实世界研究数据治理的一些关键步骤：

1. 数据清理　这包括检查数据的错误和不一致，并纠正或删除它们。包括处理缺失值、重复条目或不正确的数据。

2. 数据集成　考虑到实际数据通常来自多个来源，以一种有意义且一致的方式组合数据非常重要。涉及基于公共属性对数据进行对齐，解决数据命名或约定中的冲突，或将数据转换为公共格式。

3. 数据注释　这涉及向数据中添加信息，以增强其上下文或含义。包括添加数据的来源、收集数据的日期或使用的方法。

4. 数据保存　确保数据以一种随时间保持其质量和可访问性的方式存储。这可能包括选择适当的数据存储解决方案、实现数据备份过程或定义数据保留策略等。

5. 数据共享　以一种安全、尊重隐私和道德准则的方式将数据提供给其他研究人员。包括去识别个人数据，获得必要的数据使用许可，或设置数据访问协议等。

6. 个人信息保护和数据安全性处理　真实世界研究涉及个人信息保护应遵循国家信息安全技术规范、医疗大数据安全管理相关规定，对个人敏感信息应进行去标识化处理，确保根据数据无法进行个人敏感信息匹配还原，通过技术和管理方面的措施，防止个人信息的泄漏、损毁、丢失、篡改。

7. 数据质量控制　数据质量控制是确保研究数据完整性、准确性和透明性的关键。数据质量控制需要建立完善的真实世界数据质量管理体系和标准操作规程。

通过这些步骤，数据治理可以确保真实世界的数据是可靠的、可理解的，并且可以进行分析。这是研究过程中至关重要的一部分，有助于确保真实世界研究的有效性和可重复性。

（三）经治理数据的适用性评价

评估真实世界研究中经处理数据的适用性是一个系统的过程，以确定其在研究中的质量。需要考虑几个关键方面：

1. 有效性　指数据是否准确地代表了它应该测量的现象。评估数据的来源、收集数据的方法和测量的准确性是很重要的。

2. 可靠性　指数据的一致性和可重复性。如果在同样的条件下再次收集同样的数据，是否会得到相同的结果。

3. 及时性　指数据的获得时间，以及它是否仍然与当前的研究问题相关。旧数据可能不能准确反映当前情况或趋势。

4. 完整性　指是否收集了所有必要的数据，是否有任何空白。缺失的数据会导致偏倚，影响研究的准确性。

5. 一致性　指数据在不同来源或测量中是否一致。不一致的数据可能表明需要解决的错误或差异。

6. 相关性　指数据是否实际上与研究问题相关。并不是所有的数据，即使是高质量的数据，都与每一项研究相关。

7. 偏差　指在数据收集或处理过程中可能引入的任何系统误差。识别和解释数据中任何潜在的偏差是很重要的。

8. 隐私和道德 指数据的收集和使用方式是否符合隐私法和道德准则。确保数据去标识化和负责任地使用是至关重要的。

真实世界数据适用性评价通常涉及自动检查（例如缺失数据或异常值）、统计分析（例如评估可靠性或偏差）和专家判断（例如评估相关性或有效性）的组合。通过彻底评估数据，研究人员可以确保他们使用的是高质量的数据，这些数据将在真实世界的研究中产生可靠和有效的证据和结论。

四、真实世界证据

真实世界证据（RWE）是指通过对适用的真实世界数据进行恰当和充分的分析，所获得的关于药物的使用情况和潜在获益 - 风险的临床证据，包括通过对回顾性或前瞻性观察性研究或者实用临床试验等干预性研究获得的证据。

真实世界数据和真实世界证据是医疗研究中两个相互关联的概念，但它们并不是同一个事物。

真实世界证据（RWE）是来自真实世界分析的关于医疗产品（包括药品）使用和潜在益处或风险的临床证据。换句话说，RWE 是通过分析 RWD 得到的。医疗机构和监管机构使用它来决定在日常医疗实践中的治疗或干预措施。

总之，RWD 是从各种来源收集的原始信息，而 RWE 是通过分析这些数据得出的可操作信息。RWE 用于在各个层面做出有关医疗的可靠决策。

第三节 真实世界研究的基本设计及主体框架

真实世界研究设计包括观察性（或非干预性）研究设计和干预性研究设计（如实用型临床试验）。单臂研究设计是一种特殊的设计形式，其研究组可以是干预性的，也可以是观察性的，其外部对照通常基于真实世界数据而设定。

一、观察性研究设计

观察性研究可分为队列研究、病例对照研究和横断面研究等。以因果推断为目的的观察性研究通常采用队列研究设计。后文若无特别说明，所述观察性研究均是指队列研究。

根据研究方案中定义的真实世界研究起始时间和结局发生的时间，队列研究可分为回顾性研究、前瞻性研究和回顾前瞻性队列研究。

队列研究设计主要考虑目标人群队列、因果推断和质量控制三个方面。

（一）目标人群队列

目标人群队列根据临床所关心的问题而定，具体以数据体现，即目标人群从研究的治疗开始到观察期结束所形成的纵向观测数据。目标人群队列的具体定义应基于研究目的、入排标准、数据来源和数据治理 / 管理计划综合考虑。

（二）因果推断

观察性研究由于变量间因果关系的不确定性和复杂性使得因果推断具有挑战。不同分析模型的选择会导致分析结果不同。因此，为了避免结果驱动的偏倚，需要在设计阶段明确主分析将要采用的分析数据集、分析模型及其相对应的统计假设。应考虑混杂偏倚、选择偏倚、信息偏倚等重要偏倚识别及控制方法，以及缺失数据的处理策略及其基于的假设；还应针对可能影响研究结果的各种因素，如模型假设背离或各类潜在偏倚来源，充分考虑敏感性分析及定量偏倚分析计划和策略。

（三）质量控制

质量控制的主要目的是保证获得高质量的分析数据。一方面，需要事先制定数据治理计划（针对历史数据）或数据治理计划（针对前瞻性收集数据），保证所产生的数据能够满足适用性要求；另一方面，应制定具体措施保障观测变量值的准确性，例如在保障测量工具、度量单位和评价方法的一致性方面的具体措施。

二、实用临床试验设计

实用临床试验（pragmatic clinical trial，PCT）又称实操临床试验或实效临床试验（pragmatic randomized clinical trial，P-RCT），是指尽可能接近真实世界临床实践的临床试验，是介于传统的随机对照试验和观察性研究之间的一种研究类型，属于干预性研究。与RCT不同的是，PCT主要有如下特点：① PCT的干预既可以是标准的，也可以是非标准的；②既可以采用随机分组方式，也可以自然选择入组；③受试病例的入选标准可以相对较宽泛；④对干预结局的评价不局限于临床有效性和安全性；⑤ PCT更多地使用临床终点，而很少使用传统RCT中可能使用的替代终点；⑥可以同时考虑多个治疗组，以反映临床实践中不同的标准治疗，或设置多个剂量组达到剂量探索目的；⑦一般不设安慰剂对照；⑧如果因难以实施而不采用盲法，应考虑如何估计和控制由此产生的偏倚；⑨数据的收集通常依赖于研究参与者日常诊疗记录，但也可以设置固定的随访时间点，其时间窗通常较RCT更宽。

PCT设计应重点考虑以下因素：①收集到的数据是否适用于支持产生真实世界证据；②治疗领域和干预措施等是否符合各种形式的常规临床实践；③是否具有足够的可以用于评价的病例数（特别是临床结局罕见的情况）；④参与PCT的各试验中心甚至不同的数据库之间对终点的评价和报告方法是否一致；⑤是否采用随机化方法控制偏倚；⑥当盲法不可行时，应考虑非盲对结局变量，特别是研究参与者报告的结局，可能产生的影响，可使用不受治疗分组影响的客观终点（如脑卒中、死亡等），以减少非盲可能带来的偏倚；⑦分析方法的考虑可参照观察性研究的分析方法。

对于实用随机临床试验，还需要特别阐明治疗策略的选择（如单次治疗策略或持续治疗策略）和有效性的主分析所基于的数据集。由于P-RCT在随机化之后出现的治疗策略更改、剂量改变、停药、转组、数据缺失等情况较RCT更为普遍，因此，相较于RCT通常基于ITT/mITT（调整ITT）进行主分析，P-RCT则需要考虑基于符合方案数据集是否更为合理的问题，或者考虑更加合适的数据集定义，并在样本量计算时予以充分考虑。

三、单臂研究设计

采用单臂研究首先要考虑的问题是其前提条件是否充分。例如，采用RCT难以实施或具有重大伦理风险，属于危及生命、复发难治、无药可治或甚为罕见的疾病。单臂研究组如果是干预性的，为单臂试验；如果是非干预性的，为单臂观察性研究。无论是干预或非干预的，单臂研究设计通常应设置外部对照，外部对照采用的形式有基于疾病自然史队列数据或其他外部数据的历史对照或平行对照，或者目标值对照。为了减少偏倚，采用外部对照需考虑其目标人群特征（人口学、基线水平和临床特征等）、诊断和治疗标准、伴随治疗、结局的测量和评价标准等对结局（预后）有潜在影响的各种因素与研究组是否足够相似，以保证与研究组有较好的可比性。此外，单臂研究设计至少还应考虑以下内容。

（一）研究组设置

研究组的设置主要分干预性和非干预性，前者更为常用。对于干预性设计，研究组需要定义标准干预，且在研究实施过程中严格执行所规定的干预措施；对于非干预性设计，研究的治疗通常没有统一标准，且在治疗过程中患者可能会同时接受其他治疗，使得治疗模式较为复杂多样，对此可通过设置合理的入选和排除标准来定义较明确的目标治疗。

（二）对照设置

1. 历史对照 以既往获得的疾病自然史队列或其他外部真实世界数据作为对照。

2. 平行外部对照 收集与研究组同期的疾病自然史队列或其他外部真实世界数据作为对照。

3. 目标值对照 目标值的确定应有充分依据，优先依次考虑国家标准、行业标准和专家共识。否则，需要根据已有的相关信息，包括但不限于公开发表的文献、研究报告、相关研究的原始数据等，通过综合分析确定目标值。

4. 混合对照 将既往及研究同期获得的外部数据混合在一起形成对照。这些外部数据可以是日常的病例记录，也可以是过去开展不同的临床研究（观察性或干预性的）所获得的数据。研究开始前需评估外部数据的适用性、代表性和预先设定不同部分数据合成时的权重系数，建议预先设置敏感性分析评估混杂因素、不同权重系数等对研究结论的影响。

外部对照的单臂研究由于混杂因素、人群异质性和各种可能偏倚的影响，因果推断结论具有较大的不确定性。为克服或减少这些局限，除上述考虑外，还应注意：①主要终点采用客观指标，如肿瘤临床研究的客观缓解；②明确并严格把握入组人群的入排标准及筛选过程；③要确保所采集的数据符合真实世界数据的适用性要求；④较之于历史对照，更鼓励采用平行外部对照；⑤事先恰当地定义主分析的统计分析方法，如合理利用多因素模型、倾向评分方法，虚拟对照方法、工具变量方法等；⑥若对照组选择或主分析模型采用基于匹配的方法，应在方案中事先明确匹配标准；⑦要充分使用敏感性分析和偏倚的定量分析来考察未知或未测量的混杂因素、效应异质性、模型假设不成立以及其他各种可能偏倚对分析结果的影响。

四、真实世界研究方案的主体框架

不同设计类型的真实世界研究方案的主体框架基本相同。以下是真实世界研究方案的建议框架：

1. 方案摘要 以表格形式摘录研究方案的主要内容，突出重点，力求简洁。

2. 研究背景 简要介绍研究背景，包括国内外研究的现状和意义，本研究的前期基础等。

3. 研究目的 根据目标人群、治疗（含对照）和结局，简要阐述研究目的，即本研究计划回答的临床科学问题，明确主要目的和次要目的（如果有），也可包括探索性目的。

4. 研究假设 根据研究目的提出研究假设。

5. 整体设计 简述研究的整体设计，包括多中心或单中心、观察性或干预性、单臂或双臂/多臂等要素。若是观察性研究，应说明是回顾性的还是前瞻性的，或回顾前瞻性的。

干预性研究应说明是否采用随机化分配，如果采用，应详细说明具体的随机化分配方法及实施过程；是否采用盲法，如果采用盲法（单盲或双盲），应说明具体实施办法；如果采用开放设计，需说明终点事件是否采用盲评，若采用盲评，如何实施。

单臂研究应说明研究组是干预性还是观察性的，以及采用何种形式的外部对照。

（一）研究人群

1. 诊断标准 如果所研究的疾病有不同诊断标准，应该说明本研究所采用的诊断标准及其出处，并给出所采用诊断标准的具体内容，若内容较多可以在附件中呈现。还应标明疾病代码（如ICD9/ICD10等）。

2. 入选/排除标准 入排标准的制定应能代表研究的目标人群。一般而言，观察性研究的入排标准较干预性研究宽松。应注意入排标准可能导致的恒定时间偏倚或选择偏倚，必要时对重要的入排标准作出解释，并评估其对分析结果的影响。

（二）治疗或干预

采用研究药物或治疗策略的人群队列，对于观察性研究，称之为“治疗组”或“治疗队列”；对于干预性研究（如 PCT），称之为“试验组”。关于采用非研究药物或治疗策略的人群队列，称之为“对照组”或“对照队列”。

1. 治疗组 / 试验组　对于治疗组的定义，应阐明具体治疗方法，如药物治疗的剂量、频次、给药途径、疗程等，以及药物的商品名和生产厂家。如果是物理治疗（如放疗或激光治疗），应给出具体的治疗参数。观察性研究中治疗策略和治疗模式由临床实践所决定，因此具有多样性，在数据收集、因果推断和结果解释时应予以考虑。对于试验组的定义，与观察性研究不同的是，治疗方法通常应固定下来，形成相对标准的治疗策略。

2. 对照组　真实世界研究通常选择阳性对照或标准治疗对照，阳性对照应是目前或数据采集的起止期（如回顾性研究）临床实践中公认的疗效明确的治疗方法或治疗策略。对照组应像治疗组或试验组一样描述具体的治疗方法或策略。

除单臂研究的历史对照外，观察性研究对照的选择应与治疗组同时期。对于回顾性研究，为了避免病例选择偏倚，原则上应选择研究所定义的数据采集的起止期内所有的治疗组和对照组的病例，或者采用严格的随机抽样方法选择病例（例如因为已有数据量太大而无法承受治理和分析全部数据的情况）。对于前瞻性研究，对照组的选择标准，特别是与治疗组的匹配方法，应明确定义。干预性研究对照组的选择与 RCT 类似。单臂研究对照组选择可参见本节单臂研究设计相关内容。

3. 伴随治疗　真实世界研究中，伴随治疗的情况较为常见，应在方案中尽可能地阐述清楚可能出现的伴随治疗，对于未能预见的伴随治疗，也需要在分析过程中予以充分考虑。

（三）研究终点

1. 有效性终点　应定义主要终点和次要终点，如必要还需定义关键次要终点。有效性终点应完整定义，包括终点的名称、观测的时间点或时间段、测量方法与工具、计算方法、评价方法等。必要时，可设置独立第三方终点事件判定委员会，并描述实施办法，例如所执行的 SOP。应注意，真实世界研究的主要终点通常不采用替代终点，如采用需充分说明理由。

2. 安全性终点　根据研究目的，安全性终点可以是主要终点、（关键）次要终点，或者探索性终点。除了明确定义终点事件外，还应考虑对终点事件的编码（如用 MedDRA 编码）、分级（如用 CTCAE 对安全性事件的严重程度分级）、发生时间、发生频率（如反复多次发生，如何计算发生率）等加以说明。需要指出的是，与有效性终点不同，安全性终点在大多数情况下无法预先确定具体终点事件及其发生的时间和严重程度，因此其不确定性给统计分析和结果的解释带来挑战，具体考虑可参照相关临床试验指南。

3. 探索性终点　研究如有需要，也可以设置某个 / 些探索性终点，例如药物经济学终点等。

（四）基线变量及重要协变量

研究方案中应明确基线变量和重要的协变量，以及它们的度量单位和观测时间。这些变量的确定依据主要来自对目标研究人群现有的研究成果，例如指南、专家共识、公开发表的文献、会议报告等提及的影响疗效的变量 / 因素，也有来自项目组专家的认识。重要协变量的确定应具备合理性，可结合各因素间的因果路径图确定，并综合考虑前期数据评估结果。在已确定的重要协变量中，建议在方案中明确协变量的属性，如效应修正因素、危险因素、混杂因素（包括时依混杂因素）、中间变量、碰撞变量、工具变量等。

（五）观察期/随访期与观测/随访时间点

应明确研究的观察期或随访期，以及观测对象的观测或随访的起始时间、时间间隔和时间点，合理定义窗口期。

（六）数据治理/数据治理计划

在真实世界研究中，应准确理解数据治理和数据治理计划的概念。对于既往数据，无论是病历记录的原始数据，还是开展不同临床研究所获得的数据，都应经过统一的数据治理使其满足分析的要求。对于前瞻性收集的数据，应通过严格和规范的数据治理，为研究提供高质量的用于分析的数据。数据治理计划通常应与研究方案同步完成。

应明确研究数据来源，包括所来自的研究中心、收集数据的起止时间、数据存储的系统和记录形式。如果是来源于既往的研究，应描述原始数据的记录和存储形式，以保证研究数据可追溯。

（七）偏倚考虑

偏倚是真实世界研究特别需要考虑的问题，在方案中应充分考虑各种潜在偏倚及其影响，并制定控制偏倚的有效措施。常见的偏倚包括：因测量、数据收集或评价方法的不准确或不一致导致的信息偏倚，因选择性地入选和/或排除数据或失访、退出、剔除、记录缺失等导致的选择偏倚，因人群变化、治疗变化、研究背景变化等原因导致的疗效异质性，因分析中未能充分控制混杂因素导致的混杂偏倚，因未事先确定主分析方法而选择采用不同分析方法中最有利的结果导致的结果驱动等偏倚。此外，不同的研究中还可能发生其它具体的信息偏倚，例如，在记录生存时间时可能产生的恒定时间偏倚或领先时间/起点时间偏倚，基于文献的荟萃分析可能存在的发表偏倚，回顾性研究中回忆以往事件可能产生的回忆偏倚，因入选非初治病例而产生的幸存者偏倚等。

（八）统计分析计划

为了避免结果驱动偏倚和保证研究过程的透明性，真实世界研究特别强调，至少主分析计划应该与研究方案同步确定，这与 RCT 中规定统计分析计划可以在数据库锁定之前完成有很大不同。如果主分析计划篇幅较大，可以附件形式呈现。独立的主分析计划除了摘录方案中的一些关键要素外，如研究目的、目标人群、终点指标及其定义等。

在统计分析方面至少应该包含以下内容：

1. 样本量估计 临床试验的样本量估计通常要考虑的因素有：研究类型、比较类型（优效性或非劣效性）、统计分析方法、结局变量预期的效应量或参数、统计分布、检验水准、单双侧检验、检验效能、分配比例、多重性、脱落剔除率、依从性等。真实世界研究应采用主分析所对应的样本量估计方法，在估计时，除了需要考虑上述因素外，还需考虑混杂因素等的调整对样本量的影响。需注意，对于采用外部对照组的单臂试验研究，对照组的样本量通常应不少于治疗组的样本量，或可以数倍于治疗组。另外，观察性研究（特别是回顾性研究）的数据缺失率较高，设计时应留有充分余地。

2. 数据集定义 真实世界研究的数据来源及其质量有很大差异，而且不同分析回答的问题各异，应根据不同的分析定义不同的数据集，如有效性数据集和安全性数据集。如果涉及随机分配，应基于随机分组定义数据集。如果分析的目标人群是数据集的一个子集，应将子集标记为对应的目标人群。

3. 缺失数据处理 真实世界研究中，数据缺失较为普遍，甚至缺失比例较大。在数据治理及数据治理过程中，应尽可能追踪捕捉遗漏的记录，使数据质量有所提高。尽管如此，主分析或敏感性分析中仍面临缺失数据的处理问题，在主分析计划中和敏感性分析计划中（如适用）应阐述缺失数据的处理方法，并说明其理由。

4. 描述性分析　描述性分析能够刻画变量（特别是基线变量）的主要特征。所有指标 / 变量，包括终点变量，均应进行描述性分析，所采用的描述统计量应根据变量的分布特征合理选择。

5. 异质性分析　应事先考虑可能的异质性因素，如研究中心、年龄、性别、病情程度等，为亚组分析或分层分析打好基础。同时阐述异质性的评估方法，如采用何种分析模型；以及异质性的判断标准，例如以 0.10 的检验水准判断分组与潜在异质性因素是否存在交互作用，但应注意异质性判断标准的确定应结合研究目的和临床意义综合考虑。

6. 主分析　主分析围绕主要终点进行统计分析，是研究结论的最主要依据，应给予详尽和严谨的阐述，包括但不限于：①统计假设；②非调整分析和调整分析所采用的模型及其所基于的假设；③拟纳入调整分析的协变量的初步考虑以及明确在分析过程中根据观测数据筛选各类变量的明确规则，包括混杂因素 / 时依混杂因素、风险因子、中间变量和潜在异质性因素的识别；④如果采用倾向性评分匹配方法，应定义匹配比例、匹配方法及其具体参数设置（如卡钳值），以及匹配的均衡性验证方法；⑤对于生存结局的分析需考虑是否存在竞争风险问题。此外应对模型假设进行必要的验证，如非线性关系、非等比例风险等。

需要指出，即使 PCT 设计中采用随机分配策略，其主分析对协变量的考虑仍建议与观察性研究相同，因为在研究的实施过程中，PCT（特别是群随机设计）对基线均衡性的控制远不如 RCT 严格。

7. 亚组分析　应根据现有的研究结论和认知、可能的异质性因素等明确定义需要进行亚组分析的因素，此外也可考虑主要协变量中与分组变量交互显著的因素进行亚组分析。

8. 敏感性分析　由于真实世界研究中因果推断结论具有不确定性，因此结论的稳健性尤其重要，充分的敏感性分析有助于判断结论的稳健性。敏感性分析应根据不同的假设情景展开，这些情景包括但不限于：①缺失数据的不同处理机制；②不同的数据集定义；③不同的分析方法；④模型中不同的协变量组合；⑤未知或不可测的混杂因素影响等。

9. 定量偏倚分析　偏倚对研究结论的影响是因果推断中需要特别考虑的。鼓励对于各种可能的偏倚，明确判断其是否存在，或设置相关偏倚参数值或分布的方法，并基于偏倚的定量分析考察其对结果的影响。

10. 安全性分析　真实世界研究，特别是回顾性研究，对安全性事件的主动监测存在较明显的不足，可能需要提供某些外部证据以弥补其不足，例如研究药物在其他研究中的安全性信息和不良反应监测系统报告的信息。如果研究假设要回答研究药物比对照药物具有更好的安全性，还应提供充分的对照药物的安全性信息。对于主要研究目的是回答安全性问题的情况，可参阅相关指导原则或文献。

需要指出，上述与研究方案同步的主分析计划主要是呈现事先确定的将要做的各种分析以及这些分析的假设和条件，而与分析对应的结果的具体输出形式（统计图表）可以在正式的数据分析之前确定。

（九）质量控制

一般而言，真实世界研究的质量控制的目标与 RCT 类似，但需要特别关注数据治理过程的质量控制。

（十）伦理

真实世界研究的伦理要求可参照《国家卫生健康委员会涉及人的生物医学伦理审查办法》等管理要求执行，回顾性观察性研究经伦理委员会审查批准后可采用泛知情同意等形式。

（十一）注册登记

应描述本研究在公共网站注册登记的情况。

（十二）方案修订

在真实世界研究的实施过程中，如果更改数据治理计划或统计分析计划中的主分析计划，属于方案的实质性变更，需将修订方案与国家药品监督管理局药品审评中心充分沟通以达成一致。

（十三）组织实施

可参照一般的临床研究方案，并根据实施项目的特点，制订实施计划。

五、真实世界研究设计的其他考虑

（一）真实世界研究路径的可行性

在进行研究设计前，应首先对采用真实世界研究路径的可行性进行评估，包括但不限于以下考虑：①传统 RCT 是否不可行；②是否有比 RCT 更好或可替代的研究路径；③真实世界数据是否足以支持将要开展的研究。无论是数据的质量还是数量（样本量）应均能支持统计分析并产生真实世界证据；④该项真实世界研究在药物研发中的定位，明确该研究所形成的证据在整个证据链中的作用。

（二）目标人群的代表性

观察性研究中目标人群的代表性非常重要，确定研究人群的理想方法是采用严格的随机抽样。然而，由于临床研究的实际情况，研究人群通常采用的是便利抽样的方法确定的，因此，应充分评估研究人群与目标人群的特征是否存在异质性及其对研究结论外推性（即外部效度）的潜在影响。

（三）混合型研究设计

混合型研究是指同时基于真实世界数据和真实世界数据外的研究数据的研究。含有实用元素的随机对照试验和利用真实世界数据混合形成研究臂和 / 或对照臂（以下简称混合臂）而开展的研究是其中较为典型的应用。

混合臂研究设计的关键是将内部数据与外部数据的合并应基于合理的统计模型和方法，以保证内部人群与外部人群特征相一致为原则，将外部数据根据个体水平或整体水平、匹配或赋权等方式与内部数据进行融合，并尽可能进行充分的敏感性分析和定量偏倚分析。若采用基于贝叶斯理论的方法，还应配合充分地针对先验分布和其他相关参数设置的模拟分析。由于内外部人群特征重叠程度及效应一致性程度都会影响外部数据所能够提供的有效样本量，因此，混合臂研究估算所需样本量时应确保当前试验纳入足够数量的研究参与者，使分析结果达到稳健和可靠。

（四）估计目标

ICH E9（R1）将临床试验中构建估计目标归纳为五个重要属性，即目标人群、治疗、终点、伴发事件和汇总统计量。真实世界研究中，如何构建估计目标目前仍处于探索阶段，但与传统的 RCT 相比，还需考虑一些更复杂的问题，例如，研究人群的异质性、治疗方法的灵活性、伴发事件的多样性、终点选择的特殊性、敏感性分析的复杂性等。

（五）模仿目标临床试验

模仿目标临床试验是一种真实世界研究方法，即基于现有的真实世界数据，模仿一个良好的 RCT 设计（明确的入排标准、治疗策略、治疗分配方法、随访期限和时间点、终点事件评价和统计分析计划等），产生一个真实世界研究的子集，通过因果推断得出研究结论。该法有助于思考、识别和避免不必要的偏倚，如恒定时间偏倚、非初治者偏倚等，并提供合理的方法来阐明在观察性研究中可能需要做出的权衡。模仿目标临床试验要考虑使用的场景，该法的前提是需要拥有非常大样本量的适用真实世界数据，并且具有较高的 RCT 的仿真度，目前在应用方面有待获得共识，但不失为一种值得探索的方法。

第四节　真实世界研究的不足与展望

虽然真实世界的研究提供了许多好处，拥有在日常环境中观察和分析医疗实践和结果的能力，但它们也有一些限制或缺陷。

1. 选择偏差　真实世界的研究通常采用非随机设计，这使得它们容易受到选择偏差的影响。在真实世界中，接受特定治疗的患者与未接受治疗的患者可能存在系统性差异，而这些差异可能会影响结果。

2. 混淆变量　真实世界的研究可能会受到混淆，其中暴露对结果的影响与另一个变量的影响混合在一起。例如，患有更严重疾病的患者更有可能接受某种特定的治疗，这使得治疗看起来不那么有效，而实际上是疾病的严重程度影响了结果。

3. 数据质量和完整性　真实世界的数据，如电子健康记录，有时可能是不完整、不准确或不一致的，这可能会影响研究的有效性。

4. 缺失数据　真实世界的数据经常有缺失值，这可能会引入偏见或降低研究的有效性。

5. 普遍性　虽然真实世界的研究通常包括比随机对照试验更广泛和更多样化的患者群体，但结果可能无法推广到所有人群，特别是如果研究人群不具有代表性。

6. 缺乏控制组　在一些真实世界的研究中，可能没有一个明确的控制组，这使得很难得出关于治疗或干预措施有效性的确切结论。

尽管有这些缺点，真实世界的研究仍然是医学研究的一个有价值的工具，补充了随机对照试验产生的证据。医学研究人员正在不断开发多种有效方法来应对这些挑战，并提高真实世界研究的质量和效用。相信后续的临床研究中真实世界研究也会占有一席之地。

（赵　芊、易煌尧）

第二十三章 医疗器械临床试验法规及技术要求

第一节　我国医疗器械临床试验法规制修订历程

根据《医疗器械临床试验质量管理规范》(国家药监局国家卫生健康委2022年第28号公告),“医疗器械临床试验,是指在符合条件的医疗器械临床试验机构中,对拟申请注册的医疗器械(含体外诊断试剂)在正常使用条件下的安全性和有效性进行确认的过程。”为加强对医疗器械临床试验的监督和管理,维护研究参与者的权益,我国医疗器械临床试验的法规和要求伴随着医疗器械行业发展和国家对医疗器械管理经验不断积累的基础上逐步建立完善,以适应行业的发展。

原国家医药管理局负责对医疗器械实施市场准入管理。1991年5月1日起对医疗器械新产品实行《医疗器械新产品管理暂行办法》,对医疗器械进行分类管理,并提出医疗器械新产品的临床研究工作包括动物或者生物试验、临床试用和临床验证。此时的分类是:①第一类安全有效性必须严格控制的;②第二类是安全有效性必须加以控制的;③第三类是通过常规管理可以保证安全有效性的,与现行的分类方法是相反的。

1996年1月6日,原国家医药管理局发布《医疗器械产品市场准入审查规定》,开始实施医疗器械注册制度,其附件2《医疗器械产品临床试用暂行规定》于1996年3月11日发布,规定新型医疗器械在投入市场前,应进行临床试用,包括临床研究和临床验证。其中,临床研究是指“医疗器械产品在进入市场前,由政府认可的相应的医疗机构,按一定的时间和案例数量要求,对该产品的使用安全性、有效性进行研究的活动”,且长期植入人体的生物学机理尚无定论或尚未有相似产品上市的医疗器械必须进行临床研究。临床验证是指“某些临床机理成熟,已有国家(行业)产品标准或专用安全要求的医疗器械,由企业在适当的医疗机构进行安全性和有效性重复试验的活动”。

1996年9月6日,原国家医药管理局发布《医疗器械产品注册管理办法》,根据风险将医疗器械分为一、二、三类,并规定二类和三类医疗器械注册应提交产品临床研究或临床验证报告。

1997年7月18日,《医疗器械产品临床验证暂行规定》发布,作为《医疗器械产品临床试用暂行规定》的补充和完善。

2000年1月,国务院发布了《医疗器械监督管理条例》(以下简称《条例》),并于当年4月1日开始正式实施。其中第七条、第八条、第九条中对医疗器械的临床试用或临床验证提出了要求,“第二类、第三类医疗器械新产品的临床试用,应当按照国务院药品监督管理部门的规定,经批准后进行。生产第二类、第三类医疗器械,应当通过临床验证。进行临床试验或者临床验证的医疗机构的资格,由国务院药品监督管理部门会同国务院卫生行政部门认定。”以《条例》为上位法,国家药品监督管理局又修改完善了《医疗器械注册管理办法》,规定境内企业生产的第二类、第三类医疗器械试产注册应提供“两家以上临床试验基地的临床试验报告”,“境外企业生产的医疗器械注册,应提交医疗器械临床试验报告”。2014年6月1日起,经全面修订的《条例》实施,首次提出临床评价、免于进行临床试验以及临床试验审批的条款,并明确“开展医疗器械临床试验,应当按照医疗器械临床试验质量管理规范的要求”。

作为《条例》的配套文件,2004年国家药品监督管理局针对医疗器械临床试验,发布了《医疗器械临床试验规定》(简称《规定》),对临床试验提出基本要求,该《规定》实施长达12年,直到2016年

6月1日《医疗器械临床试验质量管理规范》(第25号令)的颁布，才对临床试验质量管理提出了更加明确的要求，取消了临床试用和临床验证的要求，明确了监管职责，明确了试验用器械的研制应符合医疗器械质量管理体系相关要求，完善了对研究参与者权益的保护，提出多中心临床试验的概念。

2017年，《条例》进行部分修改，规定医疗器械临床试验机构实行备案管理。2017年10月8日，中共中央办公厅、国务院办公厅印发了《关于深化审评审批制度改革鼓励药品医疗器械创新的意见》(以下简称两办《意见》)，其中第一条的内容就是改革临床试验管理，并提出接受境外临床试验数据、支持拓展性临床试验。

2021年《条例》进行部分修订，提出了符合"免于进行临床评价情形的，可以免于提交临床评价资料"，从豁免临床试验提升到豁免临床评价，以适应形势需要。为落实两办《意见》的改革要求，配合新修订的《医疗器械监督管理条例》《医疗器械注册与备案管理办法》《体外诊断试剂注册与备案管理办法》的实施，并积极转化适用的国际医疗器械监管协调文件。

2022年5月1日国家药品监督管理局颁布了新版《医疗器械临床试验质量管理规范》，明确体外诊断试剂临床试验适用于该法规，调整结构更加明确和强调各方职责，调整安全性信息报告流程，简化优化相关要求，在正文及术语上也体现了最新国际监管制度要求。我国医疗器械临床评价修订历程见图23-1。

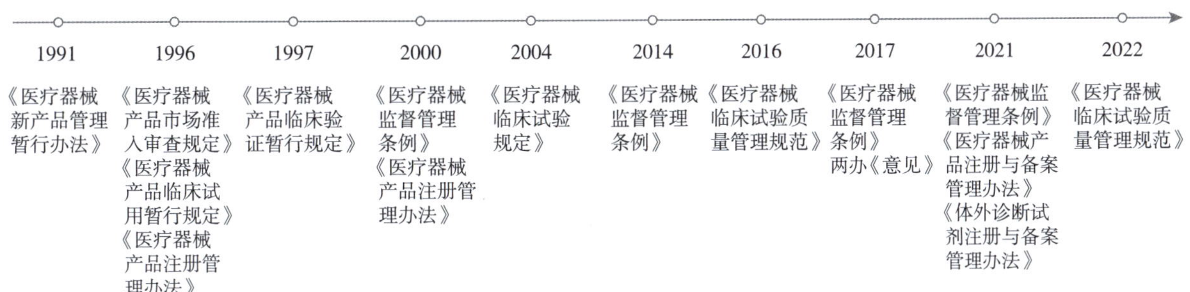

图23-1 我国医疗器械临床评价修订历程

第二节 我国医疗器械临床试验法规概述及要求

一、临床试验相关的法规概述

我国医疗器械临床试验相关的法律体系主要涉及行政法规、部门规章和规范性文件等多个层级。

(一)行政法规

《医疗器械监督管理条例》属于行政法规，由国务院发布，与临床评价相关的条款有：第十四条、第二十四条、第二十五条、第二十六条、第二十七条、第二十八条、第二十九条、第九十三条、第九十四条、第九十五条、第九十六条，规定了产品备案和注册申请时应提交临床评价资料，临床评价路径可以通过开展临床试验或者同品种医疗器械临床数据进行分析。开展临床试验应按照医疗器械临床试验质量规范的要求，接受伦理审查，并对临床试验机构实施备案管理。第三类对人体具有较高风险的医疗器械临床试验，应获得批准后再实施。对于"工作机理明确、设计定型，生产工艺成熟，已上市的同品种医疗器械临床应用多年且无严重不良事件记录，不改变常规用途的，或者其他通过非临床评价能够证明该医疗器械安全、有效的产品"可以免于进行临床评价。第九十三条～第九十六条主要针对临床试验不合规的惩罚。

（二）部门规章

《医疗器械注册与备案管理办法》《体外诊断试剂注册与备案管理办法》属于部门规章，发布部门为国家市场监督管理总局。《医疗器械注册与备案管理办法》第三章第二节单设临床评价章节，《医疗器械注册与备案管理办法》从第三十三条～第四十六条共14条，体外诊断试剂注册与备案管理办法从第三十五条～第四十五条共11条，对临床评价的具体内容进行细化。

（三）规范性文件

1. 规范 《医疗器械临床试验质量管理规范》属于规范性文件，由国家药监局会同国家卫生健康委联合组织修订发布，"为加强对器械临床试验的管理，维护研究参与者权益和安全，保证医疗器械临床试验过程规范，结果真实、准确、完整和可追溯"。

临床试验的实施过程涉及临床试验机构、伦理委员会、研究者、申办者、临床试验监管机构等多个组织，在中华人民共和国境内开展的以申请医疗器械（含体外诊断试剂）注册许可为目的医疗器械临床试验应当遵守《医疗器械临床试验质量管理规范》的规定。《规范》的内容包括了医疗器械临床试验的全部流程，如临床试验的方案设计、实施、监查、稽查、检查，数据采集、记录、保存、分析、总结和报告等。

《规范》共包含九章66条，章节内容分别是"总则、伦理委员会、医疗器械临床试验机构、研究者、申办者、临床试验方案和试验报告、多中心临床试验、记录要求和附则"。配合《规范》的实施，国家药品监督管理局配套发布《医疗器械临床试验方案范本》《医疗器械临床试验报告范本》《体外诊断试剂临床试验方案范本》《体外诊断试剂临床试验报告范本》《医疗器械/体外诊断试剂临床试验严重不良事件报告表范本》《医疗器械/体外诊断试剂临床试验基本文件目录》6个文件，与《规范》同步实施。

2. 指导原则 临床试验相关的指导原则属于规范性文件，包括通用性指导原则以及涉及具体产品的指导原则。

（1）医疗器械临床试验通用指导原则包括：《医疗器械临床评价技术指导原则》《医疗器械临床试验设计指导原则》《医疗器械注册申报临床评价报告技术指导原则》《医疗器械临床试验数据递交要求注册审查指导原则》《接受医疗器械境外临床试验数据技术指导原则》等。

（2）涉及临床试验的具体产品的指导原则：除了上述通用性指导原则外，国家药品监督管理局技术审评中心还发布了一系列指导具体产品临床试验工作的指导原则，如《软性接触镜临床评价注册审查指导原则》《生物可吸收冠状动脉药物洗脱支架临床试验指导原则》等；另外还有多项医疗器械产品注册技术指导原则中包含临床试验的要求，如《植入式心脏电极导线产品注册技术审查指导原则》。

以上医疗器械临床试验法规层级示意图见图23-2。

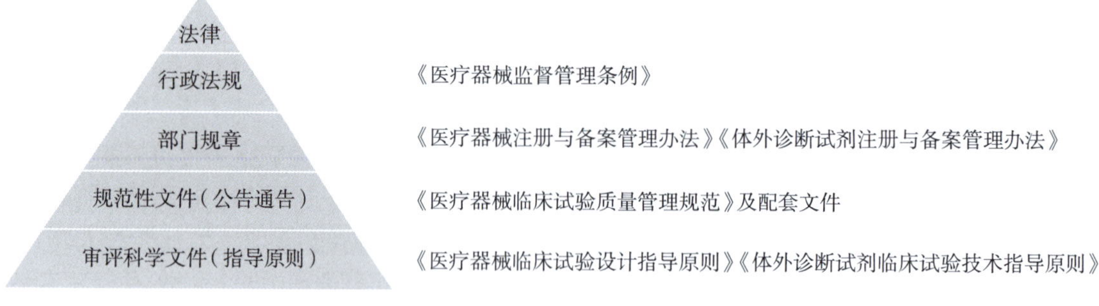

图23-2 医疗器械临床试验法规层级示意图

医疗器械临床试验的法规要求涵盖医疗器械临床试验的全流程，包括从临床试验准备阶段、临床试验实施到临床试验结束后的检查等过程。各阶段涉及的法规及规范性文件，见表23-1。

表 23-1　医疗器械临床试验涉及的法规及相关文件要求

临床试验阶段	过程	法律法规及规范性文件	指导原则
准备	临床评价路径选择	《医疗器械注册与备案管理办法》（总局令第 47 号） 《体外诊断试剂注册与备案管理办法》（总局令）	《免于进行临床试验的体外诊断试剂临床评价资料基本要求（试行）》（2017 年第 179 号） 《免于临床试验体外诊断试剂目录》（2021 年第 70 号） 《免于进行临床评价医疗器械目录（2023 年）》（2023 年第 33 号） 《体外诊断试剂临床试验技术指导原则》（2021 年第 72 号） 《医疗器械临床评价技术指导原则》（2021 年第 73 号） 《医疗器械临床评价等同性论证技术指导原则》（2021 年第 73 号） 《医疗器械注册申报临床评价报告技术指导原则》（2021 年第 73 号） 《决策是否开展医疗器械临床试验技术指导原则》（2021 年第 73 号） 《列入免于临床评价医疗器械目录产品对比说明技术指导原则》（2021 年第 73 号） 《免于临床试验的体外诊断试剂临床评价技术指导原则》（2021 年第 74 号） 《接受医疗器械境外临床试验数据技术指导原则》 《体外诊断试剂临床试验数据递交要求注册审查指导原则》（2021 年第 91 号） 《使用体外诊断试剂境外临床试验数据的注册审查指导原则》（2021 年第 95 号）
	临床试验机构及研究者选择	《医疗器械临床试验机构条件和备案管理办法》（2017 年第 145 号） 《医疗器械临床试验质量管理规范》（2022 年第 28 号） 《医疗器械注册与备案管理办法》（总局令第 47 号）	《医疗器械临床试验机构监督检查要点及判定原则（征求意见稿）》2023-04-07
	临床试验方案设计	《医疗器械临床试验质量管理规范》（2022 年第 28 号） 《医疗器械临床试验方案范本》（2022 年第 21 号） 《体外诊断试剂临床试验方案范本》（2022 年第 21 号）	《医疗器械临床试验设计指导原则》（2018 年第 6 号） 各类产品临床试验指导原则
	伦理审查	《医疗器械临床试验质量管理规范》（2022 年第 28 号） 《涉及人的生命科学和医学研究伦理审查办法》（国卫科教发〔2023〕4 号）	关于《涉及人的生命科学和医学研究伦理审查办法》的解读 《涉及人的临床研究伦理审查委员会建设指南（2020 版）》 《医疗器械临床试验机构监督检查要点及判定原则（征求意见稿）》2023-04-07
	临床试验审批	《医疗器械临床试验质量管理规范》（2022 年第 28 号）	《需进行临床试验审批的第三类医疗器械目录》（2020 年第 61 号） 《无源植入性医疗器械临床试验审批申报资料编写指导原则》（2018 年第 40 号）

续表

临床试验阶段	过程	法律法规及规范性文件	指导原则
准备	临床试验备案	《医疗器械临床试验质量管理规范》(2022年第28号)	《关于医疗器械临床试验备案有关事宜的公告》(2015年第87号) 《医疗器械临床试验质量管理相关问题解读》2017-07-31
	人类遗传资源管理	《中华人民共和国生物安全法》 《中华人民共和国人类遗传资源管理条例》(国务院令第717号)	《人类遗传资源管理条例实施细则》(科学技术部令第21号)
实施	机构和伦理委员会	《医疗器械临床试验质量管理规范》(2022年第28号)	
	研究者	《医疗器械临床试验质量管理规范》(2022年第28号)	
	申办者	《医疗器械临床试验质量管理规范》(2022年第28号)	
	临床试验报告	《医疗器械临床试验质量管理规范》(2022年第28号)	
	数据管理	《医疗器械临床试验质量管理规范》(2022年第28号)	《临床试验的电子数据采集技术指导原则》(2016年第114号) 《医疗器械临床试验数据递交要求注册审查指导原则》(2021年第91号) 《体外诊断试剂临床试验数据递交要求注册审查指导原则》(2021年第91号)

二、医疗器械临床试验的技术要求

(一)何时开展临床试验

1. 临床评价路径选择 2021年9月28日,为进一步加强医疗器械产品的临床评价工作,国家药品监督管理局发布了《医疗器械临床评价技术指导原则》《医疗器械临床评价等同性论证技术指导原则》《决策是否开展医疗器械临床试验技术指导原则》《医疗器械注册申报临床评价报告技术指导原则》《免于进行临床试验的体外诊断试剂临床评价资料基本要求(试行)》《列入免于临床评价医疗器械目录产品对比说明技术指导原则》等指导原则。

根据相关法规,我国开展医疗器械临床评价目前有三条路径可以选择:免于进行临床评价、同品种比对路径进行临床评价、临床试验路径进行临床评价。

有下列情形之一的,可以免于进行临床评价:

(1)工作机理明确、设计定型,生产工艺成熟,已上市的同品种医疗器械临床应用多年且无严重不良事件记录,不改变常规用途的。

(2)通过非临床评价能够证明该医疗器械安全、有效的医疗器械。

(3)由国家药品监督管理局制定、调整并公布免于进行临床评价的医疗器械目录。

采用同品种比对路径进行临床评价是指，根据产品特征、临床风险、已有临床数据等情形，通过与境内已经获准注册的同品种医疗器械临床文献资料、临床数据进行分析评价，证明医疗器械的安全性、有效性。

注册申请人应“综合考虑产品的适用范围、技术特征、生物学特性、风险程度及已有研究数据（包括临床数据和非临床数据）等方面来确定开展临床试验必要性”，注册申请人基于申报产品的非临床研究数据以及同品种产品的临床数据对产品实施了全面的临床评价，但仍不能证明申报产品符合医疗器械安全和性能的基本原则，则可能需要开展临床试验。

经过决策流程（图 23-3），当注册申请人采用临床试验路径进行临床评价时，临床试验数据可以是在中国境内执行的临床试验，也可以采用境外临床试验数据。2018 年为加强对临床试验工作的技术指导、避免或减少重复性临床试验、进一步协调全球临床试验要求，NMPA 发布了《医疗器械临床试验设计指导原则》《接受医疗器械境外临床试验数据技术指导原则》，以加快医疗器械在中国上市进程。

在递交境外医疗器械临床试验数据资料时，应当综合考虑以下三个方面的差异所产生的影响：不同国家技术审评要求、受试人群以及临床试验条件。在某一医疗器械临床试验数据产生过程中可能存在单一差异影响存在，也可能多项差异影响共存，虽然已知这些因素客观存在并会对临床试验产生一定的影响，但还应结合拟申报器械的特性、临床试验目的等进行对各因素影响程度的判定。对试验数据产生有临床意义影响的因素能够明确界定的，申请人可针对差异因素在我国境内进行补充临床试验，并将该部分数据结合原有的境外临床试验数据，共同用于确认该器械适用于我国正常使用条件下的安全有效性。

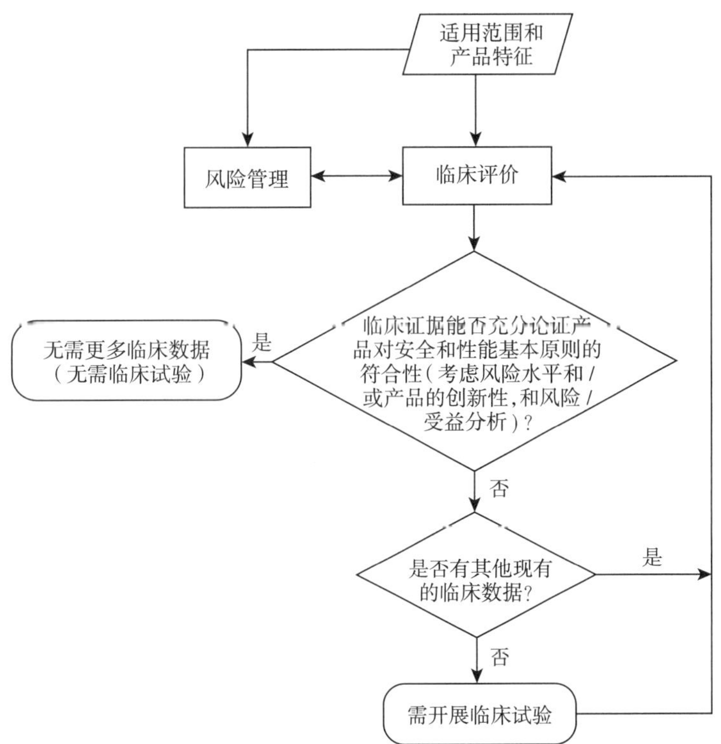

图 23-3　医疗器械临床试验决策流程图

2. 医疗器械临床试验审批　对于确定要开展临床试验的医疗器械，还需确认是否属于《需进行临床试验审批的第三类医疗器械目录》中的产品，对人体具有较高风险的第三类医疗器械的临床试验需要经国务院药品监督管理部门批准后方可实施，主要包括的医疗器械见表 23-2。

表 23-2　需进行临床试验审批的医疗器械产品列表

序号	产品类别	分类编码	产品描述
1	植入式心脏节律管理设备	12	植入式心脏起搏器：通常由植入式脉冲发生器和扭矩扳手组成。通过起搏电极将电脉冲施加在患者心脏的特定部位。用于治疗慢性心律失常。再同步治疗起搏器还可用于心力衰竭治疗 植入式心脏除颤器：通常由植入式脉冲发生器和扭矩扳手组成。通过检测室性心动过速和颤动，通过电极向心脏施加心律转复 / 除颤脉冲对其进行纠正。用于治疗快速室性心律失常。再同步治疗除颤器还可用于心力衰竭治疗
2	植入式心室辅助系统	12	通常由植入式泵体、电源部分、血管连接和控制器组成。用于为进展期难治性左心衰患者血液循环提供机械支持，用于心脏移植前或恢复心脏功能的过渡治疗和 / 或长期治疗。供具备心脏移植条件与术后综合护理能力的医疗机构使用，医务人员、院外护理人员以及患者须通过相应培训。抗凝治疗不耐受患者禁用
3	植入式药物输注设备	12	通常由药物灌注泵、再灌注组件和导管入口组件组成。该产品与鞘内导管配合使用，进行长期药物的输入
4	人工心脏瓣膜和血管内支架	13	人工心脏瓣膜或瓣膜修复器械：一般采用高分子材料、动物组织、金属材料、无机非金属材料制成，可含或不含表面改性物质。用于替代或修复天然心脏瓣膜 血管内支架：支架一般采用金属（包括可吸收金属材料）或高分子材料（包括可吸收高分子材料）制成，其结构一般呈网架状。支架可含或不含表面改性物质，如涂层。可含有药物成分。如用于治疗动脉粥样硬化，以及各种狭窄性、阻塞性或闭塞性等血管病变
5	含活细胞的组织工程医疗产品	13/16/17	以医疗器械作用为主的含活细胞的无源植入性组织工程医疗产品
6	可吸收四肢长骨内固定植入器械	13	采用可吸收高分子材料或可吸收金属材料制成，适用于四肢长骨骨折内固定

（二）如何设计医疗器械临床试验

1. 临床试验方案设计　开展临床试验首先需要制定科学合理的临床试验方案。临床试验方案通常包含试验产品基本信息、临床试验基本信息、试验目的、风险受益分析、试验设计要素、试验设计的合理性论证、统计学考虑、实施方式（方法、内容、步骤）、临床试验终点、数据管理、对临床试验方案的修订、不良事件和器械缺陷定义和报告、伦理学考虑等内容。

临床试验首先需要确定试验目的。申请人可根据试验器械的特征、非临床研究情况及已在中国境内上市同类产品的临床数据等因素进行综合分析，确定临床试验目的。临床试验目的决定了实验的主要评价指标、试验设计类型、对照试验的比较类型等，进而影响临床试验样本量。

临床试验评价指标是根据试验目的和器械的预期效应设定的，反映了医疗器械作用于受试对象而产生的各种效应。临床试验方案中应对各评价指标的定义、观察时间点、指标类型、测定方法、计算公式、判定标准等进行详细描述，并明确规定主要和次要评价指标。

根据《医疗器械临床试验设计指导原则》（2018 年第 6 号），主要评价指标要求能够确切反映器械有效性或安全性，与试验目的紧密相关。通常一个临床试验仅包含一个主要评价指标。“主要评价指标应尽量选择客观性强、可量化、重复性高的指标，应是专业领域普遍认可的指标，通常来源于已发布的相关标准或技术指南、公开发表的权威论著或专家共识等”。例如，椎间融合器临床试验应以影像学终点为主要评价指标，观察椎间隙融合和融合器稳定性，比如经典的 Brantugan 和 Steffee 提出的融合结果影像学分级。根据主要评价指标的相应假设，估算临床试验所需的样本量。临床试验的结论也基于主要评价指标的统计分析结果做出。次要评价指标是与试验目的相关的辅助性指标，在椎间融合器临床试验中脊柱功能评分的影响因素混杂，可作为次要评价指标。

2. 临床试验机构和研究者的选择　开展临床试验需要选定合适的临床试验机构和研究者。2017 年 11 月 24 日原食药监总局会同原国家卫生计生委联合发布《医疗器械临床试验机构条件和备案管理办法》(2017 年第 145 号)，明确了医疗器械临床试验机构实施备案管理制度。开展医疗器械临床试验，应当按照《医疗器械临床试验质量管理规范》的要求，在具备相应条件并按照规定备案的医疗器械临床试验机构内进行。临床试验主要研究者及其专业也要完成备案。

医疗机构要求具有医疗机构执业资格及二级甲等以上资质，开展需审批的第三类医疗器械临床试验的，需具有三级甲等资质。开展体外诊断试剂临床试验的非医疗机构需要具有相应业务主管部门发放的机构资质证明文件。主要研究者若开展创新医疗器械或需进行临床试验审批的第三类医疗器械产品临床试验，应参加过 3 个以上医疗器械或药物临床试验。

2023 年 4 月 7 日国家药品监督管理局发布了《医疗器械临床试验机构监督检查要点及判定原则(征求意见稿)》，进一步规范机构监督检查工作，加强对医疗器械临床试验机构的管理和要求。

3. 临床试验伦理审查　医疗器械临床试验应当获得伦理委员会的同意。伦理委员会应当遵守《世界医学大会赫尔辛基宣言》的伦理准则和相关法律法规规定。伦理委员会的组成、运行、备案管理应当符合卫生健康管理部门要求。伦理委员会应当对医疗器械临床试验的伦理性和科学性进行审查，并重点关注下列内容：

(1)主要研究者的资格、经验以及是否有充足的时间参加该临床试验。

(2)临床试验的人员配备以及设备条件等是否符合试验要求。

(3)研究参与者可能遭受的风险程度与试验预期的受益相比是否合适。

(4)临床试验方案是否充分考虑了伦理原则，是否符合科学性，包括研究目的是否适当、研究参与者的权益和安全是否得到保障、其他人员可能遭受的风险是否得到充分保护。

(5)向研究参与者提供的有关本试验的信息资料是否完整，是否明确告知其应当享有的权利；研究参与者是否可以理解知情同意书的内容；获取知情同意书的方法是否适当。

(6)研究参与者入选、排除是否科学和公平。

(7)研究参与者是否因参加临床试验而获得合理补偿；研究参与者若发生与临床试验相关的伤害或者死亡，给予的诊治和保障措施是否充分。

(8)对儿童、孕妇、老年人、智力低下者、精神障碍者等特殊人群研究参与者的保护是否充分。

伦理审查内容及审查意见应当符合《医疗器械临床试验质量管理规范》、相关法规和 SOP 的要求。伦理委员会应当保存伦理审查的全部记录。

4. 临床试验备案　2015 年 7 月 7 日原国家食品药品监管总局发布《关于医疗器械临床试验备案有关事宜的公告》(2015 年第 87 号)。开展医疗器械临床试验，申办者应当提交相关材料，向所在地省级食品药品监督管理部门备案，进口医疗器械向代理人所在地省级食品药品监督管理部门备案。申办者应当在获得医疗器械临床试验伦理审查批件并且与医疗器械临床试验机构签订研究合同后，向申办者所在地省、自治区、直辖市药品监督管理部门进行临床试验项目备案。申办者与每家临床试验机构签订协议或合同后，均可向申办者 / 代理人所在地省级食品药品监督管理部门备案。医疗器械临床试验备案完成后，该医疗器械临床试验机构方可开始首例研究参与者的知情同意以及筛选。同一个临床试验项目多次备案时，其临床试验备案表中的“备案号”应相同且统一可查。

（三）临床试验数据要求

1. 临床试验记录和保存要求 申办者、主要研究者应当按照医疗器械临床试验方案开展临床试验，并完成最终的临床试验报告。临床试验报告应当全面、准确、完整反映临床试验结果，临床试验报告中的安全性及有效性数据应当与临床试验源数据一致。

医疗器械临床试验数据应当真实、准确、完整且具有可追溯性。医疗器械临床试验的源数据应当清晰可辨识，不得随意更改；确需更改时应当说明理由，并由修改人签名并注明日期。

申办者和医疗器械临床试验机构应当具备临床试验基本文件保存的场所和条件，并建立临床试验相关的基本文件管理制度。

2. 临床试验数据递交 为保证医疗器械临床试验过程中收集到的数据的准确性和可靠性，提高临床试验数据的质量，保障研究参与者的权益，促进医疗器械行业的创新和发展，2021 年 11 月 25 日国家药监局器审中心制定并发布了《医疗器械临床试验数据递交要求注册审查指导原则》，明确了对以产品注册为目的的开展的医疗器械临床试验，包括在境外开展的医疗器械临床试验递交临床试验数据及相关资料的要求。该指导原则对临床试验数据的完整性、格式、数据时限和保密性等方面进行框架要求。阐明了试验设计和方法学的合理性、数据的解读和分析能力和数据的传播和应用。

通常医疗器械临床试验数据相关资料包括原始数据库、分析数据库、说明性文件和程序代码，这四项内容分别放在四个文件夹中递交。递交的临床试验数据基本要求包括真实、可读以及可追溯。原始数据库和分析数据库建议采用 XPT 数据传输格式递交，建议全部原始数据集形成一个 XPT 文件，全部分析数据集形成一个 XPT 文件。同时建议采用 XPT 第 5 版本（简称 XPT V5）或以上版本作为数据递交格式。

（四）拓展性临床试验

“医疗器械拓展性临床试验，是指患有危及生命且尚无有效治疗手段的疾病的患者，可在开展临床试验的机构内使用尚未批准上市的医疗器械的活动和过程。”2020 年 3 月 20 日国家药品监督管理局会同国家卫生健康委员会发布了《医疗器械拓展性临床试验管理规定（试行）》，规定中要求实施拓展性临床试验医疗器械的使用前，需评估临床试验中初步观察到的研究参与者获益情况，且研究参与者由于临床试验机构已按临床试验方案完成了病例的入选，不能通过参加临床试验获得该医疗器械的使用。

医疗器械拓展性临床试验也应当符合医疗器械临床试验质量管理（GCP）的相关规定。开展医疗器械拓展性临床试验前，申办者应当向所在地省、自治区、直辖市药品监督管理部门备案，医疗器械临床试验机构应当向所在地的卫生健康行政部门报告。

对正在开展临床试验的用于治疗严重危及生命且尚无有效治疗手段的疾病的医疗器械，经观察和评估可能使研究参与者获益，经伦理审批并取得研究参与者的知情同意后，可以在开展临床试验的机构内开展拓展性临床试验，将器械用于其他病情相同的研究参与者，获得的安全性相关数据也可以用于医疗器械注册申请。

第三节 医疗器械临床试验相关国内外标准概况

一、医疗器械临床试验相关国际标准

国际标准化组织医疗器械生物与临床评价技术委员会（ISO/TC 194 Biological and Clinical Evaluation of Medical Devices），下设医疗器械临床试验工作组（ISO/TC 194 WG4 Clinical Investigations of Medical Devices in Humans），起草《ISO 14155：2020 医疗器械的人体研究参与者临床试验—临床试

验质量管理规范》(*Clinical investigation of medical devices for human subjects—Good clinical practice*)。

国际标准化组织医学实验室检验和体外诊断系统技术委员会(ISO/TC 212 Clinical Laboratory Testing and in Vitro Diagnostic Test Systems)已发布《ISO 20916:2019 体外诊断医疗器械 - 使用人体样本进行临床性能研究 - 良好研究实践》(*In vitro diagnostic medical devices—Clinical performance studies using specimens from human subjects –Good study practice*)。虽然 ISO 14155 经过多次修订和更新,但体外诊断试剂产品一直未涵盖在该标准中。ISO 20916:2019 是体外诊断产品临床研究相关的首个国际专用标准,规范了体外诊断产品临床性能研究的计划、设计、实施、记录和报告全过程。

二、医疗器械临床试验国内标准工作进展

国家药品监督管理局 2021 年 9 月 15 日发布第 116 号公告即《关于成立全国医疗器械临床评价标准化技术归口单位的公告》,公布了全国医疗器械临床评价标准化技术归口单位(以下简称"技术归口单位")组成方案,专家组成中包含了国内医学领域的院士、监管领域专家、检测领域专家、临床专家(覆盖心内科、心外科、骨科、妇产科、眼科、整形科、医学检验科等科室)、统计学专家、流行病学专家、国内外医疗器械生产企业等,技术归口单位的秘书处设在器审中心的临床部门内。

目前,标准体系框架为医疗器械临床评价质量管理和通用要求标准体系(图 23-4),具体包括术语、临床试验质量管理等七个方面,标准化技术归口单位不涉及具体的产品的临床评价要求。

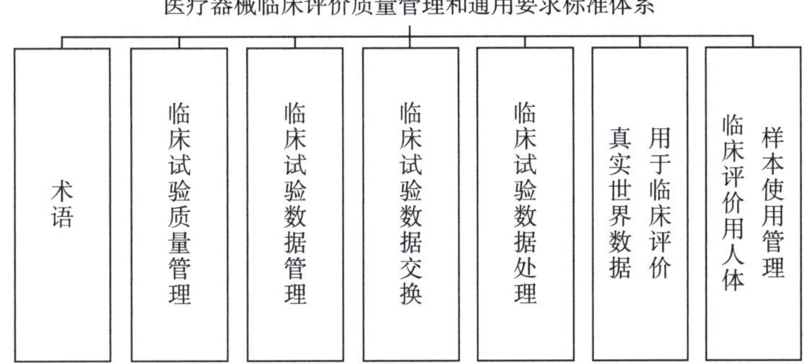

图 23-4 全国医疗器械临床评价标准化技术归口单位标准体系框架

技术归口单位自成立至今,开展了《医疗器械临床评价术语和定义》《医疗器械临床试验质量管理技术规范》等标准的制定工作。

第四节 国际主要监管机构医疗器械临床试验监管

一、国际临床试验监管概况

国际上,美国、欧洲、日本等医疗器械监管和产业发达国家在法规提出对临床试验质量管理的原则要求,同时制定技术指南文件以及可操作性较强的标准体系。

(一)美国

美国是国际上最早对医疗器械临床研究进行规范化的国家。美国行政法典的 50 个主题,标题 21 涉及食品和药品领域。与医疗器械临床研究有关的部分是:

1. **21 CFR 812,研究器械豁免** 规定医疗器械的临床试验行为过程,包括申请、发起人和研究者责任、标签、记录和报告等。

2. **21 CFR 50** 对研究参与者的保护提供了知情同意的要求和基本要素。

3. 21 CFR 56 伦理委员会，涵盖了伦理委员会（ethics committee）对临床试验批准的过程和责任。

4. 21 CFR 54 临床研究者的财务披露，包括对临床研究者资金补偿的公开，是FDA对于临床研究者可靠性的评估。

5. 21 CFR 820 Subpart C 质量系统规定的设计控制，对器械设计控制的步骤进行要求，以保证特定的要求被满足。

其中21 CFR812“研究器械豁免”（investigational device exemption，IDE）法规，对医疗器械临床研究提出了要求。IDE是为了促进医疗器械创新和发展，它包含了进行医疗器械临床研究（临床调查或临床试验）的相关规定要求。

IDE是美国食品药品管理局（FDA）对医疗器械进行上市前审批（PMA）和510（k）审查过程中一个重要环节。IDE允许医疗器械在被批准上市之前用于临床试验，以收集安全性和有效性数据来支持PMA或510（k）的。

（二）欧盟

2021年5月26日，欧盟新版医疗器械法规（EU）2017/745（以下简称MDR法规）和新版体外诊断试剂法规（EU）2017/746（以下简称IVDR法规）正式生效。2021年4月，欧盟委员会（EC）公布了医疗器械协调小组（MDCG）MDCG 2021-6有关临床研究的问答（MDCG 2021-6 Regulation（EU）2017/745-Questions & Answers regarding clinical investigation）。该指南分为五个部分。指南适用于在法规（EU）2017/745（MDR）范围内进行的医疗器械临床研究的申办者。MDR第62（1）条规定，作为符合性评估目的的临床评估的一部分，所进行的临床研究应根据第62条至第80条的规定进行设计、授权、实施、记录和报告。

（三）日本

日本自1993年开始实施《医疗器械临床研究规范》。2005年3月，厚生劳动省发布《医疗器械临床试验标准省令》，以提高医疗器械临床试验质量和数据的可靠性等，全面审查医疗器械临床试验实施标准。2014年修订《药品和医疗器械管理法》（昭和35号令）（原《药事法》），据此对医疗器械进行管理，规定了临床试验必须遵守的一些标准。

二、中国参与国际器械临床试验监管情况

2018年3月，在国际医疗器械监管者论坛（International Medical Device Regulators Forum，IMDRF）第13次管理委员会会议上，我国提出的“医疗器械临床评价”新工作项目顺利立项，由我国药品监管部门担任工作组主席的IMDRF医疗器械临床评价工作组正式成立，开展对医疗器械临床试验的决策原则、申报产品与已上市产品等同性论证的基本要求，以及接受境外临床试验数据的原则的研究。2019年9月IMDRF第16次管理委员会会议批准了“医疗器械临床评价”协调项目成果文件“临床证据-关键定义和概念”“临床评价”“临床试验”，起草了《临床证据-主要定义和概念》（*IMDRF MDCE WG/N55FINAL: 2019 Clinical Evidence Key Definitions and Concepts*）、《临床评价》（*IMDRF MDCE WG/N56FINAL: 2019 Clinical Evaluation*）、《临床试验》（*IMDRF MDCE WG/N57FINAL: 2019 Clinical Investigation*）3篇指南文件，并公开发布在IMDRF网站。这是自中国加入IMDRF后第一次由中国药品监管部门牵头组织编写的指南文件。三个国际协调文件全面、系统地阐明了医疗器械临床评价领域的相关问题，包括主要定义和概念，临床评价的作用、范围、流程、路径和数据来源，何时需要以及如何开展临床试验等。

2021年3月IMDRF第19次管委会会议在线上召开，批准发布了医疗器械临床评价工作组另一

项成果文件。

《临床证据 - 主要定义和概念》部分主要介绍临床评价和临床证据相关概念，阐述临床试验、临床数据、临床评价以及临床证据之间的关系。本部分的定义和概念，用于医疗器械对安全和性能基本原则的符合性的建立和保持，不适用于按照医疗器械管理的体外诊断试剂。

《临床评价》部分旨在指导注册申请人，如何开展临床评价并形成文件，并将其作为符合性评估的一部分。同时，本文件旨在指导监管机构，如何评估注册申请人提交的临床证据。本部分包括临床评价的基本原则；如何识别有关的临床数据；如何评估和汇总临床数据；如何将临床评价文件化，以形成临床评价报告。

《临床试验》本部分旨在以下方面提供以下指导：

1. 何时需开展医疗器械临床试验，以论证产品对相关安全和性能基本原则的符合性。

2. 关于医疗器械临床试验的一般原则，包括是否需开展临床试验的一般原则、临床试验设计的一般原则、临床试验的伦理考虑。

鉴于医疗器械及其风险的广泛多样性，本部分不为特定医疗器械的临床试验提供全面的指导。

我国药监部门主导制定医疗器械临床评价领域的国际监管规则，进一步推进全球医疗器械临床评价的科学化、合理化、规范化，减少不必要的重复性临床试验，促进安全、高效的医疗器械早日实现全球同步上市，为推进全球医疗器械监管法规的优化和完善贡献了中国智慧和中国力量。

（刘英慧、程玮璐）

主要参考文献

[1] 郑航.临床试验简史[M].上海：上海交通大学出版社，2020：57-98.

[2] 刘雅莉，谢琪，刘保延，等.临床试验百年历程概述[J].中国循证医学杂志，2016，16(11)：1241-1249.

[3] 刘东阳，王鲲，马广立，等.新药研发中定量药理学研究的价值及其一般考虑[J].中国临床药理学与治疗学，2018，23(9)：961-973.

[4] HARRER S，SHAH P，ANTONY B，et al. Artificial Intelligence for Clinical Trial Design[J]. Trends Pharmacol，2019，40(8)：577-591.

[5] BERRY D A. Emerging innovations in clinical trial design. Clin Pharmacol Ther，2016，99(1)：82-91.

[6] SESSLER D I，MYLES P S. Novel Clinical Trial Designs to Improve the Efficiency of Research[J]. Anesthesiology，2020，132(1)：69-81.

[7] World Medical Association. 赫尔辛基宣言：涉及人类受试者的医学研究伦理原则[S].2013年修订版.[S.l.]：World Medical Association，2013.

[8] 国际医学组织委员会(CIOMS).健康相关研究涉及人类的国际伦理准则[S].日内瓦：CIOMS，2016.

[9] 世界医学会.赫尔辛基宣言：涉及人类受试者医学研究的伦理原则[S].[S.l.]：世界医学会，2017.

[10] 广东药学会.广东省药物临床试验质量管理专家共识(2020版)[J].今日药学，2020，第12期，826-829.

[11] USHER R W，PhR M A. BioResearch monitoring committee perspective on acceptable approaches for clinical trial monitoring[J].Drug Inf J，2010，44：477-483.

[12] DJALI S，JANSSENS S，VAN Y. How a data-driven qualitymanagement system can manage compliance risk in clinical trials[J]. Drug Inf J，2010，44：359-373.

[13] World Health Organization. Handbook for Good Clinical Research Practice (GCP)[M]. Geneva：Guidance for Implementation，World Health Organization，2005.

[14] 吴伟，李劲彤.PDCA循环在临床试验质量控制中的应用[J].中国临床药理学杂志，2020，36(3)：377-378-384.

[15] 中国国家标准化管理委员会.GB/T 19001-2016，质量管理体系(要求)[S].北京：中国标准出版社，2016.

[16] 叶丽君，蔡淑帆，林能明，等.某院抗肿瘤药物临床试验方案偏离的回顾性研究[J].医药导报，2021，40(12)：1761-1765.

[17] 李树，赵氚，成程，等.临床试验中违背方案问题的分析与建议[J].国医学伦理学，2021，34(2)：211-215.

[18] 朱和莲，高秋悦，向瑾.院内临床研究协调员参与药物临床试验质量控制模式的探讨[J].华西医学，2022，37(1)：97-101.

[19] 曹丽亚，陈勇川，郭薇，等.重庆市临床研究协调员/临床监查员的工作流动性现状和对策[J].中国药房，2022，333：275-279.

[20] 任茜，马忠英，翟小虎，等.浅谈医院药物临床试验的质量管理[J].中国药师，2018，2(8)：1453-1455.

[21] 杨敏，程国华.药物临床试验各环节的质量管理[J].中国现代应用药学，2019，36(15)：1967-1971.

[22] 甘园，张琴，黄燕萍，等.新的药物临床试验机构开展药物临床试验工作的实践与思考[J].中国新药杂志，2019，28(22)：2749-2753.

[23] 杨焕，季双敏，高晨燕，等.ICH E17多地区临床试验指导原则的临床视角解读[J].中国新药杂志，2018，27(11)：1238-1244.

[24] 冀希炜，吕媛.中国药物国际多中心临床试验的研究现状[J].中国临床药理学杂志，2019，35(4)，282.

[25] 鲁爽，王涛，杨进波，等.中国与日本对国际多中心临床试验监管的比较[J].中国临床药理学杂志，2011，27(8)：642-644.

[26] KHIN N A，YANG P，HUNG H M，et al. Regulatory and scientific issues regarding use of foreign data in support of new drug applications in the United States：an FDA perspective[J]. Clin Pharmacol Ther. 2013，94(2)：230-242.

[27] 田少雷，曹彩.临床试验研究者的资格和职责[J].中国医药导刊，2000，2(4)：54-57.

[28] 吴芳芳，王俊丽，苗文静，等.Ⅰ期药物临床试验中研究护士的工作职责探讨[J].中国妇幼健康研究，2017，28

（S4）: 240.
[29] 王泽娟 . 早期临床试验工作 [M]. 北京：化学工业出版社，2020.
[30] 王泽娟，王兴河 . 新药物 Ⅰ 期临床试验病房规范化管理实践与效果 [J]. 护理管理杂志，2017，17（6）: 430-432.
[31] 蒋萌，邹冲 . 药物 Ⅰ 期临床试验质量管理实践 [M]. 北京：人民卫生出版社，2021：18-28.
[32] 王泽娟 . 早期临床试验工作手册 [M]. 北京：化学工业出版社，2020：180-196.
[33] 毛肖萌，张菁，戴静怡，等 . 创新药食物影响研究中的受试者管理 [J]. 中国临床药理学杂志，2023，39（12）: 1802-1804.
[34] 刘晓红，江旻 . 抗肿瘤药物临床试验中的受试者管理 [J]. 中国新药与临床杂志，2015，34（12）: 925-929.
[35] 旋静 .GCP 指引下对抗肿瘤药物受试者权益保护的思考 [J]. 中国医药指南，2015，13（17）: 295-296.
[36] 樊子暄，赵金红，张羽欧，等 . 我国三级公立医院出院患者随访工作现状调查 [J]. 中国卫生质量管理，2021，28（11）: 11-14.
[37] 罗湘涛，胡欣 . 加强医院肿瘤病人随访体系的管理和建设 [J]. 科教文汇，2014，（29）: 224-226.
[38] 李陵君，俞海萍，郑玲，等 .6S 管理在新药 Ⅰ 期抗肿瘤临床试验病房设备管理中的应用 [J]. 循证护理，2022，8（12）: 1661-1664.
[39] 张艳平，裴彤，胡朝英，等 . 浅析 Ⅰ 期药物临床试验仪器设备管理的措施 [J]. 中国临床药理学与治疗学，2020，25（08）: 890-894.
[40] 季梦婷，杨艳 . 临床研究护士相关概念及其发展研究 [J]. 护理研究，2018，32（09）: 1338-1341.
[41] 闫欣，刘中国，闫宏，等 . 专职临床研究护士在药物临床试验中的作用 [J]. 护理研究，2013，27（36）: 4188-4189.
[42] 孙美艳，卢洪洲 . 药物临床试验机构研究护士的角色、资质要求及职责 [J]. 太原：护理研究，2014，28（8B）: 2910-2911.
[43] 曹烨，葛洁英，岑华芳，等 . 临床研究助理 / 临床研究护士角色定位、职责与管理模式 [J]. 中国新药与临床杂志，2017，36（11）: 647-652.
[44] 王秀英 . 浅谈 Ⅰ 期临床药物试验的护理质量控制 [J]. 实用临床护理学电子杂志，2020，（40）: 160-167.
[45] 唐铭婧，梅和坤，江学维，等 . 专职药师在临床试验用药药品管理中的重要作用 [J]. 中国新药杂志，2017，26（22）.
[46] 崔英子，谢雁鸣，杨海淼，等 . 探索性新药临床试验的回顾与展望 [J]. 长春中医药大学学报，2016，32（5）: 1046-1049.
[47] 田少雷，邵庆翔 . 药物临床试验与 GCP 实用指南 [M]. 北京：北京大学医学出版社，2010.
[48] 曾宪涛，朱婷婷，孟详喻，等 . 临床研究设计方案要点之药品上市后再评价研究不良事件的管理 [J]. 中国循证心血管医学杂志，2017，9（5）: 520-522.
[49] 孙同波，尹梅，张雪，等 . 法律视域下药物临床试验受试者的权益保护 [J]. 中国医院管理，2016，36（4）: 73-74.
[50] 夏结来，黄钦 . 临床试验数据管理学 [M]. 北京：人民卫生出版社，2020.
[51] 陈峰，夏结来 . 临床试验统计学 [M]. 北京：人民卫生出版社，2018.
[52] 陈峰，于浩 . 临床试验精选案例统计学解读 [M]. 北京：人民卫生出版社，2015.
[53] WAGNER J G. History of pharmacokinetics[J]. Pharmacol Ther，1981，12（3）: 537-562.
[54] LEACH M W，CLARKE D O，DUDAL S，et al. Strategies and recommendations for using a data-driven and risk-based approach in the selection of first-in-human starting dose：an international consortium for innovation and quality in pharmaceutical development（IQ）assessment[J]. Clin Pharmacol Ther，2021，109：1395-1415.
[55] WEST G B，BROWN J H，ENQUIST B J. A general model for the origin of allometric scaling laws in biology[J]. Science，1997，276：122-126.
[56] DEDRICK R，BISCHOFF K B，ZAHARKO D S. Interspecies correlation of plasma concentration history of methotrexate（NSC-740）[J]. Cancer Chemother Rep，1970，54：95-101.
[57] WAJIMA T，YANO Y，FUKUMURA K，et al. Prediction of human pharmacokinetic profile in animal scale up based on normalizing time course profiles[J]. J Pharm Sci，2004，93：1890-1900.
[58] BASILE A O，YAHI A，TATONETTI N P. Artificial intelligence for drug toxicity and safety[J]. Trends Pharmacol Sci，2019，40：624-635.
[59] 常永亨 . 中国现代医疗器械监管的国际化起源与发展 [J]. 中国食品药品监管，2023，2（229）: 4-11.
[60] 王洋，顾汉卿 . 美国医疗器械管理与临床研究现状 [J]. 透析与人工器官，2007，18（3）: 31-42.
[61] 王兰明，袁鹏 . 国际医疗器械监管法规协调的进展与趋势 [J]. 中国食品药品监管，2020（07）: 4-13.
[62] 鞠珊，刘英慧，王雅文，等 . 从国际协调文件探讨医疗器械临床评价的思路 [J]. 中国药物警戒，2021，18（11）: 1062-1065.

索 引

B

C

D

F

G

J

K

L

M

O

Q

R

S

T

W

X

Y

Z

55检